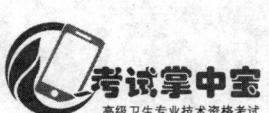

呼吸内科副主任、主任医师资格考试习题精编

高级卫生专业技术资格考试命题研究委员会组编

上海科学技术出版社

图书在版编目(CIP)数据

呼吸内科副主任、主任医师资格考试习题精编/高级卫生专业技术资格考试命题研究委员会组编. —上海：上海科学技术出版社,2016.3(2019.10 重印)
考试掌中宝·高级卫生专业技术资格考试
ISBN 978-7-5478-2938-7

Ⅰ.①呼… Ⅱ.①高… Ⅲ.①呼吸系统疾病—诊疗—医师—资格考试—习题集 Ⅳ.①R56-44

中国版本图书馆 CIP 数据核字(2015)第 317381 号

· 错题重做、自动收藏，好题时时温故
· 习题评论、纵情吐槽，考友共同进步
· 紧扣考纲、题型全面，题量充足丰富

使用方法：扫描二维码→手机号注册账号并输入授权码→根据页面提示下载APP并在相应模块中使用

微信扫码加好友
一对一专属备考客服

呼吸内科副主任、主任医师资格考试习题精编
高级卫生专业技术资格考试命题研究委员会组编

上海世纪出版(集团)有限公司
　　　　　　　　　　　　　　　出版、发行
上 海 科 学 技 术 出 版 社
(上海钦州南路71号 邮政编码200235　www.sstp.cn)
常熟市兴达印刷有限公司印刷
开本 787×1092　1/16　印张 33.25
字数 730 千字
2016年3月第1版　2019年10月第4次印刷
ISBN 978-7-5478-2938-7/R·1056
定价：138.00 元

本书如有缺页、错装或坏损等严重质量问题，请向工厂联系调换

前　言

为了进一步深化卫生专业职称改革,2000年人事部、卫生部下发了《关于加强卫生专业技术职务聘请工作的通知》。通知要求,卫生专业的副高级技术资格通过考试与评审相结合的方式获得;正高级技术资格通过评审委员会答辩后获得。根据通知精神和考试工作需要,副高级技术资格考试在全国各省、自治区、直辖市职称改革领导小组的领导下设立了多个考区。目前,很多地区正高级技术资格的评审工作也逐渐采用考评综合的方法。通过考试取得的资格代表了相应级别技术职务要求的水平与能力,作为单位聘请相应技术职称的必要依据。

为了更好地帮助广大考生考前复习,我们结合各地考试的实际情况,紧密围绕由中华医学会组织编著的"高级卫生专业技术资格考试指导用书"(人民军医版)的编写内容,编写了本套"考试掌中宝·高级卫生专业技术资格考试"系列习题精编,适用于医学正、副高级卫生专业技术资格考试。试题设计紧扣最新考试大纲,符合医学高级职称考试科目与考试题型,考试题量丰富,囊括了目前的最新考试题型,可以针对性地复习,提高应试能力,让广大考生的考试变得更加容易。

本套习题精编紧扣大纲,配套指导用书,分为多个章节,包括单选题、多选题、共用题干题和案例分析题四种题型。按照大纲要求"了解""熟悉""掌握"的层次合理安排习题。通过考题同步练习的方式掌握考试的易考知识点,准确把握考试的命题方向。配合系列冲刺模拟卷练习,可以巩固已经掌握的知识点,对于不熟悉的知识点进行重点记忆。

为了方便考生复习迎考,本套习题精编包括纸质版和配套的手机APP应用版,做到随时随地互动复习,反复演练,具有自动批阅判分、汇总错题强化训练功能,可掌握做题技巧及命题规律,使广大考生轻松通过考试。

由于编写时间及水平有限,书中难免有疏漏与不足之处,希望广大考生和学者批评与指正。

考试命题研究委员会
2016年1月

目　　录

第1篇　呼吸系统疾病相关诊治知识及进展 1
 第1章　临床呼吸生理及肺功能检查 1
 第2章　动脉血气分析与酸碱平衡 8
 第3章　心肺运动试验的临床应用 17
 第4章　机械通气 18
 第5章　介入肺脏病学 26
 第6章　肺部影像学 32
 第7章　睡眠呼吸监测 52
 第8章　氧气疗法 54
 第9章　吸入疗法 57
 第10章　临床流行病学和卫生统计学 58
 第11章　呼吸病学中的伦理学问题 58
 第12章　呼吸系统症状学及进展 61

第2篇　呼吸系统疾病 70
 第13章　流行性感冒和 A/H5N1 感染 70
 第14章　肺炎 73
 第15章　免疫受损宿主肺部感染 107
 第16章　肺脓肿 107
 第17章　肺真菌病 123
 第18章　肺结核及非肺结核分枝杆菌性肺病 129
 第19章　支气管哮喘 167
 第20章　慢性阻塞性肺疾病 198
 第21章　支气管扩张和囊性纤维化 222
 第22章　弥漫性泛细支气管炎 233
 第23章　肺栓塞 238
 第24章　肺动脉高压与肺源性心脏病 253
 第25章　肺血管畸形 277
 第26章　呼吸衰竭与急性呼吸窘迫综合征 278
 第27章　肺血管炎 298
 第28章　弥漫性肺泡出血综合征 302

- 第29章 Goodpasture 综合征 303
- 第30章 结节病 305
- 第31章 肺泡蛋白沉着症 316
- 第32章 嗜酸性粒细胞性肺疾病 320
- 第33章 结缔组织病所致间质性肺炎 322
- 第34章 特发性间质性肺炎 323
- 第35章 肺朗格汉斯细胞组织细胞增生症 332
- 第36章 淋巴管肌瘤病 334
- 第37章 药物所致肺疾病 335
- 第38章 环境及职业相关性疾病 337
- 第39章 肺部肿瘤 340
- 第40章 胸膜疾病 366
- 第41章 睡眠呼吸暂停综合征及其他呼吸调节疾病 396

第3篇 相关专业知识 404
- 第42章 心血管内科 404
- 第43章 肾内科 416
- 第44章 消化内科 426
- 第45章 风湿与临床免疫学 438
- 第46章 血液内科 445
- 第47章 内分泌疾病 451
- 第48章 传染性疾病 458
- 第49章 感染性疾病 462
- 第50章 精神、神经系统疾病 464

第4篇 专业知识 466
- 第51章 呼吸系统相关解剖 466

第5篇 专业实践能力 477

第1篇

呼吸系统疾病相关诊治知识及进展

第1章 临床呼吸生理及肺功能检查

一、单选题：以下每道考题有5个备选答案，请选择1个最佳答案

1. 肺活量是指
   A. 深吸气量加补呼气容积　　　　B. 深吸气量加补吸气容积
   C. 补吸气容积加补呼气容积　　　D. 潮气容积加补吸气容积
   E. 潮气容积加补呼气容积

2. 下述哪项指标的变化不符合阻塞性通气功能障碍
   A. FEV_1/FVC 正常或增高　　　B. VC 正常或减低
   C. TLC 正常或增高　　　　　　D. RV 增高
   E. RV/VC 明显增高

3. 一全身硬化症患者的肺总量减少，最可能引起的原因为
   A. 肋椎关节硬化　　　　　　　B. 肺小动脉内膜增厚
   C. 胸部皮肤弹性减弱　　　　　D. 弥漫性肺泡纤维化
   E. 膈神经病性变性

4. 平静呼吸时每次吸入和呼出的气量是
   A. 残气量　　B. 通气量　　C. 肺总量　　D. 肺活量　　E. 潮气量

5. 对于正常呼吸音的产生，下列哪种说法是不正确的
   A. 也称为肺泡呼吸音　　　　　B. 由于肺泡的扩张而产生
   C. 具有 600 Hz 的频率　　　　 D. 亦可在气管表面听到
   E. 是间断的

6. 影响肺通气功能的主要因素不包括
   A. 气道通畅性　　　　　　　　B. 血红蛋白浓度
   C. 呼吸肌功能　　　　　　　　D. 胸廓顺应性
   E. 受试者的依从性

7. 气体扩散速率的影响因素不包括
   A. 气体的分压差　　　　　　　B. 气体的分子量和溶解度
   C. 扩散面积　　　　　　　　　D. 扩散距离
   E. 气体的质量

8. 反映单位时间内充分发挥全部通气能力所达到的通气量称为

A. 每分肺泡通气量 B. 通气贮备的百分比
C. 肺活量 D. 深吸气量
E. 最大分钟通气量

9. 一临床怀疑患有支气管哮喘的患者,其肺通气功能正常,需进一步做的检查是
   A. 清晨 PEF 监测 B. 支气管扩张试验
   C. 肺弥散功能检查 D. 支气管激发试验
   E. 残气量测定

10. 可用肺量计直接测得的是
    A. FRC   B. VT   C. RV   D. TLC   E. DLco

11. DLco 可能正常的是
    A. 左心衰竭 B. 肺泡蛋白沉着症
    C. 肺结节病 D. 肺叶切除
    E. 特发性肺纤维化

12. 气道阻力测定的适应证不包括
    A. 支气管哮喘
    B. 气管肿瘤和支气管肿瘤
    C. 通过气管可逆性测定的变化,评价支气管舒张药的作用
    D. 通过气管反应性测定评价支气管收缩药的作用
    E. 肺结核

13. 对限制性肺部病变肺容量特点描述,错误的是
    A. TLC 减少 B. VC 减少
    C. FRC 减少 D. FVC 减少
    E. FEV_1/FVC 减少

14. 支气管扩张试验阳性结果是指
    A. 用药后 FEV_1 变化率较用药前增加 15% 或以上,FEV 绝对值增加 200 ml
    B. 用药后 FEV_1 变化率较用药前增加 15% 或以上,FEV 绝对值增加 100 ml
    C. 用药后 FEV_1 变化率较用药前减少 15% 或以上,FEV 绝对值减少 200 ml
    D. 用药后 FEV_1 变化率较用药前减少 15% 或以上,FEV 绝对值减少 100 ml
    E. 用药前后 FEV 没有变化

15. 关于阻塞性通气功能障碍的肺容量和通气功能的变化,以下不正确的是
    A. 肺活量减低或正常 B. 残气量增加
    C. 肺总量正常或增加 D. FEV_1/FVC 减低
    E. RV/TLC 减少

16. 可使流量容积曲线呈呼吸双相平台样改变的是
    A. 胸外型大气道阻塞 B. 胸内型大气道阻塞
    C. 固定型大气道阻塞 D. 单侧主支气管不完全阻塞
    E. 单侧主支气管完全阻塞

17. 有关通气/血流比值,哪一项不正确
    A. 正常总肺泡通气量约 4 L/分 B. 通气/血流比值失调的后果主要是 CO_2 潴留
    C. 通气/血流比值小于 0.8,造成分流 D. 通气/血流比值大于 0.8,造成无效通气

E. 肺血流量 5 L/分

18. 男性,18 岁。反复发作喘息 3 年,可自行缓解或口服氨茶碱后缓解。近 6 个月无发作,要求确诊,下列哪一项检查有助于哮喘的诊断
    A. 通气功能测定
    B. 支气管激发试验
    C. 支气管舒张试验
    D. 动脉血气分析
    E. 胸部 X 线摄影

19. 通气/血流比值的正常值为
    A. 0.5　　　B. 0.8　　　C. 1.0　　　D. 0.4　　　E. 1.2

20. 常用的阻力测定方法不包括
    A. 阻断法
    B. 食管测压法
    C. 体积描记法
    D. 强迫振荡法
    E. 慢肺活量法

21. 慢性阻塞性肺疾病患者肺功能检查示:肺活量占预计值 94%,第一秒用力呼气量占肺活量 56%,残气量/肺总量为 48%,最大通气量占预计值 68%。动脉血气分析正常。其诊断应是
    A. 混合性通气功能损害
    B. 限制性通气功能损害
    C. 小气道功能损害
    D. 换气功能损害
    E. 阻塞性通气功能损害,通气功能代偿

22. 男性,74 岁。反复咳喘 20 年。体检:桶状胸,双肺呼吸音减低。肺功能测定:肺活量占正常预计值 70%,第一秒用力呼气量占用力肺活量 50%,残气量占肺总量 45%,肺总量稍降低。其肺功能损害属哪一类型
    A. 限制性通气障碍
    B. 阻塞性通气障碍
    C. 以限制为主的混合性通气损害
    D. 以阻塞为主的混合性通气损害
    E. 混合性通气损害

23. 评价肺氧合功能的指标中目前临床最常用的是
    A. PaO_2　　　B. PaO_2/FiO_2　　　C. $PaO_2/PaCO_2$　　　D. $PaCO_2$　　　E. Q_S/Q_T

24. 肺组织弥散功能障碍时引起单纯性缺氧是由于
    A. 氧的弥散能力是二氧化碳的 1/10
    B. 氧的弥散能力是二氧化碳的 20 倍
    C. 氧的弥散能力是二氧化碳的 1/30
    D. 氧的弥散能力是二氧化碳的 30 倍
    E. 氧的弥散能力是二氧化碳的 1/20

25. 功能残气量是指
    A. 平静呼气末肺内所含气量
    B. 尽最大力量吸气末肺内所含气量
    C. 平静吸气末肺内所含气量
    D. 尽最大力量呼气末肺内所含气量
    E. 潮气量减去补呼气容积

26. 关于支气管扩张试验,正确的是
    A. 通气功能正常的患者也可做支气管扩张试验
    B. FEV_1/FVC 可作为支气管扩张试验的评定指标
    C. 支气管扩张试验阴性表示支气管反应性一定不高
    D. 支气管扩张试验阴性表示患者对所有的舒张药物不敏感
    E. 支气管扩张试验是使用一定剂量的支气管扩张药物使狭窄的支气管扩张,以测定其

扩张程度的肺功能试验

27. 进入肺泡内没有发生气体交换的这部分气体量称为
    A. 解剖无效腔   B. 生理无效腔
    C. 肺泡无效腔   D. 气体无效腔
    E. 功能无效腔

28. 评价气流受限的敏感指标的检查是
    A. TLC   B. RC   C. FEV_1/FVC D. VC   E. FRC

29. 肺功能测定常用的有以下几项,哪项对诊断肺气肿最有价值
    A. 肺活量   B. 残气量,残气量/肺总量(%)测定
    C. 弥散功能   D. 潮气量
    E. 每分钟静息通气量

30. 通气/血流比值增大,表明肺内出现
    A. 解剖无效腔增大   B. 生理无效腔增大
    C. 肺泡无效腔增大   D. 解剖动静脉短路
    E. 功能性动静脉短路

31. 小气道功能减低见于下列哪些疾病
    A. 冠心病   B. 慢性肺源性心脏病
    C. 支气管哮喘   D. 支气管扩张
    E. 心源性哮喘

32. 某患者测得肺活量占预计值百分率为85%,第一秒用力呼气量百分率为56%,其诊断可能为
    A. 弥散功能障碍   B. 阻塞性通气障碍
    C. 限制性通气障碍   D. 混合性通气障碍
    E. 正常

33. 正常人背部第1、2胸椎附近可听及的呼吸音是
    A. 粗糙性呼吸音   B. 齿轮状呼吸音
    C. 支气管呼吸音   D. 肺泡呼吸音
    E. 支气管肺泡呼吸音

34. 喘鸣音属于
    A. 胸语音   B. 湿啰音   C. 干啰音   D. 羊鸣音   E. 爆裂音

35. 男性,58岁,慢性咳嗽、咳痰10年余。测VC预计值85%,FEV_1/FVC为52%,此肺功能改变可能是
    A. 正常   B. 限制性通气功能障碍
    C. 阻塞性通气功能障碍   D. 混合性通气功能障碍
    E. V/Q比值失调

36. 以肺组织含气由多到少为序,叩诊音的排序为
    A. 鼓音-过清音-清音-浊音-实音   B. 鼓音-清音-过清音-浊音-实音
    C. 过清音-鼓音-清音-浊音-实音   D. 过清音-鼓音-清音-实音-浊音
    E. 鼓音-过清音-清音-实音-浊音

37. 正常人肩胛间区第3、4胸椎水平可听及的呼吸音是
    A. 支气管肺泡呼吸音   B. 支气管呼吸音

C. 肺泡呼吸音
D. 持续性呼吸音
E. 粗糙性呼吸音

38. 痰鸣音属于
   A. 响亮性湿啰音
   B. 非响亮性湿啰音
   C. 细湿啰音
   D. 中湿啰音
   E. 粗湿啰音

39. 反应气体交换功能障碍常用的指标为
   A. TLC
   B. 一氧化碳弥散率（DLco）
   C. RV
   D. FEV_1/FVC
   E. 最大呼气流量-容积曲线

40. 深吸气量是指
   A. 潮气容积+补呼气容积
   B. 指尽力吸气后缓慢而又完全呼出的最大气量
   C. 平静呼气末再尽最大力量呼气所呼出的气量
   D. 运动后的吸气量
   E. 平静呼气末再尽最大力量吸气所吸入的最大气量

二、多选题：以下每道考题有 5 个备选答案，每题至少有 2 个正确答案

41. 血气分析 pH 7.40，可能见于哪组情况
   A. 正常酸碱平衡
   B. 代偿性酸中毒（代谢性或呼吸性）
   C. 代偿性碱中毒（代谢性或呼吸性）
   D. 呼吸性酸中毒合并代谢性碱中毒
   E. 呼吸性碱中毒合并代谢性酸中毒

42. 男性，26 岁。突发呼吸困难，发作前鼻痒、喷嚏、流涕、干咳。体检：血压正常，端坐呼吸，唇轻度发绀，双肺有哮鸣音，心率 116 次/分，律齐，无杂音。血常规正常。该患者肺功能检查可能表现为
   A. 第一秒用力呼气量占用力肺活量百分率（FEV_1/FVC）降低
   B. 最大呼气中期流速降低
   C. 第一秒用力呼气量绝对值减低
   D. 残气量及残气量/肺总量增大
   E. 肺总量减少

43. 对阻塞性肺部病变肺容量特点，描述正确的是
   A. VC 可减少
   B. FRC 可减少
   C. RV 可增加
   D. RV/TLC 可增加
   E. IC 可增加

44. 阻塞性通气功能障碍的特点有哪些
   A. VC 常或稍减低
   B. TLC 增加
   C. 弥散减低
   D. RV/TLC(%) 比值增加
   E. 最大通气量小于预计值的 80%

45. 慢性支气管炎肺部体检时可见
   A. 无异常体征
   B. 干啰音

C. 弥漫性哮鸣音 D. 湿啰音
E. 支气管呼吸音

46. 可用于支气管激发试验的药物为
    A. 乙酰甲胆碱 B. 组胺
    C. 高渗盐水 D. 蒸馏水
    E. 抗胆碱能药

47. 呼吸类型属于 CSA 的有
    A. 浅而快的呼吸 B. 潮气呼吸
    C. 周期性呼吸 D. 库斯莫尔呼吸
    E. 比奥呼吸

48. 评价小气道功能的指标是
    A. FEV_1 B. FEV_1/FVC
    C. MMEF D. FEF 25%～75%
    E. FEF 50%

49. 关于支气管激发试验安全性,描述错误的是
    A. FEV_1 低于预计值 50% 时应该做支气管激发试验
    B. 吸入药物浓度应从大剂量开始,逐步减少剂量
    C. 试验前应先了解患者的过敏史
    D. 现场应备有吸入型 β_2 激动剂
    E. 试验时需有经验的临床医师在场

50. 男性,60 岁,咳嗽、咳痰 10 年,肺功能测定有阻塞性通气障碍,肺功能检查可出现的有
    A. 肺活量减低 B. 残气量增加
    C. 残气量占肺总量的百分率降低 D. 第一秒用力呼气量减低
    E. 最大呼气中期流速减低

51. 支气管舒张试验阴性的可能原因包括
    A. 轻度气道狭窄 B. 较多的分泌物堵塞气道
    C. 使用药物剂量不足 D. 狭窄的气道无法舒张
    E. 患者年龄太大

52. 动脉血气分析:PaO_2 40 mmHg,$PaCO_2$ 75 mmHg,pH 7.19,可见于下列哪些患者
    A. 一 37 岁女性,近来诉极度乏力虚弱,甚至咀嚼困难
    B. 一 28 岁男性,30 分钟前胸部外伤后咯血
    C. 一肥胖 68 岁女性,面色苍白,水肿,服安眠药后皮肤粗糙发干发硬,舌头肿大
    D. 一 5 岁男孩,40 分钟前误服阿司匹林 40 片
    E. 一 68 岁男性,患"慢支、肺气肿"20 年,近 1 周咳嗽、咳痰加重伴发绀

53. 男性,52 岁。因进行性胸闷、气促 5 年,诊断弥漫性肺间质纤维化,肺功能检查结果不正确的有
    A. 肺活量减低 B. 残气量增加
    C. 肺总量减少 D. FEV_1/FVC 减低
    E. FEV_1 正常或增加

54. 表明肺过度充气的指标有

A. 肺总量增高 B. 肺活量减低
C. 功能残气量增高 D. 残气量增高
E. 肺泡通气量下降

55. 男性,60岁,咳嗽、咳痰10年,活动后气短2年,肺功能测定为阻塞性通气功能障碍,下列哪项符合此诊断
A. 肺活量下降 B. 残气量增加
C. 残气量/肺总量下降 D. 第一秒用力呼气量下降
E. 最大呼气中期流速显著下降

三、共用题干题:以下每道考题有2~6个提问,每个提问有5个备选答案,请选择1个最佳答案

(56~58题共用题干)

男性,55岁。反复发作性咳喘10余年,每逢秋冬季多发。近年来缓解期登二楼亦感气急。体检:静息气平,无发绀。两肺呼吸音减弱,闻及散在干啰音。

56. 为确定气道阻塞及其程度首选的检测指标是
A. 肺活量 B. 最大通气量
C. 第一秒用力呼气量 D. 残气量
E. 动脉血氧分压

57. 评价气道阻塞可逆性的试验应是
A. 运动试验 B. 支气管舒张剂试验
C. 支气管激发试验 D. 小气道功能检测
E. 以上都不是

58. 反映肺功能损害的最终综合性指标应是
A. 肺泡通气量 B. 弥散量
C. 肺活量占预计值百分比 D. 动脉血气分析
E. 最大通气量占预计值百分比

参考答案与解析

1. A   2. A   3. D   4. E   5. B   6. B   7. E   8. B   9. D
10. B   11. D   12. E   13. E   14. A   15. E   16. C   17. B   18. B
19. B   20. E   21. A   22. D   23. B   24. E   25. A   26. E   27. C
28. C   29. B   30. B   31. B   32. B   33. C   34. E   35. C   36. A
37. A   38. E   39. A   40. E
41. ABCDE   42. ABCD   43. ACD   44. ABCDE
45. ABCD   46. ABCD   47. BC   48. CDE
49. AB   50. ABDE   51. ABCD   52. ACE
53. BDE   54. ACD   55. ABDE
56. C   57. B   58. D

2. 解析:阻塞性通气功能障碍主要表现为气流受限,故 FEV_1/FVC 比值减小;VC(肺活

量)早期正常,晚期减低,RV(残气量)增高,故 RV/VC 明显增高;TIE 正常或增高。故选 A。

6. 解析:肺通气的前提是气道通畅,肺通气的动力包括:呼吸肌收缩和舒张,胸廓扩大和缩小,肺的舒缩,外界环境和肺泡间周期性压力差,血红蛋白浓度与肺通气功能无关。故选 B。

12. 解析:气道阻力测定的适应证:① 支气管哮喘;② 慢性阻塞性肺疾病(COPD);③ 气管肿瘤或支气管肿瘤;④ 支气管内膜结核;⑤ 支气管微结石症;⑥ 气管内异物;⑦ 通过气管可逆性测定的变化,评价支气管舒张药的作用;⑧ 通过气管反应性测定评价支气管收缩药的作用。故选 E。

13. 解析:限制性肺部病变导致限制性通气障碍,其特点是能够表示肺容量的参数均减低。FEV_1/FVC 减少是阻塞性通气障碍的特点。故选 E。

17. 解析:正常总肺泡通气量=(潮气量-无效腔气量)×呼吸频率,约等于 4 L/分;通气/血流比值失调的后果主要是顽固性缺氧;通气/血流正常值为 0.8,比值小于 0.8,表明通气不足,即造成分流;比值大于 0.8,表明血流减少,即造成无效通气;肺血流量为 5 L/分。故选 B。

22. 解析:反复咳喘,桶状胸为阻塞性通气障碍的主要表现。肺功能测定:肺活量占正常预计值及第一秒用力呼气量占用力肺活量百分率均降低,肺总量稍降低表明存在限制性通气障碍,因此该患者肺功能损害属以阻塞为主的混合性通气损害。故选 D。

26. 解析:支气管扩张试验适应证:① 鉴别是否有哮喘或慢性阻塞性肺疾病(COPD);② 判断药物的疗效;③ 受试者基础 $FEV_1<70\%$ 预计值,且无吸入 β_2 受体激动药的禁忌证。支气管扩张试验用以测定气道可逆性,支气管扩张试验阴性,不能表示支气管反应性一定不高,也不能表示患者对所有的舒张药物都不敏感。故选 E。

35. 解析:长期慢性咳嗽、咳痰,慢性阻塞性肺疾病的可能性大,FEV_1/FVC 小于 70%,表明存在阻塞性通气功能障碍。故选 C。

44. 解析:阻塞性通气功能障碍的特点:VC 常或稍减低,TLC 增加,弥散量减低,RV/TLC(%)比值增加,最大通气量小于预计值的 80%,FEV_1/FVC 小于 0.7。故选 ABCDE。

55. 解析:阻塞性通气障碍以第一秒用力呼气量下降及最大呼气中期流速显著下降为特征,晚期可以出现肺活量下降及残气量增加。残气量/肺总量下降为限制性通气障碍的主要特征。故选 ABDE。

56. 解析:第一秒用力呼气量(FEV_1)为深吸气末第一秒用力呼出的气量,是监测气道阻塞及其程度的首选检查。故选 C。

57. 解析:支气管舒张试验是通过测定患者吸入支气管扩张剂前后 FEV_1 的变化来判断气道阻塞的可逆性,临床上主要用于诊断支气管哮喘。对于 $FEV_1<70\%$ 预计值的患者,当临床上怀疑哮喘时,可进行舒张试验。该项试验适用于急性或慢性支气管炎、支气管哮喘及慢性阻塞性肺疾病。故选 B。

58. 解析:动脉血气分析对确定发生低氧血症、高碳酸血症、酸碱平衡失调及判断呼吸衰竭类型有重要价值,是反映肺功能损害的最终综合性指标。故选 D。

第 2 章 动脉血气分析与酸碱平衡

一、单选题:以下每道考题有 5 个备选答案,请选择 1 个最佳答案
1. 动脉血气分析中 $PaCO_2$ 正常参考值是
  A. 35~45 mmHg   B. <35 mmHg

C. >45 mmHg
D. 30~40 mmHg
E. 以上均不是

2. 男性,40岁,重症哮喘入院。血气分析为 pH 7.33,$PaCO_2$ 60 mmHg,PaO_2 60 mmHg, AB 30 mmol/L,BE 3 mmol/L,诊断为
   A. 代偿性呼吸性酸中毒
   B. 失代偿性呼吸性酸中毒
   C. 呼吸性酸中毒合并代谢性酸中毒
   D. 失代偿性代谢性碱中毒
   E. 呼吸性酸中毒合并代谢性碱中毒

3. 女性,60岁,慢性咳嗽15年,近年来时有劳累后心慌、气急伴下肢水肿。曾诊断为肺源性心脏病。1周来因呼吸道感染症状加重而住院治疗。治疗前血气分析:pH 7.32,PaO_2 60 mmHg,$PaCO_2$ 75 mmHg,HCO_3^- 34 mmol/L。其酸碱平衡失常属于
   A. 代谢性酸中毒失代偿期
   B. 呼吸性酸中毒+代谢性酸中毒
   C. 呼吸性酸中毒失代偿期
   D. 呼吸性酸中毒+代谢性碱中毒
   E. 代谢性酸中毒代偿期

4. Ⅱ型呼吸衰竭最主要的发生机制是
   A. 通气/血流比值>0.8
   B. 通气/血流比值<0.8
   C. 肺泡通气不足
   D. 肺动-静脉样的分流
   E. 弥散功能障碍

5. 下列哪种情况是应用碱性药物的适应证
   A. 呼吸性酸中毒
   B. 代谢性酸中毒
   C. 动脉血气分析 pH≤7.35
   D. 动脉血气分析 HCO_3^- 下降
   E. 呼吸性酸中毒合并代谢性酸中毒 pH<7.2

6. 男性,20岁,支气管哮喘发作2小时。查体:神清,口唇稍发绀,明显呼吸困难,双肺有广泛哮鸣音;WBC 8.0×10^9/L,N 0.82。患者血气分析可能为
   A. 代谢性酸中毒
   B. PaO_2降低,$PaCO_2$正常或稍低
   C. 代谢性碱中毒
   D. 呼吸性酸中毒
   E. PaO_2明显降低,$PaCO_2$明显升高

7. 判断慢性肺心病呼吸衰竭患者合并代谢性酸中毒的原因常检测
   A. 血 K^+、Na^+、Cl^-、Mg^{2+}
   B. 血 BUN
   C. 尿常规及 pH
   D. 阴离子间隙(AG)
   E. 血 CO_2 结合力

8. 患者哮喘持续状态2日,血气分析:PaO_2 8.0 kPa(60 mmHg),$PaCO_2$ 7.5 kPa(56 mmHg),HCO_3^-(AB)30 mmol/L,BE +3 mmol/L,pH 7.33。应诊断为
   A. 代偿性呼吸性酸中毒
   B. 呼吸性酸中毒合并代谢性酸中毒
   C. 呼吸性酸中毒合并代谢性碱中毒
   D. 失代偿性碱中毒
   E. 失代偿性呼吸性酸中毒

9. 男性,67岁,慢性咳嗽、喘息15年,近3年有反复双下肢水肿,1周来咳、喘加重,应用抗生素、利尿剂疗效不佳,近两日来失眠烦躁,血气分析:pH 7.35,PaO_2 55 mmHg,$PaCO_2$ 74 mmHg,AB 42 mmol/L,结合病史,可能诊断为
   A. 代谢性酸中毒失代偿
   B. 呼吸性酸中毒合并代谢性碱中毒
   C. 呼吸性酸中毒合并代谢性酸中毒
   D. 呼吸性酸中毒失代偿

E. 呼吸性酸中毒代偿

10. 肺源性心脏病患者处于急性加重期,气管插管及人工辅助呼吸。3小时后 PaO_2 自 40 mmHg 升至 80 mmHg,$PaCO_2$ 自 75 mmHg 降至 25 mmHg。pH 7.55,BE 0.5 mmol/L。应考虑

   A. 呼吸性酸中毒代偿期
   B. 呼吸性碱中毒失代偿期
   C. 呼吸性碱中毒合并代谢性碱中毒
   D. 代谢性碱中毒
   E. 呼吸性酸中毒合并代谢性碱中毒

11. 某 COPD 急性加重期患者,治疗后病情好转,水肿消退,但患者出现躁动、手足抽搐,血清钾及血清氯均降低,HCO_3^- 40 mmol/L,二氧化碳分压 40 mmHg,考虑出现

   A. 代谢性碱中毒
   B. 呼吸性酸中毒(失代偿)
   C. 呼吸性酸中毒合并代谢性碱中毒
   D. 呼吸性酸中毒合并代谢性酸中毒
   E. 呼吸性碱中毒

12. 血气分析改变:PaO_2 7.3 kPa(55 mmHg),$PaCO_2$ 9.1 kPa(68 mmHg),HCO_3^- 28 mmol/L。pH 7.28,导致该动脉血气变化可能的疾病是

   A. 肺炎
   B. 胸膜炎
   C. 慢性阻塞性肺疾病,肺心病
   D. 肺癌
   E. 支气管扩张

13. 女性,62 岁,有慢性阻塞性肺疾病病史 10 余年,近两年有下肢水肿。5 日前受凉后咳嗽加重,意识模糊伴躁动不安。尿常规检查正常。血气分析显示:pH 7.10,PaO_2 48 mmHg,$PaCO_2$ 85 mmHg,HCO_3^- 30 mmol/L。符合下列哪一项酸碱平衡失常

   A. 代谢性酸中毒,失代偿
   B. 呼吸性酸中毒,代谢性酸中毒,失代偿
   C. 呼吸性酸中毒 + 代谢性酸中毒
   D. 呼吸性酸中毒 + 代谢性碱中毒
   E. 代谢性酸中毒 + 代偿性代谢性碱中毒

14. 肺心病慢性呼吸衰竭患者,血气分析结果:pH 7.121,$PaCO_2$ 75 mmHg,PaO_2 50 mmHg,HCO_3^- 27.6 mmol/L,BE 5 mmol/L,其酸碱失衡类型为

   A. 代谢性酸中毒
   B. 呼吸性酸中毒
   C. 呼吸性酸中毒合并代谢性碱中毒
   D. 代谢性碱中毒
   E. 呼吸性酸中毒合并代谢性酸中毒

15. 肺间质纤维化患者初期动脉血气主要表现是

   A. 运动后 PaO_2 降低
   B. $PaCO_2$ 正常
   C. HCO_3^- 降低
   D. 休息时 PaO_2 降低
   E. pH 降低

16. 肺心病急性呼吸衰竭患者血气分析结果:pH 7.18,$PaCO_2$ 74.6 mmHg,HCO_3^- 17.6 mmol/L,剩余碱 -6 mmol/L,下列哪一项论断正确

   A. 代谢性酸中毒
   B. 呼吸性酸中毒合并代谢性酸中毒,失代偿
   C. 呼吸性酸中毒
   D. 呼吸性碱中毒
   E. 以上都不是

17. 男性,65 岁,慢性阻塞性肺疾病 7 年。10 日前受凉后发热,咳嗽加重,痰黏难咳,2 日来神志欠清,发绀、躁动,入院查体双肺呼吸音低,有干、湿啰音,白细胞计数及分类增高。

血气分析检查结果为：pH 7.56，PaO_2 55 mmHg，$PaCO_2$ 70 mmHg，HCO_3^- 48 mmol/L，BE +23 mmol/L。应考虑为

  A. 呼吸性酸中毒   B. 呼吸性酸中毒+代谢性酸中毒

  C. 呼吸性酸中毒+代谢性碱中毒 D. 代谢性碱中毒

  E. 呼吸性碱中毒+代谢性酸中毒

18. 女性，30 岁，进行性呼吸困难 2 个月，X 线胸片示两肺弥漫性间质病变。血气分析 pH 7.46，PaO_2 52 mmHg，$PaCO_2$ 30 mmHg，BE −3.0 mmol/L。适宜的给氧浓度为

  A. 20%~25%   B. 25%~29%

  C. 35%~45%   D. 50%~60%

  E. 95%~100%

19. 肺心病、呼吸衰竭患者行气管切开辅助呼吸，血气分析 PaO_2 75 mmHg，pH 7.42，$PaCO_2$ 28.5 mmHg，BE 5.2 mEq，HCO_3^- 18.3 mEq/L，考虑是

  A. 正常   B. 呼吸性酸中毒（代偿）

  C. 呼吸性酸中毒（失代偿）   D. 呼吸性碱中毒（代偿）

  E. 代谢性碱中毒

20. 男性，65 岁，有慢性支气管炎、肺气肿病史 30 年，咳痰、气喘加重 10 日，血气检查：pH 7.21，$PaCO_2$ 10 kPa，PaO_2 7.5 kPa，HCO_3^- 27 mmol/L，BE 6 mmol/L，据此结果该患者酸碱失衡的类型最可能是

  A. 代谢性酸中毒   B. 呼吸性酸中毒合并代谢性碱中毒

  C. 呼吸性酸中毒   D. 代谢性碱中毒

  E. 呼吸性酸中毒合并代谢性酸中毒

21. 呼吸性酸中毒（失代偿）时，血气分析及血清电解质的改变是

  A. 二氧化碳分压升高，血 pH 升高，血钠升高

  B. 二氧化碳分压升高，血 pH 降低，血钾升高

  C. 二氧化碳分压升高，血 pH 降低，血氯升高

  D. 二氧化碳分压升高，氧分压升高，血清氯降低

  E. 以上都不是

22. 呼吸性酸中毒合并代谢性酸中毒时，下列哪项是不符合的

  A. pH 降低   B. $PaCO_2$ 升高

  C. HCO_3^- 正常   D. AB＞SB

  E. BE 正常

23. 动脉血气分析 pH 7.47，$PaCO_2$ 30 mmHg，BE −2.1 mmol/L。表示

  A. 正常范围   B. 代谢性碱中毒

  C. 呼吸性酸中毒   D. 呼吸性碱中毒

  E. 代谢性酸中毒

24. 呼吸衰竭患者血气分析结果：pH 7.188，$PaCO_2$ 75 mmHg，PaO_2 50 mmHg，HCO_3^- 17.6 mmol/L，BE −5 mmol/L，据此结果诊断该患者酸碱失衡类型是

  A. 呼吸性酸中毒合并代谢性碱中毒 B. 呼吸性酸中毒合并代谢性酸中毒

  C. 代谢性碱中毒   D. 代谢性酸中毒

  E. 呼吸性酸中毒

25. 女性,77岁。反复咳嗽、咳痰25年,活动后气短12年,吸烟史35年,每日10支。1周前受凉后症状加重入院。血气分析示:pH 7.30,$PaCO_2$ 70 mmHg,PaO_2 50 mmHg,HCO_3^- 42 mmol/L,BE +10 mmol/L。该患者酸碱失衡类型为

    A. 急性失代偿性呼吸性酸中毒

    B. 慢性失代偿性呼吸性酸中毒合并代谢性碱中毒

    C. 急性失代偿性代谢性酸中毒

    D. 慢性失代偿性代谢性酸中毒

    E. 慢性失代偿性呼吸性酸中毒

26. 女性,65岁,反复咳嗽20余年,近1个月咳嗽加重伴双下肢水肿。查体:发绀,两肺干、湿啰音及右心衰竭。经消炎、利尿等治疗后好转,2日后神志不清,手足搐搦。血气分析:pH 7.52,PaO_2 73 mmHg,$PaCO_2$ 65 mmHg,HCO_3^- 44 mmol/L,K^+ 2.8 mmol/L,Na^+ 130 mmol/L,Cl^- 68 mmol/L。应诊断为

    A. 原发性代谢性酸中毒 + 原发性代谢性碱中毒

    B. 原发性呼吸性碱中毒

    C. 代谢性碱中毒

    D. 原发性呼吸性酸中毒 + 原发性代谢性碱中毒,失代偿

    E. 原发性呼吸性酸中毒 + 继发性代谢性碱中毒

27. 男性,72岁,有慢性支气管炎、阻塞性肺气肿病史20年。胸闷、气短加重1周,血气检查:pH 7.29,$PaCO_2$ 10.26 kPa,PaO_2 7.6 kPa,HCO_3^- 32 mmol/L,BE 5 mmol/L。据此结果该患者酸碱失衡的类型最可能是

    A. 失代偿性呼吸性酸中毒 B. 代谢性酸中毒

    C. 失代偿性呼吸性碱中毒 D. 代偿性呼吸性酸中毒

    E. 代偿性呼吸性碱中毒

28. 判断机体低氧血症最敏感的指标为

    A. 发绀 B. PaO_2

    C. SaO_2 D. 动脉血氧含量

    E. 弥散功能测定

29. 下列哪项与呼吸性酸中毒合并代谢性碱中毒无关

    A. 使用排钾利尿剂 B. 通气功能改善过快

    C. 用碱性药物过量 D. 频繁呕吐

    E. 高浓度吸氧

30. 血氧饱和度的正常值为

    A. 95%~99% B. 85%~90%

    C. 85% D. 75%

    E. 80%

31. 当pH值和标准碳酸氢盐(SB)增高以及$PaCO_2$正常或增高时,可能存在下列哪种情况

    A. 有代谢性酸中毒存在 B. 有呼吸性碱中毒存在

    C. 有代谢性碱中毒存在 D. 有呼吸性酸中毒存在

    E. 不存在上述的酸碱平衡紊乱

二、多选题：以下每道考题有5个备选答案，每题至少有2个正确答案

32. 机体酸碱平衡调节包括
　　A. 肺　　　　　　　　　　　　　B. 血液缓冲系统
　　C. 肾　　　　　　　　　　　　　D. 心脏
　　E. 脾

33. 动脉血气分析示 $PaCO_2$ 和 HCO_3^- 同时下降，可能的诊断是
　　A. 呼吸性酸中毒　　　　　　　　B. 代谢性碱中毒
　　C. 呼吸性碱中毒　　　　　　　　D. 代谢性酸中毒
　　E. 呼吸性碱中毒合并代谢性酸中毒

34. 下列酸碱常用指标中，衡量酸碱平衡代谢因素的指标是
　　A. pH　　　B. $PaCO_2$　　　C. HCO_3^-　　　D. SB　　　E. PaO_2

35. 肺性脑病在治疗过程中发生呼吸性酸中毒合并代谢性碱中毒主要与哪种因素有关
　　A. 补碱不恰当　　　　　　　　　B. 利尿剂使用不当
　　C. 补钾、补氯不及时　　　　　　D. 通气过度
　　E. 补液过多

三、共用题干题：以下每道考题有2～6个提问，每个提问有5个备选答案，请选择1个最佳答案

(36～39题共用题干)

老年患者，2年前诊断肺心病，1周来咳嗽、咳痰、喘息加重，双下肢水肿，体检：肺内多量湿啰音，心率100次/分，肝肋下2.5 cm，双下肢水肿。白细胞计数及中性粒细胞分类均增高，血气分析：pH 7.335，PaO_2 50 mmHg，$PaCO_2$ 78 mmHg，HCO_3^- 34 mmol/L。

36. 该患者目前不存在下列哪种并发症
　　A. 肺部感染　　　　　　　　　　B. 心力衰竭
　　C. 呼吸衰竭　　　　　　　　　　D. 呼吸性酸中毒
　　E. 呼吸性酸中毒合并代谢性酸中毒

37. 关于该患者的治疗，下列哪项不恰当
　　A. 控制感染　　　　　　　　　　B. 保持呼吸道通畅
　　C. 氨溴索祛痰　　　　　　　　　D. 持续低流量吸氧
　　E. 5%碳酸氢钠纠正酸中毒

38. 根据上述血气分析结果，患者应属于下列哪种酸碱平衡失调
　　A. 呼吸性酸中毒合并代谢性碱中毒　　B. 代谢性酸中毒合并呼吸性碱中毒
　　C. 呼吸性酸中毒代偿　　　　　　　　D. 呼吸性酸中毒失代偿
　　E. 代谢性碱中毒

39. 根据上述结果，最首要的治疗是下列哪项
　　A. 氧疗　　　　　　　　　　　　B. 呼吸兴奋剂
　　C. 人工通气　　　　　　　　　　D. 积极控制感染
　　E. 应用利尿剂

(40～41题共用题干)

一患者的动脉血气示 pH 7.42，HCO_3^- 19 mmol/L，$PaCO_2$ 29 mmHg，PaO_2 42 mmHg。

40. 可能的酸碱失衡诊断为
    A. 代谢性碱中毒
    B. 代谢性酸中毒
    C. 呼吸性碱中毒
    D. 呼吸性酸中毒合并代谢性酸中毒
    E. 呼吸性酸中毒

41. 可能的呼吸功能诊断为
    A. 呼吸功能正常
    B. Ⅱ型呼吸衰竭
    C. 低氧血症
    D. Ⅰ型呼吸衰竭
    E. 过度通气

(42~43题共用题干)

一患者的动脉血气分析示：pH 7.20，HCO_3^- 20 mmol/L，$PaCO_2$ 50 mmHg，PaO_2 45 mmHg。

42. 可能的酸碱失衡诊断为
    A. 呼吸性酸中毒
    B. 呼吸性碱中毒
    C. 呼吸性酸中毒合并代谢性酸中毒
    D. 呼吸性酸中毒合并代谢性碱中毒
    E. 代谢性酸中毒

43. 可能的呼吸功能诊断为
    A. 呼吸功能正常
    B. Ⅱ型呼吸衰竭
    C. Ⅰ型呼吸衰竭
    D. 低通气
    E. 通气过度

四、案例分析题：每个案例至少有3个提问，每个提问有多个备选答案，其中正确答案有1个或几个

(44~46题共用题干)

女性，65岁，因确诊糖尿病10年，出现昏迷3小时入院。入院时血糖45 mmol/L，经用胰岛素、补液、碳酸氢钠治疗6小时后，患者血糖为40.5 mmol/L，仍有浅昏迷，继续用胰岛素、补液等治疗36小时后，意识清楚，血糖5.8 mmol/L。动脉血气、电解质及肾功能见下表。

表　动脉血气、电解质及肾功能测定值

测定时间	pH	$PaCO_2$ (mmHg)	PaO_2 (mmHg)	HCO_3^- (mmol/L)	K^+ (mmol/L)	Na^+ (mmol/L)	Cl^- (mmol/L)	BUN (mmol/L)	Cr (mmol/L)
入院时	7.22	25	90	10	5.2	148	102	5.0	140
入院6小时	7.40	40	80	24	4.2	146	90	4.9	106
入院36小时	7.36	40	90	22	4.8	138	100	5.1	98

44. 入院时动脉血气判断是
    A. 代谢性碱中毒
    B. 代谢性酸中毒
    C. 呼吸性碱中毒
    D. 呼吸性酸中毒
    E. Ⅰ型呼吸衰竭
    F. 无呼吸衰竭

45. 入院后6小时动脉血气判断为
    A. 代谢性酸中毒
    B. 呼吸性碱中毒
    C. 无酸碱失衡
    D. 高AG代谢性酸中毒并代谢性碱中毒

E. 无呼吸衰竭　　　　　　　　　　F. Ⅱ型呼吸衰竭

46. 入院后36小时动脉血气判断为
 A. 无酸碱失衡　　　　　　　　　B. 代谢性酸中毒
 C. 呼吸性酸中毒　　　　　　　　D. 呼吸性碱中毒
 E. 无呼吸衰竭　　　　　　　　　F. Ⅰ型呼吸衰竭

(47~49题共用题干)

男性,70岁,因咳嗽20年,心悸、气促5年,加重伴意识不清1日,以慢性支气管炎急性发作、阻塞性肺气肿、肺心病、肺性脑病收入院。入院后经用口面罩无创机械通气、抗感染、解痉祛痰药物治疗6小时后意识清楚。维持上述方案治疗36小时后,再次出现神经精神症状,调整机械通气参数治疗后,神经精神症状消失,动脉血气分析、电解质、肾功能测定见下表。

表　动脉血气、电解质、肾功测定值

测定时间	pH	$PaCO_2$ (mmHg)	PaO_2 (mmHg)	HCO_3^- (mmol/L)	K^+ (mmol/L)	Na^+ (mmol/L)	Cl^- (mmol/L)	BUN (mmol/L)	Cr (mmol/L)
入院时	7.10	80	35	24	5.5	139	100	5.2	136
入院6小时	7.32	60	90	30	4.8	138	98	5.1	110
入院36小时	7.42	50	90	32	4.2	139	94	5.4	102

47. 入院时动脉血气判断是
 A. 慢性呼吸性酸中毒　　　　　　B. 慢性呼吸性碱中毒
 C. 慢性呼吸性酸中毒并代谢性酸中毒　　D. Ⅱ型呼吸衰竭
 E. Ⅰ型呼吸衰竭　　　　　　　　F. 代谢性酸中毒

48. 入院8小时动脉血气判断是
 A. Ⅱ型呼吸衰竭　　　　　　　　B. 慢性呼吸性酸中毒
 C. 吸O_2条件下Ⅱ型呼吸衰竭　　　D. Ⅰ型呼吸衰竭
 E. 慢性呼吸性碱中毒　　　　　　F. 代谢性碱中毒

49. 入院后第三日动脉血气判断是
 A. CO_2排出后碱中毒　　　　　　B. 代谢性酸中毒
 C. 呼吸性碱中毒　　　　　　　　D. 呼吸性酸中毒
 E. 吸O_2条件下Ⅱ型呼吸衰竭　　　F. Ⅰ型呼吸衰竭

参考答案与解析

1. A　2. B　3. C　4. C　5. E　6. B　7. E　8. E　9. B
10. B　11. A　12. C　13. B　14. E　15. C　16. B　17. C　18. C
19. D　20. E　21. B　22. D　23. D　24. B　25. B　26. D　27. A
28. B　29. E　30. A　31. C
32. ABC　33. CDE　34. CD　35. ABC
36. E　37. E　38. D　39. D

40. C 41. D 42. C 43. B
44. BF 45. DE 46. AE 47. AD
48. BC 49. AE

12. 解析：根据题干，二氧化碳分压升高，pH 7.28，提示患者存在呼吸性酸中毒，并存在呼吸衰竭，提示患者存在气体交换障碍。故选 C。

18. 解析：Ⅰ型呼吸衰竭，缺氧（PaO_2 小于 60 mmHg），不伴有低碳酸血症（$PaCO_2$ 小于 50 mmHg），主要为氧合障碍引起，通气功能正常，高浓度给氧能迅速纠正低氧血症，而不至于引起 CO_2 潴留。故采用高浓度给氧（大于 35%），但为防止氧中毒，氧浓度不应超过 45%。故选 C。

21. 解析：呼吸性酸中毒时，体内二氧化碳潴留，导致二氧化碳分压升高，血 pH 降低，细胞外液氢离子浓度增加，使得细胞内外的氢钾交换增加，氢离子进入细胞内，而钾离子移到细胞外，使得细胞外液的钾离子浓度升高。故选 B。

24. 解析：HCO_3^- 17.6 mmol/L，pH 7.188，BE 为负值表示缓冲碱减少或缺失。$PaCO_2$ 明显增高，存在 CO_2 潴留。而氧分压明显降低，当缺氧严重时，体内无氧酵解增多，导致乳酸增高，因此该患者酸碱失衡类型是呼吸性酸中毒合并代谢性酸中毒。故选 B。

27. 解析：根据患者临床表现，可诊断为慢支、肺气肿。呼吸系功能障碍为原发的，血气指标：pH 为 7.29，提示酸血症，BE 为 5 mmol/L，提示有肾脏代偿，但代偿不完全。故选 A。

29. 解析：呼吸性酸中毒的患者通过肾的代偿出现 HCO_3^- 升高。如果体内 $PaCO_2$ 快速下降，HCO_3^- 下降较慢（肾的代偿需要时间），就会出现 HCO_3^- 相对升高，出现代谢性碱中毒。给高浓度氧时，虽然体内的缺氧会改善，但是 $PaCO_2$ 却不会下降，故 HCO_3^- 也不会升高，不会出现代谢性碱中毒。故选 E。

33. 解析：机体过度通气时，二氧化碳分压下降，机体为了代偿，增加 H^+ 的重吸收，减少 $NaHCO_3$ 吸收，导致 HCO_3^- 下降，同理代谢性酸中毒时，导致两者均降低。CD 正确。使用 $NaHCO_3$，代谢性酸中毒突然被纠正，细胞外液 HCO_3^- 浓度迅速升至正常，但通过血脑浆屏障很慢，此时脑内仍为代谢性酸中毒，故过度通气仍持续存在，E 正确。故选 CDE。

36. 解析：患者氧分压降低，二氧化碳分压升高，pH 小于 7.35，提示患者可能存在呼吸性酸中毒，代谢性酸中毒血 HCO_3^- 应小于 21 mmol/L，与题意不符。故选 E。

37. 解析：根据题意，患者血 HCO_3^- 为 34 mmol/L，偏高，若给予碳酸氢钠，非但无法改善呼酸，反而会加重代谢性碱中毒。故选 E。

38. 解析：患者血 pH 存在异常，并已出现明显的临床体征，根据题意，患者目前为呼吸性酸中毒失代偿期。故选 D。

39. 解析：对于呼吸性酸中毒治疗的根本方法是解除呼吸道的梗阻，改善肺换气功能，不能单纯吸氧和使用呼吸中枢兴奋剂，患者存在明显的肺炎表现，首先应对病因治疗，积极控制感染。故选 D。

44. 解析：患者入院时，pH 为 7.22，HCO_3^- 降低（<21 mmol/L），提示患者存在代谢性酸中毒，但 PaO_2 不低于 60 mmHg，$PaCO_2$ 不高于 50 mmHg，提示患者不存在呼吸衰竭。故选 BF。

45. 解析：入院后 6 小时，AG = (Na^+ + K^+) - (Cl^- + HCO_3^-) = (146 + 4.2) - (90 + 24) = 36.2 mmol/L，AG 的正常范围 8～16 mmol/L，故该患者 AG 增高，AG 增高代表患者存在

代谢性酸中毒,但该患者 pH 在正常范围,故应还合并碱中毒,患者二氧化碳分压正常,故不存在呼吸性碱中毒,但在治疗过程中有补充碳酸氢钠治疗,故合并代谢性碱中毒。故选 DE。

46. 解析:入院 36 小时后,血清 pH 及血气分析结果均无异常,提示患者无酸碱失衡及呼吸衰竭。故选 AE。

第3章 心肺运动试验的临床应用

一、单选题:以下每道考题有 5 个备选答案,请选择 1 个最佳答案

1. 适合做运动试验的是
   A. 不稳定型心绞痛
   B. 严重高血压
   C. 肺栓塞
   D. 心力衰竭
   E. 评估冠心病患者的心脏负荷能力

2. 不作为终止运动试验的条件是
   A. 出现眩晕、视力模糊、面色苍白或发绀者
   B. 出现典型的心绞痛或心电图出现缺血型 ST 段下移 ≥0.2 mV 者
   C. 运动负荷进行性增加而心率反而减慢或血压反而下降者
   D. 劳累、出汗、窦性心动过速者
   E. 出现室性心动过速或进行性传导阻滞者

3. 踏车运动试验的主要优点是
   A. 根据受试者个人情况,达到各自的亚极量负荷
   B. 患者耗氧量小
   C. 经济、患者易接受
   D. 简单、易行、安全
   E. 可自动分析各导联图的异常情况

二、多选题:以下每道考题有 5 个备选答案,每题至少有 2 个正确答案

4. 运动试验的禁忌证包括
   A. 不稳定型心绞痛
   B. 急性心肌梗死或心肌梗死合并室壁瘤
   C. 严重主动脉瓣狭窄
   D. 心力衰竭
   E. 肺栓塞

参考答案与解析

1. E 2. D 3. A 4. ABCDE

2. 解析:(1)普通患者运动终止指标:① 达到目标心率;② 出现进行性加重的心绞痛;③ 出现 ST 段水平型或下斜型下降 ≥1.5 mm 或 ST 段抬高 ≥1 mm;④ 出现恶性心律失常如室性心动过速、心室颤动、室性心动过速、频发多源室早等;⑤ 收缩压不升或降低超过 1.33 kPa;⑥ 血压过高超过 29.3 kPa;⑦ 有呼吸困难、苍白、发绀、头晕、眼花、步态不稳、运动失调、缺血性跛行等明显症状和体征;⑧ 运动引起室内阻滞;⑨ 急性心肌梗死;⑩ 患者要求或仪器故障,无法监测血压和心电图。(2)心肌梗死后运动终止指标:① 患者要求;② 有

以下明显症状和体征：呼吸困难、苍白、发绀、头晕、疲劳、胸痛、中枢神经系统症状等。故选 D。

4. 解析：（1）绝对禁忌证：① 急性心肌梗死（3~5日）；② 不稳定型心绞痛；③ 严重且未被控制的引起症状或血流动力学异常的心源性心律失常；④ 急性心肌炎、心包炎、风湿热、感染性心内膜炎；⑤ 严重症状的主动脉瓣或瓣下狭窄；⑥ 未被控制的心力衰竭；⑦ 严重高血压或低血压；⑧ 急性肺栓塞或肺梗死；⑨ 运动引起加重或影响运动的非心源性疾病（如感染、肾功能不全、甲状腺功能亢进）；⑩ 下肢栓塞。（2）相对禁忌证：① 左主干狭窄；② 中度狭窄的瓣膜疾病；③ 严重贫血；④ 明显高血压或肺动脉高压；⑤ 心动过速、心动过缓、频发室性期前收缩；⑥ 高度房室传导阻滞；⑦ 洋地黄用药期或中毒；⑧ 电解质紊乱；⑨ 饮酒后、镇静止痛药、雌激素等药物作用；⑩ 预激综合征。故选 ABCDE。

第4章 机械通气

一、单选题：以下每道考题有 5 个备选答案，请选择 1 个最佳答案

1. 男性，32岁，因脓毒败血症并发休克和急性呼吸窘迫综合征行机械通气治疗，FiO_2 60%，其 PaO_2 仍低于 8 kPa（60 mmHg），拟加用呼气末正压（PEEP），压力选择应该
   A. 逐步增加压力，以不超过 +1.47 kPa（+15 cmH_2O）而 PaO_2 达到 8 kPa 为宜
   B. 逐步增加压力，以不超过 +1.96 kPa（+20 cmH_2O）而 PaO_2 达到 8 kPa 为宜
   C. 逐步增加压力，以不超过 +0.98 kPa（+10 cmH_2O）而 PaO_2 达到 8 kPa 为宜
   D. 使 FiO_2 降至 60% 以下，PaO_2 提高至 8 kPa 以上，压力可以不限制
   E. 休克患者禁忌机械通气和应用 PEEP

2. 男性，65岁，慢性发作性咳喘 30 余年，近来发作愈趋频繁和严重。本次因呼吸衰竭入院，$PaCO_2$ 从平常 8 kPa（60 mmHg）左右升至 10.6 kPa（80 mmHg），PaO_2 亦趋恶化。乃行气管插管机械通气。关于通气量的掌握宜根据下列哪一条
   A. 使 $PaCO_2$ 降至正常水平
   B. 使 $PaCO_2$ 降至基础水平（8 kPa）
   C. 使 $PaCO_2$ 低于正常，减少对呼吸中枢刺激，有利于呼吸与自主呼吸协调
   D. 使 $PaCO_2$ 仍高于基础水平，以免代谢性碱中毒
   E. 使 pH 恢复至正常值所需通气量

3. 鼻罩持续气道正压通气（CPAP）的无效腔大小为
   A. 10~16 ml   B. 200 ml
   C. 80~100 ml   D. 0
   E. 50 ml

4. 男性，35岁，重症肺炎并发 ARDS，行气管插管机械通气后出现持续性低血压，考虑其原因何种可能性大
   A. 发生消化道大出血   B. 发生急性心肌梗死
   C. 发生弥散性血管内凝血   D. 发生肺梗死
   E. 正压通气使胸内压增高，心排出量减少，血压下降

5. 男性，23岁，因患吉兰-巴雷综合征发生呼吸肌麻痹，需要气管插管行机械通气，宜取哪一种通气模式

A. 控制通气 B. 同步间歇强制通气
C. 压力支持通气 D. 双相气道正压通气
E. 高频通气

6. 治疗急性呼吸窘迫综合征(ARDS)最有效的措施为
   A. 持续高浓度吸氧 B. 应用正压机械通气
   C. 持续低浓度吸氧 D. 迅速应用糖皮质激素
   E. 应用呼气末正压通气

7. 应用呼气末正压通气治疗 ARDS 的原理下列哪项是错误的
   A. 增加肺脏功能残气量 B. 扩张萎陷的肺泡
   C. 促进肺泡水肿消退 D. 增加吸入氧浓度
   E. 减少肺内动静脉分流

8. 关于呼吸机治疗目的下列哪一项不正确
   A. 改善肺顺应性 B. 减少肺内分流
   C. 增加功能残气量 D. 改善肺弥散功能
   E. 增加吸入氧浓度

9. 二氧化碳潴留,腱反射减弱或消失,并出现神志改变。进一步治疗应首先采用
   A. 气管插管,呼吸机辅助呼吸 B. 补充碳酸氢钠纠正酸中毒
   C. 补充血容量,使用升压药 D. 呼吸兴奋剂 + 高压氧
   E. 面罩吸氧

10. 女性,68 岁,骨折手术后第二日出现进行性呼吸困难,R 50 次/分,胸片示两肺斑片状阴影,PaO_2 50 mmHg,$PaCO_2$ 30 mmHg,应立即给予哪项治疗
    A. 支气管扩张剂 B. 抗生素
    C. 呼吸机机械通气 D. 小剂量肾上腺皮质激素
    E. 呼吸兴奋剂

11. 慢性呼吸衰竭患者,有呼吸困难及呼吸性酸中毒。查体:发绀明显,血压 8.0/5.33 kPa (60/40 mmHg),心率 130 次/分。鼻导管给氧病情无缓解,并出现神志改变。进一步治疗应首先采用
    A. 气管插管,呼吸机辅助呼吸 B. 补充碳酸氢钠纠正酸中毒
    C. 补充血容量,使用升压药 D. 呼吸兴奋剂 + 高压氧
    E. 气管切开,呼吸机辅助呼吸

12. 女性,43 岁,因上腹疼痛、恶心呕吐一日半,诊断为急性坏死性胰腺炎,手术后出现进行性呼吸困难和顽固的低氧血症,面罩吸氧,氧流量为 8 L/分,氧分压为 48 mmHg,其抢救应首先采用
    A. 高频通气 B. 机械通气,应用 PEEP
    C. 人工膜肺 D. 高压氧舱
    E. 机械通气,应用反比呼吸

13. 男性,37 岁,搬重物时突然出现右胸尖锐刺痛,伴有进行性呼吸困难、胸闷、出冷汗,家人急送患者至急诊。查体:BP 80/40 mmHg,R 32 次/分,神志模糊,发绀,气管左侧偏移,右胸膨隆,叩诊鼓音,呼吸音消失。HR 140 次/分,律齐。首先的紧急处理是
    A. 胸部 X 线透视检查 B. 胸腔穿刺排气治疗

C. 静脉推注毛花苷 C D. 静脉滴注升压药
E. 机械通气治疗

14. 鼻罩持续气道正压通气使用的最初适宜压力为
    A. 10~12 cmH$_2$O B. 15~18 cmH$_2$O
    C. 8~10 cmH$_2$O D. 20~25 cmH$_2$O
    E. <5 cmH$_2$O

二、多选题：以下每道考题有 5 个备选答案，每题至少有 2 个正确答案

15. 患者应用无创正压通气的基本条件有
    A. 无影响使用鼻或面罩的面部创伤 B. 不需要气管插管保护
    C. 能够耐受鼻或面罩 D. 血流动力学不稳定
    E. 清醒能够合作

16. 持续气道正压机械通气的适应证是
    A. 功能残气量的下降,肺不张导致的氧合作用下降
    B. 气道水肿或阻塞,需维持人工气道
    C. 撤机过程中改善功能残气量
    D. 无自主呼吸
    E. 通气机给予强制通气时

17. 压力支持通气的特点有
    A. 是自主性通气模式
    B. 可与 P-IMV 合用
    C. 潮气量由通气压力和自主呼吸共同决定
    D. 潮气量随气道阻力变化
    E. 常用于撤机过程

18. 间歇正压通气的特点有
    A. 吸气期是正压 B. 呼气末压力降至零
    C. 可加用 PEEP D. 是机械通气的动力
    E. 是机械通气的模式

19. 气管切开术后的监护包括下列哪些内容
    A. 对神志不清者防止患者自己拔管 B. 注意口腔护理
    C. 及时清洗导管内分泌物 D. 详细观察患者呼吸、血压、脉搏
    E. 动脉血气分析

20. 机械通气时镇静剂和镇痛剂使用的目的是
    A. 使患者耐受气管插管 B. 减轻患者的焦虑反应
    C. 使机械通气与患者的自主呼吸同步 D. 增强患者的舒适和安全感
    E. 降低氧耗量

21. 下列是气管插管并发症的有
    A. 下颌关节脱位 B. 喉头水肿
    C. 心脏骤停 D. 心力衰竭
    E. 一侧肺不张

22. BIPAP 可用于
    A. COPD 的有创-无创序贯机械通气
    B. 阻塞性呼吸睡眠暂停综合征
    C. COPD 早期
    D. 急性心源性肺水肿
    E. 有自主呼吸或自主呼吸微弱者
23. 下述通气模式,属于控制呼吸的模式是
    A. VCV(volume control ventilation)
    B. SIMV(synchronized intermittent mandatory ventilation)
    C. PSV(pressure support ventilation)
    D. PCV(pressure control ventilation)
    E. CPAP(continuous positive airway pressure)
24. 无创通气的适应证包括
    A. 不必施行有创通气的急、慢性呼吸衰竭的治疗
    B. 阻塞性睡眠呼吸暂停综合征
    C. 撤离有创机械通气过程中
    D. 肺水肿的治疗
    E. 不能控制的胃肠道出血
25. 无创通气在通气参数的初始化和适应性调节上应注意
    A. 为提高舒适性和依从性,通气压力从较高压力开始
    B. 通气压力从较低压力开始
    C. 通常吸气相压力从 4~8 cmH$_2$O 开始
    D. 呼气相压力从 2~3 cmH$_2$O 开始
    E. 经 5~20 分钟逐渐增加到合适参数
26. 关于无创通气疗程哪些做法符合中华医学会制订的建议
    A. 每次 3~6 小时,每日 1~3 次
    B. 每次 3~6 小时,每日 1~3 次,共 3~7 日
    C. 每次大于 4 小时,每日 1~3 次,至 2 个月
    D. 根据实际情况制订,无时间限制
    E. 越短越好
27. 无创通气的缺点是
    A. 仅适于轻度呼吸衰竭患者
    B. 只能施行辅助通气功能,不能完全代替自主呼吸
    C. 痰液引流效果不佳
    D. 胃肠胀气
    E. 难以保持密闭或引起面部损伤
28. 一般机械通气撤机时的方式有
    A. 压力支持
    B. 控制呼吸
    C. SIMV
    D. T 型管田
    E. 辅助呼吸
29. 机械通气的适应证是
    A. 阻塞性通气功能障碍
    B. 未经治疗的纵隔气肿

C. 限制性通气功能障碍　　　　　　D. 肺实质病变

E. 未经治疗的气胸

30. 持续指令通气特别适合于

A. 无自主呼吸的患者

B. 自主呼吸非常弱的患者

C. 重症哮喘需镇静剂和肌松剂抑制自主呼吸的患者

D. ARDS

E. 急性肺水肿

三、共用题干题：以下每道考题有 2~6 个提问，每个提问有 5 个备选答案，请选择 1 个最佳答案

(31~33 题共用题干)

女性，21 岁，反复气喘发作 15 年，再次发作 10 小时，查体：意识清楚，不能平卧，大汗淋漓，三凹征阳性，双肺哮鸣音，心率 124 次/分，律齐，胸片未见活动性病变，给予鼻导管吸氧 6 L/分时，动脉血气示 pH 7.20，PaO_2 58 mmHg，$PaCO_2$ 87 mmHg，诊断急性支气管哮喘(重症)。

31. 首选治疗方法

A. 负压通气　　　　　　　　　　　B. 无创正压通气

C. 气管切开机械通气　　　　　　　D. 经口气管插管机械通气

E. 经鼻气管插管机械通气

32. 若采用气管插管机械通气，恰当的是

A. 因为气道阻力增加，故应采用大潮气量(12~15 ml/kg)、慢呼吸频率的形式

B. 因为气道阻力增加，故应加用高水平 PEEP(15 cmH_2O)

C. 为防止气压伤，应采用小潮气量(6~8 ml/kg)

D. 因为 PaO_2 降低，需高浓度供氧

E. 因为有呼吸性酸中毒，应迅速补充碳酸氢钠，将 pH 纠正至正常范围

33. 经治疗后病情明显改善，用 PSV 模式通气时，必须撤机的指征是

A. 哮鸣音消失　　　　　　　　　　B. 流量时间曲线监测无气流阻塞的表现

C. PEEP 降至 0　　　　　　　　　　D. PS 降至 5 cmH_2O 稳定呼吸 4 小时

E. 不需要静脉应用糖皮质激素

(34~36 题共用题干)

治疗中患者病情进一步加重，血压 80/50 mmHg，考虑为败血症、感染中毒性休克。经治疗仍高热不退，且出现气急。在室内吸入空气时，查血气分析：pH 7.50，PaO_2 48 mmHg，$PaCO_2$ 28 mmHg，面罩吸氧后，血气分析：pH 7.50，PaO_2 53 mmHg，$PaCO_2$ 29 mmHg；X 线示肺纹理增多，模糊。

34. 其有效的治疗措施是

A. 高频通气　　　　　　　　　　　B. CPAP

C. PEEP　　　　　　　　　　　　　D. 反比呼吸

E. 控制呼吸

35. 该患者机械通气时，哪项描述不正确

A. 应用 PEEP 可使萎陷的小气道开放

B. 为防止肺泡过度充气,予以小潮气量
C. 不允许出现 CO_2 潴留和呼吸性酸中毒
D. PEEP 宜从低水平开始,逐渐加至合适水平
E. 应采用肺保护性通气措施

36. 该患者氧疗时应给予
   A. 高浓度吸氧迅速使 $PaO_2 \geq 60$ mmHg
   B. 持续低流量吸氧
   C. 持续低流量吸氧使 $SaO_2 \geq 90\%$
   D. 持续低流量吸氧使 PaO_2 控制在 60 mmHg 或略高
   E. 持续低流量吸氧使 SaO_2 控制在 90% 或略高

(37～39 题共用题干)

女性,58 岁,因慢性阻塞性肺病呼吸衰竭住院。行气管插管机械通气支持。1 日后神志已转清,$PaCO_2$ 由 10.6 kPa(80 mmHg)降至 5.1 kPa(38 mmHg)。

37. 本例患者机械呼吸通气量需要调节,主要根据下列哪一因素
   A. 随访血气了解 pH 和有无复合性酸碱紊乱
   B. 肺静动脉血分流量(Qs/Qt)
   C. PaO_2
   D. 患者神志状态
   E. 肺泡-动脉氧分压差(PaO_2)

38. 为预防气压伤并发症,应特别注意呼吸机的哪一参数
   A. 内源性呼吸末正压   B. 吸/呼比值
   C. 呼吸频率   D. 吸气压尤其是峰值压
   E. 呼出气 PCO_2

39. 为预防或避免呼吸机相关肺炎,应特别注意
   A. 防止呕吐物吸入
   B. 避免使用 H 受体阻滞剂,防止胃液 pH 升高
   C. 预防性应用高效、广谱抗生素
   D. 静脉应用高剂量丙种球蛋白
   E. 把患者安置于隔离病室

(40～41 题共用题干)

男性,68 岁,反复咳嗽、咳痰 25 年,劳累性呼吸困难 5 年,再次加重 5 日。查体:意识清楚,半卧位,三四征阳性,双肺呼吸音低,双下肺可闻及干、湿啰音,心率 114 次/分,律齐,胸片可见双肺紊乱模糊及肺气肿改变,给予鼻导管吸氧 5 L/分时,动脉血气为 pH 7.33,PaO_2 93 mmHg,$PaCO_2$ 75 mmHg,诊断慢性支气管炎(急性发作期)、呼吸衰竭。

40. 应首选的治疗方法是
   A. 负压通气   B. 无创正压通气
   C. 降低吸氧流量   D. 经口气管插管机械通气
   E. 经鼻气管插管机械通气

41. 若采用无创正压通气,合理的初始选择是
   A. 选择定容型模式,给予大潮气量(12～15 ml/kg)通气

B. 加用高水平 PEEP(15 cmH$_2$O)

C. 选择 PSV 模式,通气压力从低水平开始

D. 迅速补充碳酸氢钠,将 pH 纠正至正常范围

E. 应用镇静剂

四、案例分析题：每个案例至少有 3 个提问,每个提问有多个备选答案,其中正确答案有 1 个或几个

(42~47 题共用题干)

女性,59 岁,慢性咳嗽 20 年。近 5 年来动则气急,并常有尿少、下肢水肿。3 日前"感冒"自服"感冒通"后热退,但气急、咳嗽加重,昨夜因失眠服地西泮(安定)后入睡,今晨家人见其呼之不应,送来急诊。体检见神志恍惚,呼吸浅速,频率 28 次/分,发绀明显。两肺散在干、湿啰音。呼吸空气条件下动脉血气分析示 pH 7.29,PaCO$_2$ 10.5 kPa(80 mmHg),PaO$_2$ 6.1 kPa(46 mmHg)。

42. 该患者氧疗必须是

    A. 面罩吸氧,氧浓度以不超过 50% 为宜   B. 间歇吸氧联合呼吸兴奋剂静脉滴注

    C. 低流量(低浓度)持续吸氧   D. 高压氧舱

    E. 氧浓度以将 PaO$_2$ 提高至 12 kPa(90 mmHg)所需浓度为宜

43. 该患者是否需要气管插管机械通气,下列意见中哪条比较合理

    A. 立即气管插管,辅助机械通气

    B. 先试用中枢兴奋剂和呼吸兴奋剂,若神志不见改善或恶化时再插管

    C. 不应插管

    D. 氧疗无效再考虑插管

    E. 插管与否,应取决于气道阻塞程度和 PaCO$_2$ 高低

44. 该患者应用以上处理的同时,为降低呼吸功,重点需要解决的问题是

    A. 舒张支气管,降低气道阻力   B. 利尿,减轻肺间质可能存在的水肿

    C. 唤醒神志,改善咳嗽排痰功能   D. 改善缺氧,降低肺动脉压和肺血管阻力

    E. 纠正电解质紊乱和酸中毒,改善呼吸肌力

45. 经过上述治疗,患者病况仍在加重,神志完全昏迷,喉部痰鸣音呼噜作响,PaO$_2$ 升至 8 kPa(60 mmHg),而 PaCO$_2$ 亦升至 11.5 kPa(86 mmHg)。其处理应采取

    A. 增加呼吸兴奋剂剂量,鼻导管喉部吸痰

    B. 应用激素

    C. 应用脱水剂,减轻脑水肿

    D. 气管插管机械通气

    E. 经面罩衔接机械通气

46. [假设信息] 如果患者接受机械通气治疗,病情一度改善。但患者突然出现与呼吸机不协调的情况,气急、发绀和躁动不安,监测肺动态顺应性降低。病情恶化的原因是

    A. 气道分泌物阻塞   B. 并发气压伤气胸

    C. 心输出量减少   D. 肺不张

    E. "呼吸器肺"(即呼吸器引起的 ARDS)

47. [假设信息] 如果患者在应用压力切换型呼吸机过程中出现吸气时间缩短,呼吸频率加

快,自主呼吸与呼吸机不协调,发绀加重。监测动态肺顺应性无明显降低,下列原因中以哪一种可能性最大
A. 气压伤气胸	B. 气道分泌物阻塞,气道阻力增高
C. 肺血管阻力增高	D. 心源性肺水肿
E. 肺栓塞

参考答案与解析

1. A	2. B	3. C	4. E	5. A	6. E	7. D	8. E	9. A
10. C	11. A	12. B	13. B	14. A
15. ABCE	16. ABC	17. ABCDE	18. ABCE
19. ABCDE	20. ABCDE	21. ABCE	22. ABCDE
23. AD	24. ABCD	25. BCDE	26. BC
27. ABCDE	28. ACD	29. ACD	30. ABC
31. B	32. C	33. D	34. C	35. C	36. B	37. A	38. D	39. B
40. C	41. C	42. C	43. B	44. A	45. D	46. B	47. B

4. 解析:气管插管的并发症包括:① 呼吸道损伤;② 过度应激,呛咳、憋气或支气管痉挛,心动过速、血压升高、室性早搏、心室纤颤;③ 呼吸道梗阻或肺不张;④ 对血压的影响,胸内压增高,心排出量减少,血压下降。故选 E。

9. 解析:患者存在气体交换功能障碍,并发生神志改变等精神症状,提示患者目前严重缺氧,应及时行气管插管,呼吸机辅助呼吸,其余选项均不是最首要治疗方案。故选 A。

12. 解析:患者术后出现呼吸困难及顽固性低氧血症等临床表现,应考虑急性呼吸窘迫综合征,应尽早改善缺氧状态,最适合的方式是机械通气,应用呼气末正压通气,其余选项均不是首要治疗。故选 B。

21. 解析:气管插管的并发症包括:① 呼吸道损伤:如牙脱落,或损伤口、鼻腔和咽喉部黏膜,引起出血和喉头水肿。导管长时间留置甚至会出现喉头肉芽肿。② 过度应激:在麻醉和手术过程中,气管内插管对患者是最强的刺激,浅麻醉下进行气管内插管,可引起剧烈呛咳、憋气或支气管痉挛,有时由于自主神经系统过度兴奋而产生心动过缓、心律失常,甚至心跳骤停或心动过速、血压升高、室性早搏、心室纤颤。③ 呼吸道梗阻或肺不张,导管因压迫、扭折而使导管堵塞,会增加呼吸阻力;呼吸道分泌物较多,未能及时吸出,时间稍长后,分泌物在导管内积聚、变干,使导管内径变窄,甚至堵塞导管,影响患者正常通气,导致二氧化碳潴留。④ 气管内导管插管过深,误入支气管内,一侧肺不通气,引起通气不足、缺氧或术后肺不张。故选 ABCE。

27. 解析:无创通气的缺点:① 无创通气系统的固有特点:气体交换异常纠正较慢;开始起作用时间长,仅适于轻度呼吸衰竭患者。② 面罩漏气、意外脱开可发生短暂低氧血症、眼刺激部皮肤坏死。③ 缺乏气道的径路和保护:不易进行深部分泌物的吸引,易误吸。④ 胃肠胀气。⑤ 只能施行辅助通气功能,不能完全代替自主呼吸。故选 ABCDE。

29. 解析:① 阻塞性通气功能障碍:如 COPD 急性加重、哮喘急性发作;② 限制性通气障碍:如神经肌肉病变、胸廓畸形;③ 肺实质病变如 ARDS。故选 ACD。

40. 解析:慢性支气管炎(急性发作期)、呼吸衰竭,因该病导致患者处于长期缺氧状态

及二氧化碳潴留的状态,低氧对患者的呼吸中枢产生兴奋作用,如迅速纠正缺氧,患者会出现呼吸抑制,故本题选 C。

41. 解析:为避免迅速纠正缺氧而产生呼吸抑制,慢性支气管炎(急性发作期)、呼吸衰竭的氧疗强调低流量给氧。故选 C。

42. 解析:患者慢性咳喘 20 年,近 3 日气急、咳嗽加重,考虑可能为慢性支气管炎急性发作,因该病导致患者处于长期缺氧状态及二氧化碳潴留的状态,低氧对患者的呼吸中枢产生兴奋作用,如迅速纠正缺氧,患者会出现呼吸抑制,为避免迅速纠正缺氧而产生呼吸抑制,氧疗上强调低流量给氧。故选 C。

43. 解析:患者服地西泮后出现呼吸衰竭,即神志恍惚,呼吸浅快,发绀表现,两肺散在干湿啰音,$PaCO_2$ 10.5 kPa(80 mmHg),PaO_2 6.1 kPa(46 mmHg)。因地西泮为中枢抑制剂,能够抑制呼吸,故应首先给予先试用中枢兴奋剂和呼吸兴奋剂,若神志不见改善或恶化时再插管。故选 B。

44. 解析:呼吸功的大小与气管的直径成反比,与气体在气管中的流动形式也有关,层流形式呼吸功小,湍流形式呼吸功大,故舒张支气管,降低气道阻力可减小呼吸功。其余选项与呼吸功无关。故选 A。

45. 解析:气管插管适应证:① 患者自主呼吸突然停止;② 不能满足机体的通气和氧供的需要而需机械通气者;③ 不能自主清除上呼吸道分泌物、胃内容物反流或出血随时有误吸者;④ 存在上呼吸道损伤、狭窄、阻塞、气管食管瘘等影响正常通气者;⑤ 急性呼吸衰竭;⑥ 中枢性或周围性呼吸衰竭。故选 D。

46. 解析:机械通气的并发症:① 气压性损伤:在用呼吸机时由于压力过高或持续时间较长,可因肺泡破裂致不同程度气压伤,如间质性气肿、纵隔气肿、自发性或张力性气胸。② 持续的高气道压,尤其高 PEEP 可影响回心血量。使心搏出量减少,内脏血流量灌注减少。③ 呼吸道感染:气管插管本身可将上气道的正常菌群带入下气道造成感染,污染的吸痰管、器械和不清洁的手等均可将病原菌带入下呼吸道。④ 喉损伤:是最重要的并发症,插管超过 72 小时即可发生轻度水肿。患者突然出现与呼吸机不协调的情况,气急、发绀和躁动不安,监测肺动态顺应性降低,并发气压伤气胸可能性大。故选 B。

47. 解析:气胸肺顺应性明显降低,可排除 A;肺血管阻力增高为慢性过程,不会突然出现上述表现,可排除 C;心源性肺水肿典型表现为咳嗽、咳白色或粉红色泡沫痰,该患者没有,可排除 D;肺栓塞有胸痛,该患者没有胸痛,可排除 E。故选 B。

第 5 章 介入肺脏病学

一、单选题:以下每道考题有 5 个备选答案,请选择 1 个最佳答案

1. 下列哪项属于创伤性检查
   A. 经皮细针抽吸活检　　　　　　B. CT 肺动脉造影
   C. 人工气道吸引　　　　　　　　D. 防污染样本毛刷
   E. X 线检查

2. 下列关于肺灌洗治疗的叙述不正确的是
   A. 灌洗治疗后,多数患者的呼吸困难和肺功能显著改善或恢复正常
   B. X 线胸片可变清晰

C. 用 37℃ 生理盐水

D. 每次灌洗 500～1 000 ml，直至回收液体清亮

E. 一侧灌洗完后，根据患者的具体情况决定继续做另一侧肺灌洗或间隔几日再做对侧灌洗

3. 变应性肺炎支气管肺泡灌洗液的特点是

   A. 以巨噬细胞为主   B. 以中性粒细胞为主
   C. 以淋巴细胞为主   D. 以嗜酸性细胞为主
   E. 以肥大细胞为主

4. 78 岁男性，消瘦乏力、呼吸困难 4 个月，支气管镜如图，可能的诊断是

   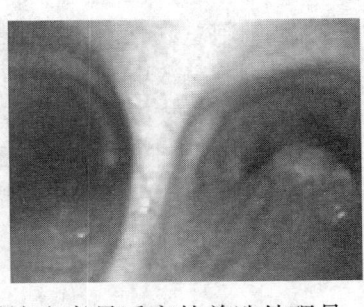

   A. 肺结核
   B. 肺曲霉病
   C. 肺脓肿
   D. 肺癌
   E. 错构瘤

5. 女性，23 岁，发现颈部肿物 2 个月，同时伴有乏力、盗汗，对该患者最适宜的首选处理是

   A. 颈部肿物细针穿刺活检   B. 试验性抗结核治疗
   C. 颈部肿物切除术   D. 以治疗淋巴瘤方案化疗 1 个周期
   E. 查血沉

6. 男性，53 岁，慢性咳嗽、咳痰多年，近 3 个月上述症状加重，伴胸痛、活动性气短、偶痰中带血，抗感染治疗无效，胸片示左上叶肺不张、肺门阴影增大。应首先采取的确诊方法是

   A. 断层摄影加胸部 CT 扫描   B. PPD 皮试
   C. 血抗结核抗体加 CEA   D. 胸部超声波检查
   E. 支气管镜检查

7. 男性，50 岁，反复干咳、进行性气促 2 个月，加重 5 日。无发热，无咯血，抗感染治疗效果欠佳。胸部 CT 见图。支气管肺泡灌洗液 PAS 染色阳性。最有效的治疗是

   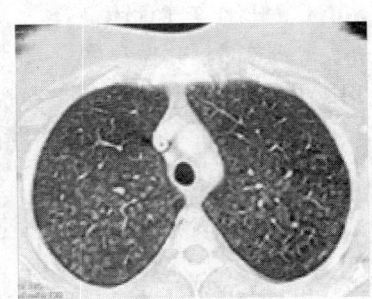

   A. 抗肿瘤治疗
   B. 糖皮质激素
   C. 抗生素
   D. 支气管肺泡灌洗
   E. 抗心衰治疗

8. 男性，78 岁，胸片见右下叶块影，支气管镜如图，可能的诊断是

   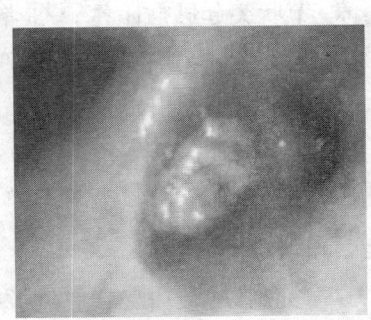

   A. 错构瘤
   B. 肺结核
   C. 肺癌
   D. 肉芽肿
   E. 支气管脂肪瘤

9. 下列哪一项不是机械通气的常见并发症
   A. 气压伤   B. 呼吸机相关性肺炎
   C. 低血压   D. 气管食管瘘
   E. 急性肾衰竭

10. 男性,30岁,因咳嗽、胸闷1个月就诊。检查发现双侧肺门对称性淋巴结肿大。拟诊结节病。支气管肺泡灌洗液(BALF)哪项改变支持此诊断
    A. 细胞总数、淋巴细胞比例、$CD4^+/CD8^+$增高
    B. 细胞总数、中性粒细胞比例增高
    C. 细胞总数、嗜酸性粒细胞比例增高
    D. 细胞总数增高,以肺泡巨噬细胞为主
    E. 细胞总数增高,以脱落支气管和肺泡上皮细胞为主

11. 女性,40岁,咳嗽、低热、乏力3个月,胸片见双肺门增大,双肺网格状影,PPD皮试阴性。为明确诊断,下列哪一项检查最有价值
    A. 支气管肺泡灌洗   B. 肺功能
    C. 胸部CT   D. 肺活检
    E. 血清免疫学

12. 男性,65岁,咳嗽、咳痰、痰中带血丝4个月,吸烟史50年。体检:左上肺呼吸音低,胸部CT示左肺门团块影,考虑肺癌。为明确诊断,首选的检查是
    A. 痰脱落细胞检查   B. 经皮肺穿刺活检
    C. 纤维支气管镜检查   D. 磁共振显像
    E. 血常规

13. 男性,70岁,咳嗽2周,咳血丝痰1周,X线胸片示右肺门阴影,为明确诊断,应首选下列哪一项检查
    A. 胸部CT   B. 经胸壁细针穿刺活检
    C. 纤维支气管镜检查   D. 开胸肺活检
    E. 胸部磁共振显像

14. 男性,62岁,因骨关节疼痛2个月就诊。X线胸片检查发现右上肺2.5cm×3.0cm大小肿块,为进一步确诊,需进行哪项检查
    A. CT扫描   B. 支气管动脉造影
    C. 经皮或经支气管穿刺肺活检 D. 肿瘤标志物检测
    E. 磁共振检查

15. 男性,56岁,咯血3月余,支气管镜见左肺B3b+c处结节状突起肿瘤阻塞,纵向皱襞呈增厚压缩状,延伸至肿瘤如图,可能的诊断是
    A. 肺结核
    B. 肉芽肿
    C. 肺癌
    D. 错构瘤
    E. 支气管脂肪瘤

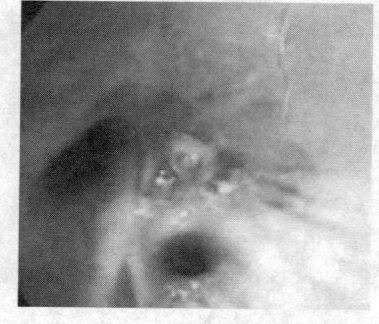

16. 诊断肺泡蛋白沉着症除了病理学检查外,最为可靠的检查为

A. 肺功能检查 B. 胸部 HRCT
C. 支气管肺泡灌洗 D. 胸部 X 线平片
E. 纤维支气管镜

17. 女性,31 岁,咳嗽、发热 1 周,胸片检查如图,最明确的诊断是
   A. 两肺结核 B. 两肺炎症
   C. 两侧胸膜炎 D. 两肺不张
   E. 双侧支气管扩张

18. 男性,60 岁,胸闷伴四肢关节痛,X 线胸片示右肺门增大,为确定诊断,最适用的检查宜选
   A. 纤维支气管镜检查 B. 体层摄片
   C. 支气管造影 D. 肺穿刺活检
   E. 痰查结核杆菌

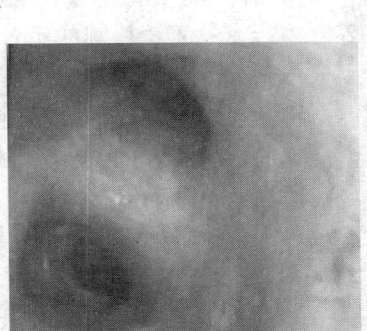

19. 男性,24 岁,咳嗽、咳痰、鼻塞、流涕 5 日,支气管镜如图,可能的诊断是
   A. 支气管扩张
   B. 支气管内膜结核
   C. 出血
   D. 急性支气管炎
   E. 正常

20. 不属于介入肺脏病学技术的是
   A. 硬质支气管镜检术 B. 经支气管针吸活检术
   C. 自荧光支气管镜检术 D. 适形放疗
   E. 支气管内超声

21. 对纤维支气管镜的术前麻醉采取的方法是
   A. 2% 利多卡因溶液,皮下注射
   B. 2% 利多卡因溶液,由镜管插入气管后滴入
   C. 2% 利多卡因溶液,直接口服
   D. 无需麻醉
   E. 2% 利多卡因溶液,雾化吸入

22. 下列哪项不符合 PAP 支气管肺泡灌洗物特点
   A. PAS 染色阳性 B. 脂蛋白含量高
   C. PAS 染色阴性 D. 呈牛奶状
   E. 放置后沉淀

23. 影像学引导的经皮穿刺活检术,主要禁忌证不包括
   A. 严重肺气肿 B. 广泛纤维化
   C. 高血压 D. 可疑肺血管病变
   E. 不能配合的患者

24. 属于介入肺脏病学诊断性技术的是
   A. 气道异物摘除术 B. 经支气管针吸活检术

C. 经支气管镜介导腔内热烧灼治疗 D. 气道腔内近距离放射治疗
E. 气道内支架植入术

二、多选题：以下每道考题有 5 个备选答案，每题至少有 2 个正确答案

25. 经支气管镜介导腔内热烧灼治疗包括
    A. 气道腔内微波治疗 B. 气道腔内近距离放射治疗
    C. 气道腔内氩等离子体凝固治疗 D. 气道腔内高频电凝治疗
    E. 气道腔内光动力治疗

26. TBNA 的适应证包括
    A. 纵隔和肺门淋巴结肿大 B. 气管/支气管旁的肿块
    C. 气管/支气管黏膜下病变 D. 胸膜占位性病变
    E. 肺外周结节进行取样

27. 需行支气管镜检查的患者有
    A. 剧烈干咳，胸片无病变，抗感染治疗无效者
    B. 经常出现局限性或一侧性哮鸣音
    C. 反复在肺部同一部位发生炎症者
    D. 肺不张者
    E. 大咯血而无手术条件者

28. 下列属于支气管肺泡灌洗禁忌证的是
    A. 1 个月前发生心肌梗死 B. 新近大咯血
    C. 活动性肺结核未经治疗 D. 急性左心衰竭
    E. 偶发室性早搏

29. DPL 形成不足可导致下列哪些疾病
    A. 肺水肿 B. 肺不张
    C. 呼吸窘迫综合征 D. 肺栓塞
    E. 肺炎

30. 下列哪些情况是支气管镜检查的适应证
    A. 查明久治不愈的咳嗽的原因 B. 进一步诊断原因不明的肺不张
    C. 怀疑或肯定有异物存在 D. 原因不明的咯血
    E. 肺门增大及肺野内球/块影

31. 经支气管镜活检术的适应证包括
    A. 气管、支气管腔内的良或恶性肿瘤
    B. 气管、支气管腔内的肉芽肿
    C. 气管、支气管腔内的感染（结核、曲菌等）
    D. 气管、支气管腔内的淀粉样变
    E. 气管、支气管腔内血管畸形

三、共用题干题：以下每道考题有 2~6 个提问，每个提问有 5 个备选答案，请选择 1 个最佳答案

（32~33 题共用题干）

女性，37 岁。因"反复憋闷半年"来诊，支气管镜检查发现气管下段可见一带蒂球形新

生物,表面光滑、血管清晰可见,新生物将气管几乎完全阻塞,并随呼吸运动而上下活动。

32. 首选的介入治疗方法是
   A. 光动力治疗　　　　　　　　　B. 高频电圈套
   C. 活检钳摘除　　　　　　　　　D. 气道腔内近距离放射治疗
   E. 微波烧灼
33. 最可能发生的急性并发症是
   A. 气管食管瘘　　　　　　　　　B. 气胸
   C. 气道内出血　　　　　　　　　D. 肺部感染
   E. 喉痉挛

参考答案与解析

1. A　　2. E　　3. C　　4. D　　5. A　　6. E　　7. D　　8. C　　9. E　　10. A
11. D　　12. C　　13. C　　14. C　　15. C　　16. C　　17. C　　18. A　　19. D　　20. D
21. B　　22. C　　23. C　　24. B
25. ACD　　　　26. ABCE　　　　27. ABCD　　　　28. ABCD　　　　29. ABC
30. ABCDE　　　31. ABCD　　　　32. B　　　　　　33. C

10. 解析:结节病患者 BALF 检查在肺泡炎阶段淋巴细胞和多核白细胞明显升高,主要是 T 淋巴细胞增多,$CD4^+$、$CD4^+/CD8^+$ 比值明显增高。此外,B 细胞功能亦明显增强。BALF 中 IgG、IgA 升高,特别是 IgG1、IgG3 升高更为突出。故选 A。

12. 解析:只有做纤维支气管镜检查、经皮肺穿刺活组织检查,才能确诊是否为肺癌以及具体肺癌类型。纤维支气管镜检查可以获取病理学诊断,对确定病变范围、明确手术指征与方式有帮助。经皮肺穿刺活检适用于痰细胞学和支气管镜检查无法获得阳性结果,肺内病灶较小的外围性肿块以及新的外围性肺部病变,生长史不明确的病变,肺内多结节病变,具有不能治愈倾向的患者,不需切除的病变。因此本题首选纤维支气管镜。故选 C。

15. 解析:患者咯血 3 月余,这在早期肺癌病例中有特殊性,如为中心型肺癌,咯血常出现在病程的早中期,血量不多,质鲜红或与泡沫混为一体。出现这种现象的原因是肿瘤表面血管丰富,咳嗽损及表层,导致血管破裂所致。如偶有咯血较多者,常呈反复状或只持续较长一段时间。结合患者支气管镜表现,可诊断为肺癌。故选 C。

19. 解析:急性气管支气管炎是由于生物性或非生物性致病因素引起的支气管树黏膜急性炎症,起病往往先有上呼吸道感染的症状,如鼻塞、流涕、咽痛、声音嘶哑等。该支气管镜表现符合急性支气管炎表现。故选 D。

24. 解析:经支气管针吸活检术是一项应用于硬质或软性支气管镜的一项技术,目前主要应用于软性支气管镜,通过应用一种特制的带有可弯曲导管的穿刺针,通过支气管镜的活检通道进入气道内,然后穿透气道壁对气管、支气管腔外病变,如结节、肿块、肿大的淋巴结以及肺部的病灶等进行针刺吸引,获取细胞或组织标本进行病理学、细菌学及其他特殊检查。TBNA 的操作主要针对结构较为复杂的纵隔和肺门区,对纵隔及肺门区病灶的诊断有着独特的作用和意义;同时,在肺癌的分期诊断上也有其独到的意义。故选 B。

25. 解析:经支气管镜介导腔内热烧灼治疗包括:气道腔内微波治疗、气道腔内氩等离子体凝固治疗、气道腔内高频电凝治疗。故选 ACD。

28. 解析：① 凡支气管镜的禁忌证均为支气管肺泡灌洗的禁忌证。② 精神高度紧张不能配合完成支气管镜检患者。③ 严重通气和换气功能障碍患者，$PaO_2 < 6.67\ kPa(50\ mmHg)$ 或吸氧状态下 $PaO_2 < 9.33\ kPa(70\ mmHg)$。④ 冠心病、高血压病、心律失常、频发心绞痛患者。⑤ 主动脉瘤和食管静脉曲张有破裂危险的患者。⑥ 近期发热、咯血和哮喘发作患者。故选 ABCD。

32. 解析：经支气管高频电圈套切除气管肿瘤既避免了开胸手术的创伤和风险，又达到了根治良性肿瘤和姑息治疗恶性肿瘤的目的，是一种安全、微创、经济、有效的治疗方法。故选 B。

33. 解析：行高频电圈套的主要并发症有出血、气管壁穿孔、电灼伤皮肤等。出血主要是因为切割时过快的收缩圈套使电切和电凝变成了单纯的机械性切割，因此切割肿瘤时动作要缓慢，使切割瘤体的同时有充分的时间电烧灼瘤体基底部组织，使基底部组织凝固变性。故选 C。

第6章 肺部影像学

一、单选题：以下每道考题有 5 个备选答案，请选择 1 个最佳答案

1. 关于肺部病变征象，错误的是
   A. 肺不张指病变部位肺组织密度增高，体积缩小
   B. HRCT 表现局部的肺密度增高，但不伴掩盖相应区域内的血管影，称为磨玻璃影
   C. 两肺多发小囊状阴影，有厚且边缘清楚的壁，多见于肺的外围和胸膜下，呈多层排列，称为蜂窝阴影
   D. 肺内结节中可见偏心性点状或不规则状小钙化，多考虑为良性的可能
   E. 增强 CT 无法鉴别漏出性或乳糜性胸腔积液

2. 男性，18 岁，咳嗽、咳痰、咯血半月余，CT 如图。选出最可能的诊断

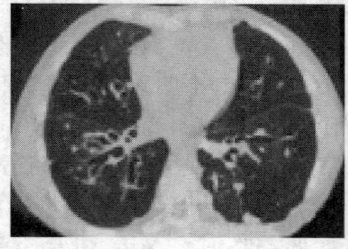

   A. 过敏性肺炎 B. 支气管扩张
   C. 原发型肺结核 D. 大叶性肺炎
   E. 肺癌

3. 关于肺炎胸部 X 线表现的描述，哪一项是正确的
   A. 肺炎链球菌肺炎——肺叶或肺段大片实变影，经 3~4 周才能吸收完全
   B. 葡萄球菌肺炎——肺叶或小叶浸润，多变，易有空洞、液气囊腔形成
   C. 克雷伯杆菌肺炎——肺叶或小叶浸润，3~4 周自行吸收
   D. 肺炎支原体肺炎——肺部多形态浸润影，常伴液气囊腔
   E. 军团菌肺炎——肺小叶实变，蜂窝状脓肿，叶间隙下坠

4. 女性，30 岁。突起高热、胸痛、咳铁锈色痰，左下肺实变征，X 线胸片示左下肺炎，大剂量青霉素静脉滴注后仍不退热，且左下胸饱满，呼吸音消失。下列检查哪一项最重要
   A. 支气管镜检查 B. X 线胸片

C. 多次痰培养 D. 胸腔超声波检查
E. 血培养

5. 男性,51 岁,呼吸困难,心悸,咳大量粉红色泡沫痰,结合 CT,最可能的诊断是

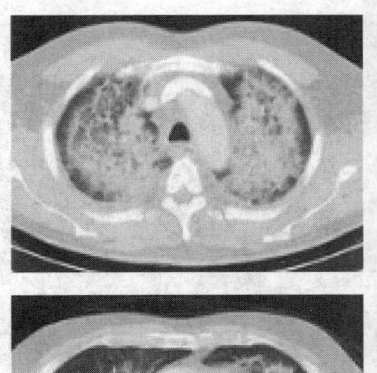
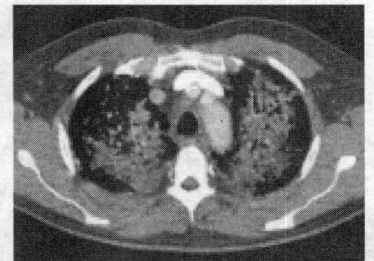
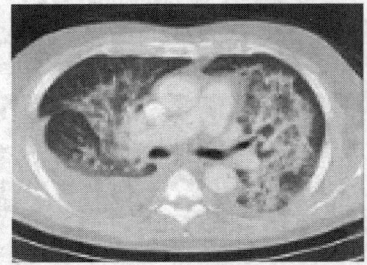
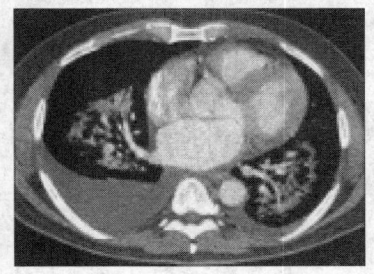

A. 肺泡性肺水肿 B. 间质性肺水肿
C. 肺泡癌 D. 肺泡蛋白沉积症
E. 肺结核

6. 关于各种影像学检查的临床应用,错误的是
A. 透视检查最主要的缺点是缺乏永久性图像记录
B. 胸部 X 线平片的空间分辨率比 CT 低
C. CT 的密度分辨率比胸部 X 线平片高
D. 床旁胸片的主要缺点是摄片效果差防护条件差
E. 有心脏起搏器的患者是绝对禁忌证

7. 如图所示正常胸部 X 线影像图像上,该英文字母所代表的肺段为

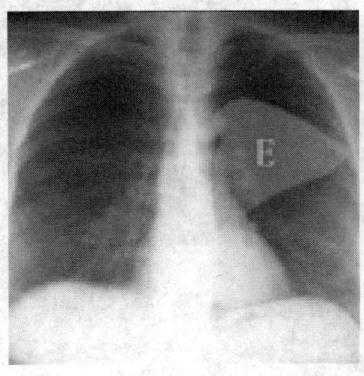
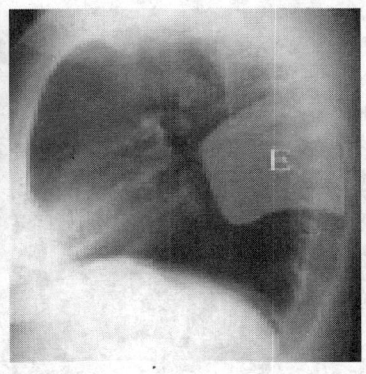

A. 内基底段 B. 前基底段
C. 外基底段 D. 后基底段
E. 背段

8. 男性,56岁,意识错乱、情绪不稳定1周,请结合胸片和CT图,选出最可能的诊断

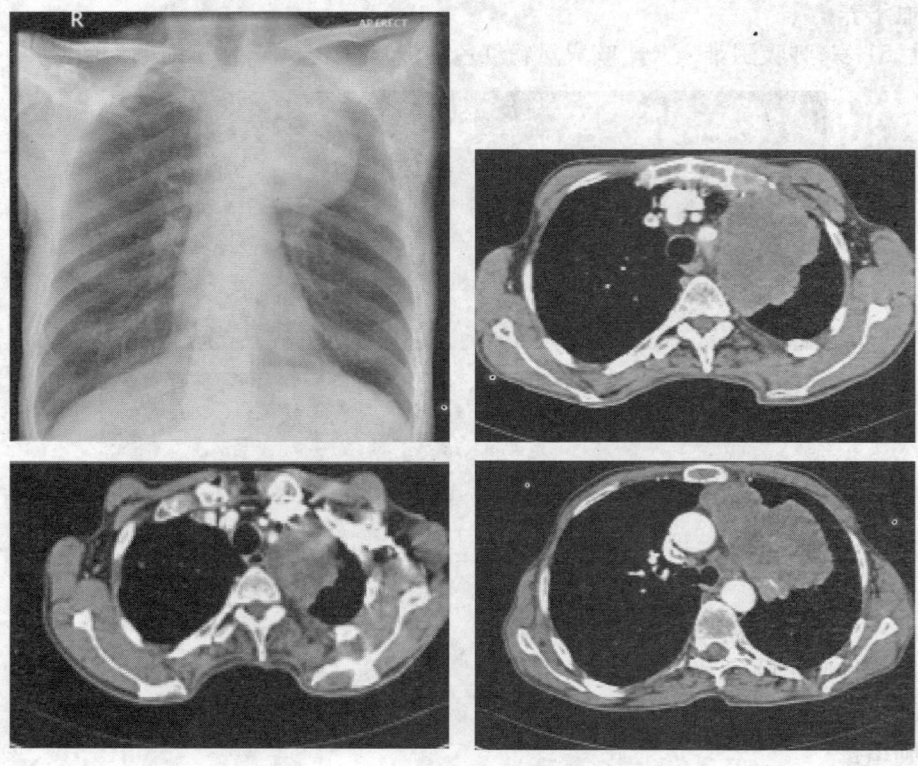

A. 肺癌
B. 错构瘤
C. 胸内甲状腺肿
D. 韦格纳肉芽肿
E. 胸腺瘤

9. 男性,68岁,右侧胸痛伴右上臂麻木1周,胸部CT、MRI扫描如图,最可能的诊断为

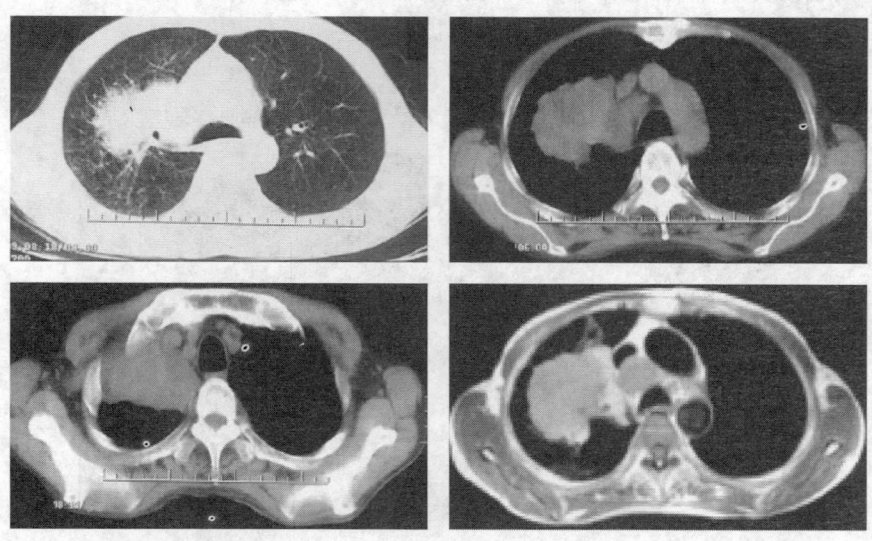

A. 右上肺硬化性血管瘤
B. 右上肺肉瘤并纵隔淋巴转移
C. 右上肺不张

D. 右上肺中央型肺癌并右上肺不张、纵隔淋巴转移

E. 右上肺周围型肺癌并纵隔淋巴转移

10. 男性,59 岁,咳嗽、咳痰、痰中带血 2 月余,CT 检查如图,请选出最可能的诊断

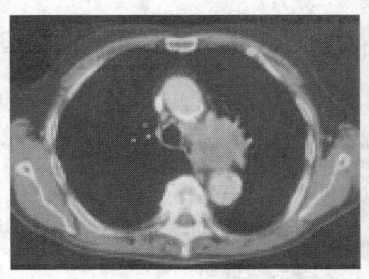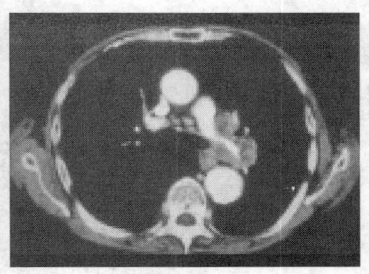

  A. 肺结核   B. 中央型肺癌 C. 硅沉着病 D. 肺炎 E. 肺错构瘤

11. 女性,24 岁,HCG 阳性,咯血 2 日,行胸部 CT 扫描如图,其最可能的诊断为

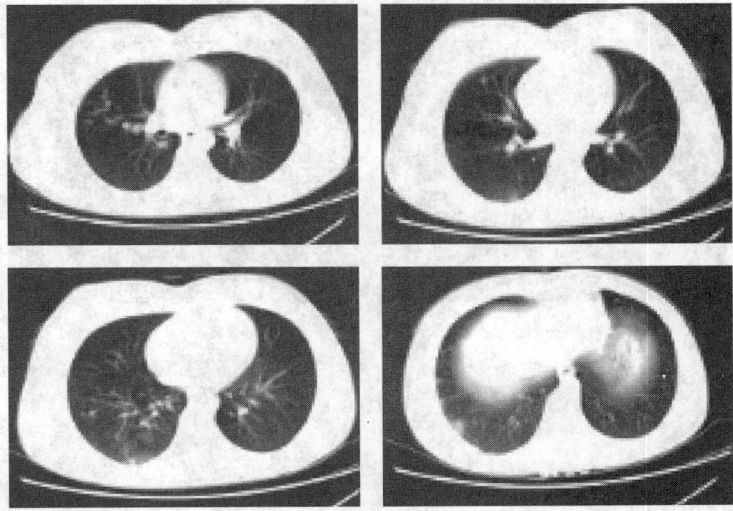

  A. 转移性绒癌   B. 肺部感染

  C. 肺结核   D. 肺血管瘤

  E. 肺淋巴管肌瘤

12. 胸片发现有钙化阴影,应考虑多种疾病,除了

  A. 组织胞浆菌病   B. 肺结核

  C. 硅沉着病   D. 肺念珠菌病

  E. 肺错构瘤

13. 男性,67 岁,胸痛、咯血、体重下降,请结合 CT 检查选出最可能的诊断

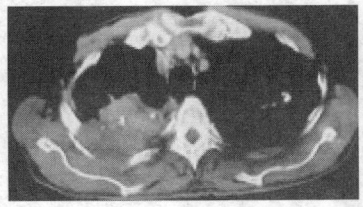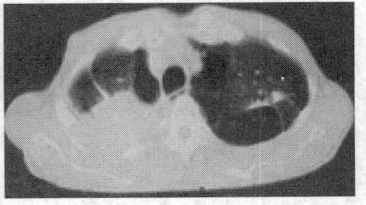

A. 肺结核
B. 肺上沟瘤
C. 错构瘤
D. 胸膜间皮瘤
E. 神经鞘瘤

14. 男性,76岁,胸痛伴咳嗽、咯血、低热1个月,CT检查如图,最可能的诊断为

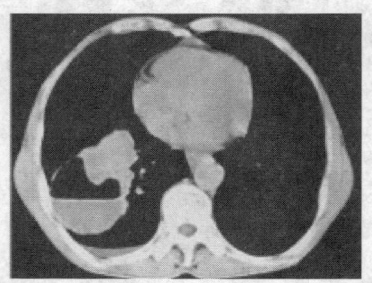

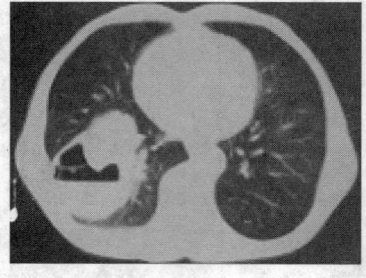 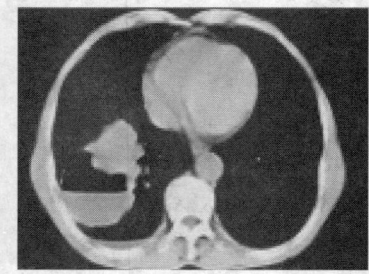

A. 右下肺脓肿
B. 右下肺癌伴空洞形成
C. 右下肺囊肿
D. 右下肺包虫病
E. 右侧包裹性积液

15. 男性,52岁,胸痛、体重下降,请结合胸片选出最可能的诊断

A. 包裹性胸腔积液
B. 胸膜肥厚
C. 化脓性胸膜炎
D. 肺癌
E. 胸膜间皮瘤

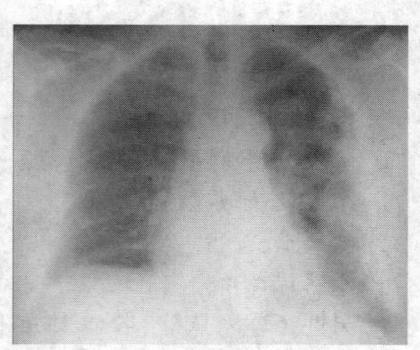

16. 男性,64岁,咳嗽、高热多日,无痰中带血,X线检查如下图,最合理的诊断是

A. 右侧胸腔积液
B. 右侧胸腔积液并肺脓肿
C. 右肺炎
D. 右肺不张
E. 右支气管扩张

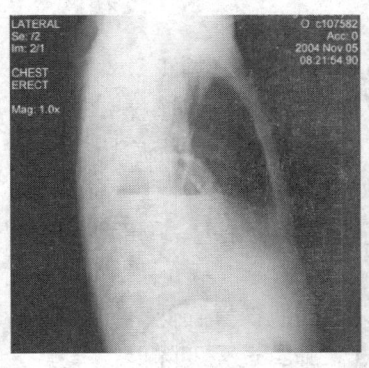
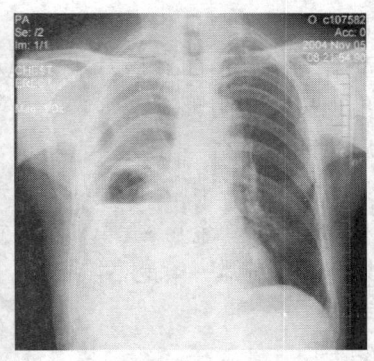

17. 女性,36岁,发热、胸痛、咳脓痰十余日,胸部正侧位如图,最可能的诊断为

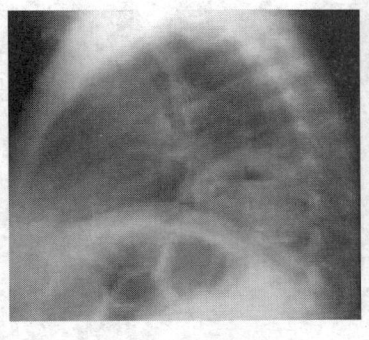
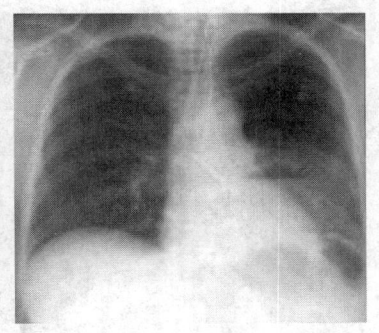

  A. 左下肺周围型肺癌并空洞形成   B. 左下肺脓肿
  C. 左下肺空洞性肺结核   D. 左侧包裹性液气胸
  E. 急性胃扩张

18. 男性,19岁,咳嗽、发热1周,X线检查如图,最可能的诊断是
  A. 左下肺不张   B. 左侧胸膜肥厚
  C. 左下肺炎症   D. 左侧胸腔积液
  E. 左下支气管扩张

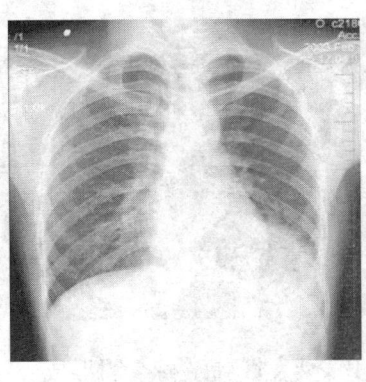
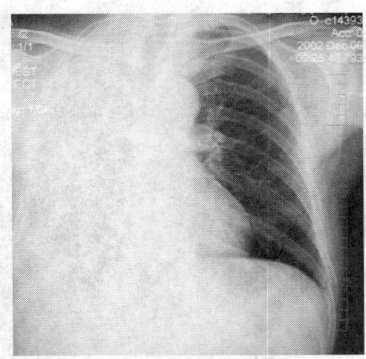

(第18题图)   (第19题图)

19. 男性,65岁,因胸痛就诊,胸片检查如图,下列诊断中最明确的是
  A. 右肺胸膜肥厚   B. 右肺不张
  C. 右侧胸腔积液   D. 右肺炎症

E. 右肺栓塞

20. 在治疗过程中,下列哪种X线胸片表现提示患者病变已静止
   A. 左下肺出现斑片状阴影　　　　　B. 右上肺空洞形成
   C. 右上肺病灶钙化硬结　　　　　　D. 右上肺干酪性病灶
   E. 右上肺空洞形成后空洞又缩小

21. 男性,62岁。吸烟史40余年,近10年来气急进行性加重。胸部X线检查见图。关于此诊断的X线征象下列哪一条是不需要的
   A. 肋间隙增宽　　　　　　　　　　B. 膈肌位置降低
   C. 膈穹窿变平坦　　　　　　　　　D. 肺野透亮度降低
   E. 肺大疱

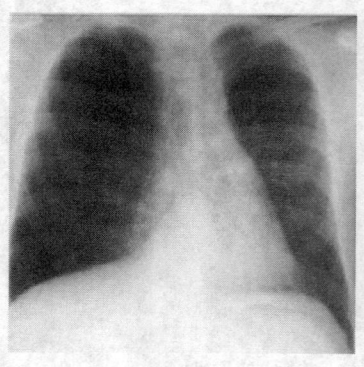
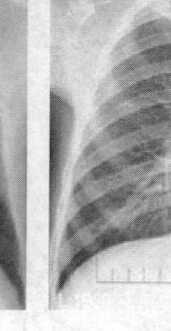

(第21题图)　　　　　　　　　　(第22题图)

22. 3岁男孩,咳嗽、低热2周,无咯血、咳痰,X线检查如图,最可能的诊断是
   A. 左肺炎症　　　　　　　　　　　B. 左肺结核(Ⅰ型)
   C. 左肺结核(Ⅱ型)　　　　　　　　D. 左肺结核(Ⅲ型)
   E. 左肺癌

23. 21岁,近2个月来咳嗽,痰中带血丝,午后手心足底发热,盗汗、心悸,胸部CT见图,最可能的诊断是

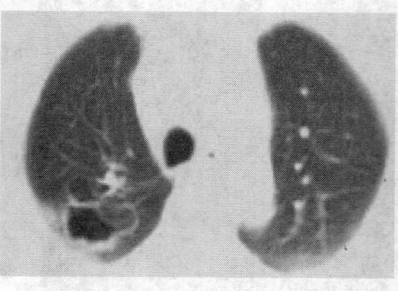
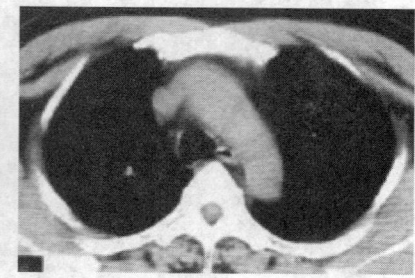

   A. 右上肺癌性空洞形成　　　　　　B. 继发性肺结核空洞形成
   C. 右肺脓肿　　　　　　　　　　　D. 右上肺炎
   E. 肺囊肿

24. 女性,22岁,咳嗽、咳痰3周,闭经2个月,自服阿莫西林治疗无效,胸片示右上肺尖段密度不均斑片状影,可能的诊断是

A. 支气管扩张 B. 继发性肺结核
C. 肺炎球菌性肺炎 D. 肺脓肿
E. 慢性支气管炎

25. X 线胸片示有空洞形成,同侧或对侧肺野有斑片状或索条状阴影,常见于
    A. 肺脓肿 B. 继发性肺结核
    C. 肺囊肿 D. 肺癌
    E. 脓胸

26. 男性,28 岁,咳嗽、咯血、消瘦、盗汗 1 月余,影像学检查如图。最可能的诊断为

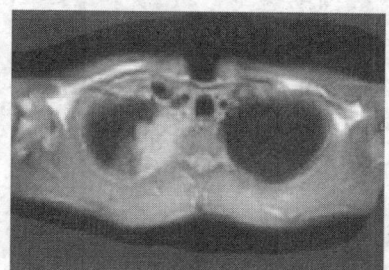

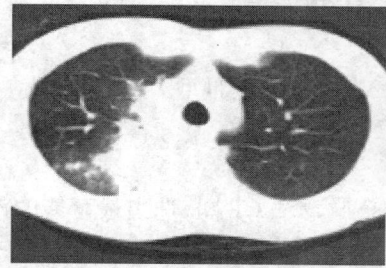 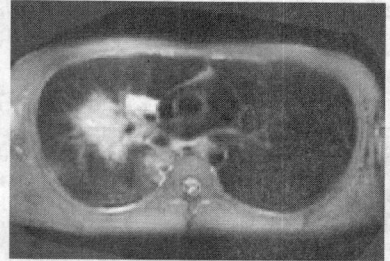

A. 类风湿肺炎 B. 右上肺周围型肺癌
C. 右上肺浸润型肺结核 D. 右上肺炎性假瘤
E. 右上肺真菌感染

27. 女性,23 岁,消瘦、盗汗 1 月余,干咳 1 周,偶痰中带血,影像如图,最可能的诊断为

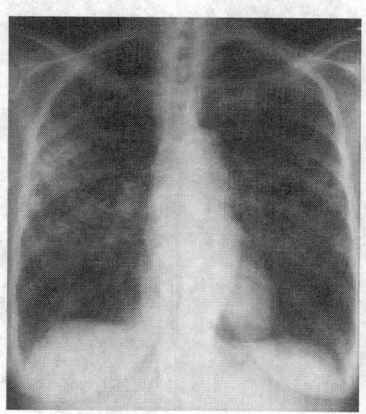 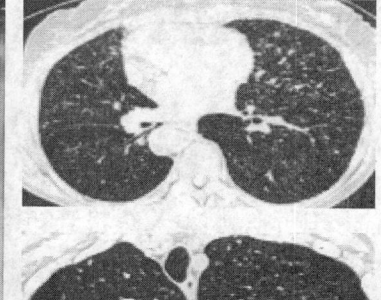

A. 粟粒性肺结核 B. 含铁血黄素沉着症
C. 弥漫性肺纤维化 D. 慢性支气管炎
E. SLE 肺部侵犯

28. 男性,28 岁,咳嗽 3 个月,伴咳痰,胸片如图,最可能的诊断是
   A. 肺结核并播散
   B. 支气管肺炎
   C. 慢性支气管炎
   D. 肺慢性纤维化
   E. 肺癌

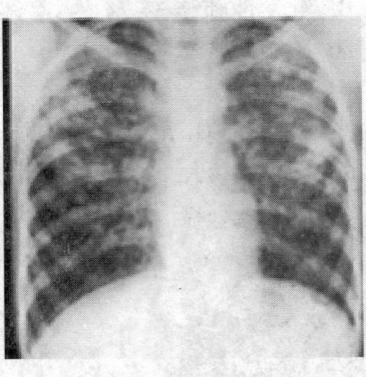
(第 28 题图)

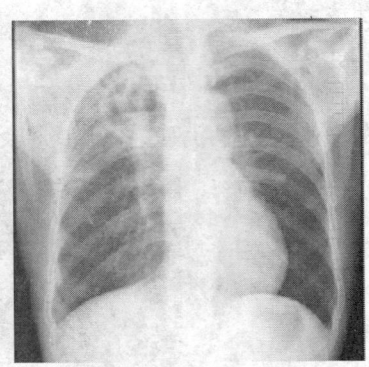
(第 29 题图)

29. 男性,63 岁,咳嗽、发热 1 个月,消瘦、乏力明显,既往有肺结核史,X 线检查如图,最合理的诊断是
   A. 右肺炎
   B. 右肺结核Ⅲ型
   C. 右肺结核Ⅳ型
   D. 右肺脓肿
   E. 右间质性肺炎

30. 男性,33 岁,咳嗽 1 周,有骨肉瘤病史,请结合胸片和 CT 图,选出最可能的诊断

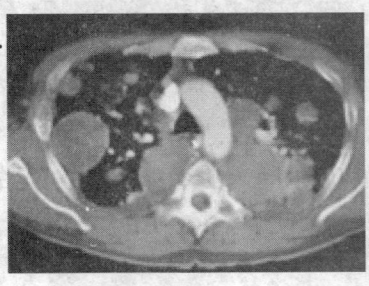 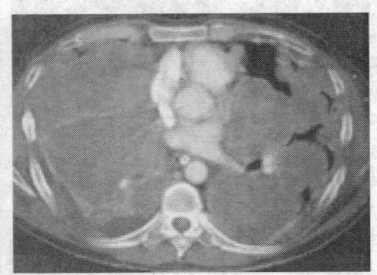

   A. 肺梗死
   B. 粟粒性肺结核
   C. 骨肉瘤转移
   D. 结节病
   E. 错构瘤

31. 男性,61 岁,痰中带血就诊,X 线检查如图,最可能的诊断是
   A. 结节病
   B. 右肺癌
   C. 右肺淋巴结肿大
   D. 肺转移瘤
   E. 支气管扩张

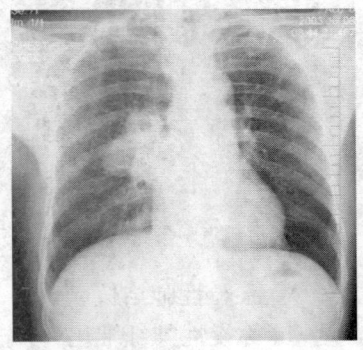

32. 男性,72 岁,呼吸急促、气喘 4 个月,请结合胸片,选出最可能的诊断

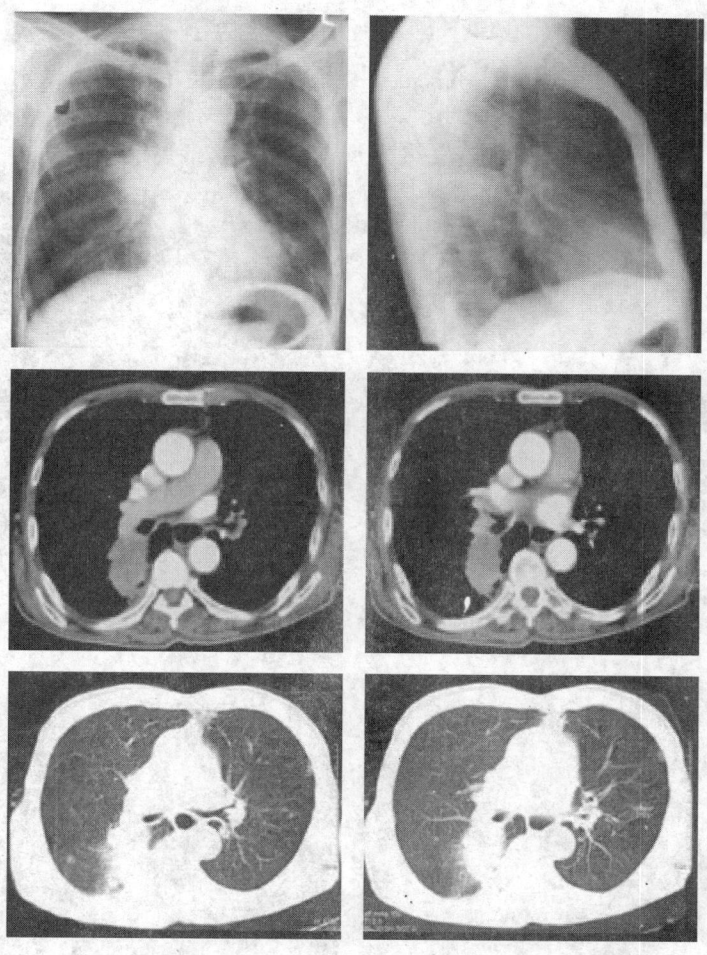

A. 肺癌 B. 错构瘤
C. 肺结核 D. 韦格纳肉芽肿
E. 支气管腺瘤

33. 女性,35 岁,咳嗽、咳痰、发热 3 月余,胸部 CT 如图,最可能的诊断为

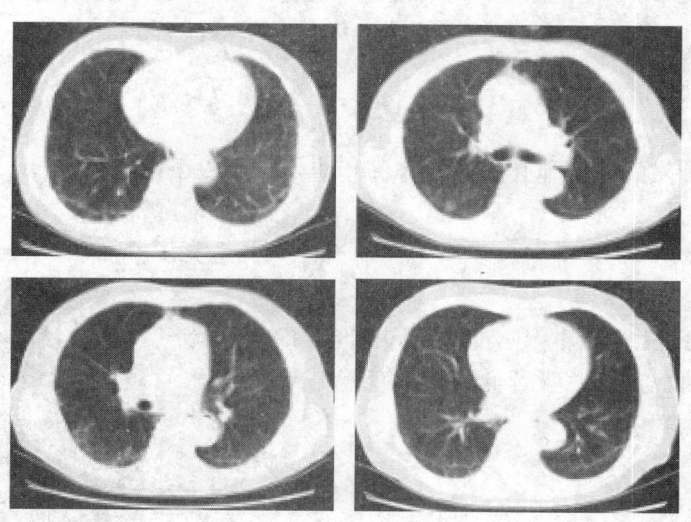

A. 类风湿肺炎 B. 红斑狼疮性肺炎
C. 间质性肺炎 D. 肺结节病
E. 肺部感染

34. 男性,70岁,因胸痛就诊,无咳嗽、发热,X线检查如图,最可能的诊断是

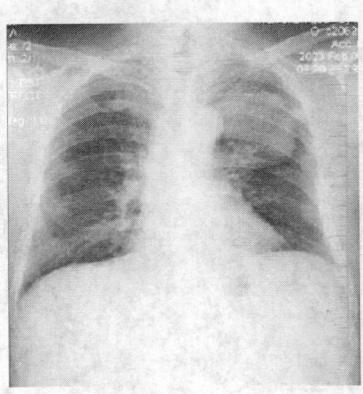
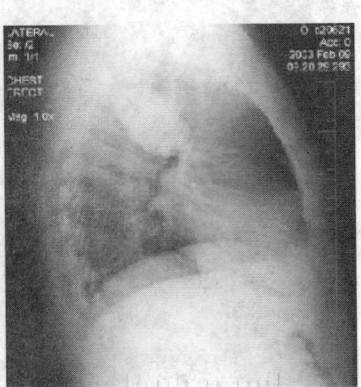

A. 左肺结核瘤 B. 左侧叶间积液
C. 左肺癌 D. 左肺炎性假瘤
E. 左肺错构瘤

35. 女性,51岁,胸痛数月,痰血2日,X线检查见图,最可能的诊断是

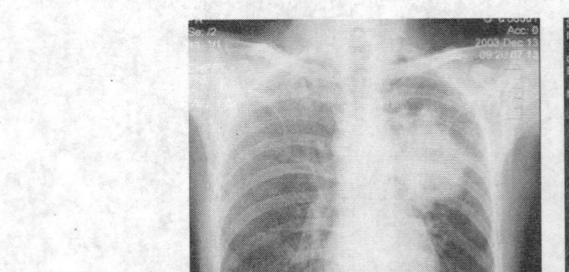
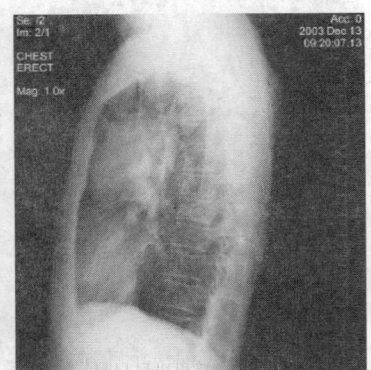

A. 左肺癌 B. 左侧炎性假瘤
C. 左侧纵隔肿瘤 D. 左肺转移瘤
E. 支气管扩张

36. 慢性阻塞性肺疾病并发肺心病患者X线检查可出现以下征象,除了
A. 肺纹理紊乱 B. 右下肺动脉干扩张
C. Kerley B线 D. 两肺透亮度增加
E. 心影狭长

37. 女性,62岁,突发性胸痛伴咯血、呼吸困难半日。体检:肥胖,呼吸急促,左肺呼吸音低。胸部CT如图,应考虑
A. 自发性气胸 B. 支气管炎
C. 肺炎 D. 肺栓塞
E. 支气管哮喘

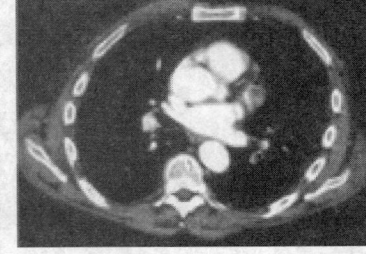

38. 女性,62岁,咳嗽、胸闷、咯血1日,1年前行子宫颈癌手术,请结合CT检查图,选出最可能的诊断

    A. 错构瘤

    B. 肺转移瘤

    C. 结节病

    D. 淋巴结核

    E. 真菌病

39. 男性,69岁,胸闷、气急2周。检查发现右侧大量胸腔积液,胸腔积液为血性。有助于诊断的影像学检查应首选

    A. 体层摄影

    B. CT扫描

    C. 抽胸腔积液后常规胸片

    D. 高千伏胸部摄片

    E. 磁共振成像

40. 男性,67岁,无明显症状,胸片检查发现病变,进一步行CT检查如图,其最可能的诊断为

    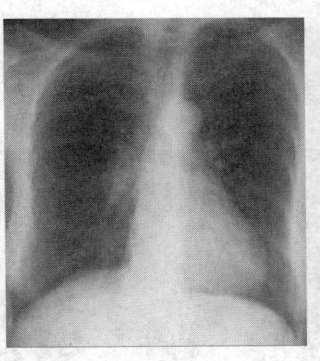
    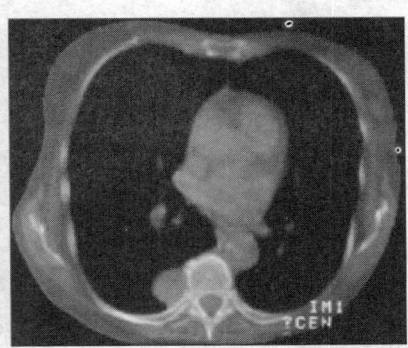

    A. 右下肺炎性假瘤

    B. 右下肺周围型肺癌

    C. 右下肺错构瘤

    D. 后纵隔神经源性肿瘤

    E. 右侧胸膜间壁瘤

41. 男性,67岁,胸痛半个月,胸片检查如图,最可能的诊断为

    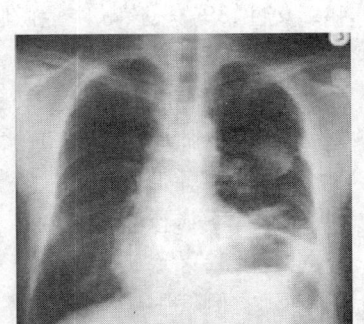

    A. 左上肺结核球

    B. 左上肺周围型肺癌

    C. 左上肺炎性假瘤

    D. 左上肺球形不张

    E. 左上肺脓肿

42. 男性,60岁,有长期抽烟史,左声带麻痹、声音嘶哑2个月,请结合胸片和CT图,选出最可能的诊断

    A. 肺癌　　　　　　　　B. 肺结核

    C. 尘肺　　　　　　　　D. 肺炎

    E. 肺结节病

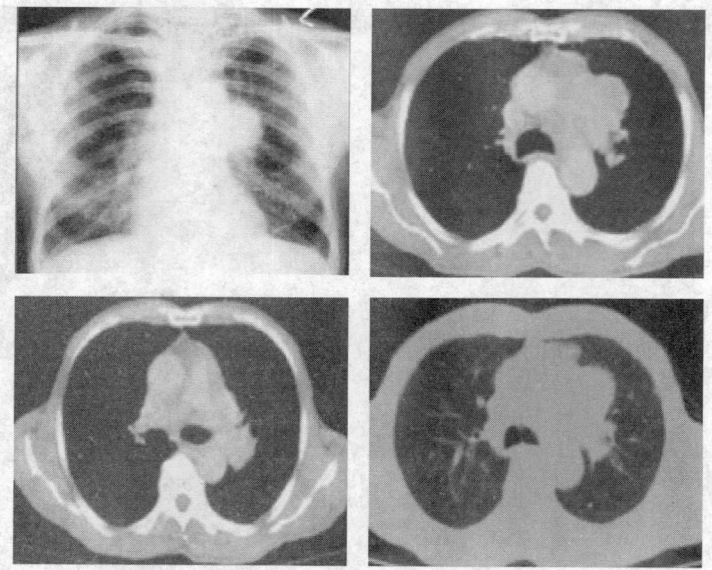

43. 男性,58 岁,咳嗽、气促 3 个月,抽烟 20 余年,请结合胸片图,选择最可能的诊断
    A. 肺癌　　　　　　　　　　　B. 胸膜间皮瘤
    C. 肺结核　　　　　　　　　　D. 错构瘤
    E. 结节病

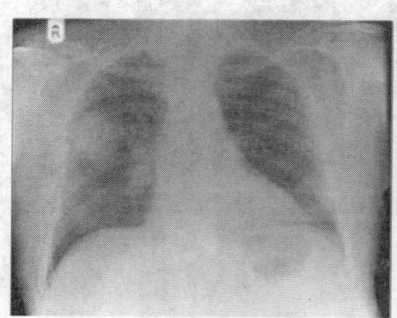

（第 43 题图）

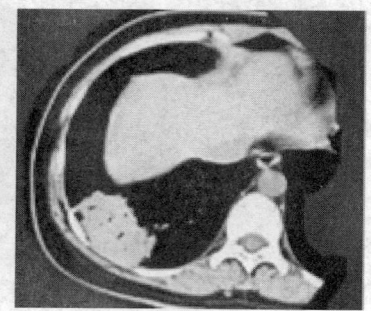

（第 44 题图）

44. 女性,39 岁,咳嗽伴轻微胸痛,CT 检查如图,最可能的诊断是
    A. 右下肺节段性不张
    B. 右下肺脓肿
    C. 右下肺周围型肺癌
    D. 右下肺炎性假瘤
    E. 右下肺肺泡细胞癌

45. 男性,32 岁,被车撞伤后 1 小时,请结合影像学图像选择其最可能的诊断为
    A. 右侧气胸
    B. 右肺不张
    C. 右侧气胸并皮下纵隔气肿
    D. 右侧肺大疱并皮下纵隔气肿
    E. 支气管断裂

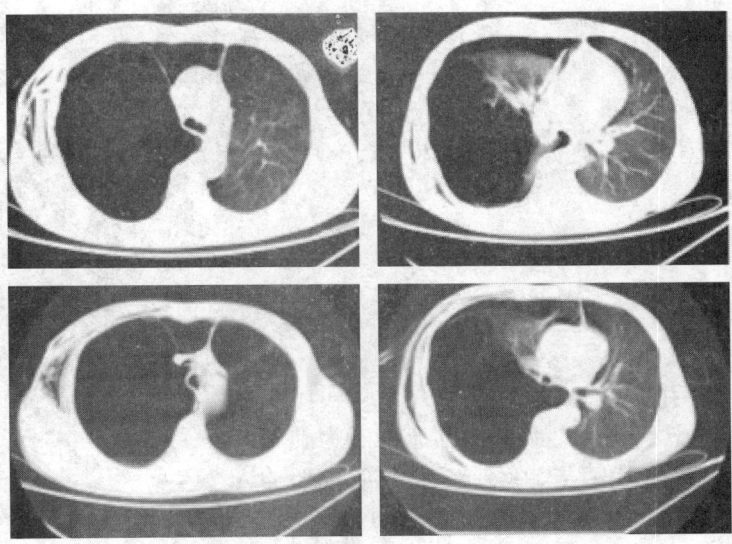

46. 男性,26 岁,胸闷伴胸痛,胸片如图,最可能的诊断为
    A. 左上肺空洞性结核　　　　　　B. 左上肺脓肿
    C. 左上肺液气囊肿　　　　　　　D. 左上肺包虫病
    E. 韦格纳肉芽肿

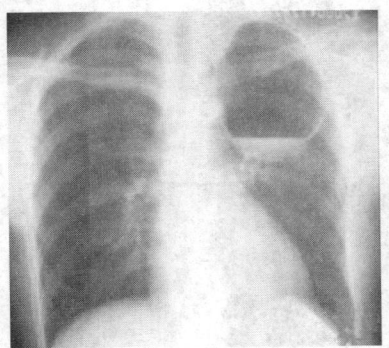
（第 46 题图）

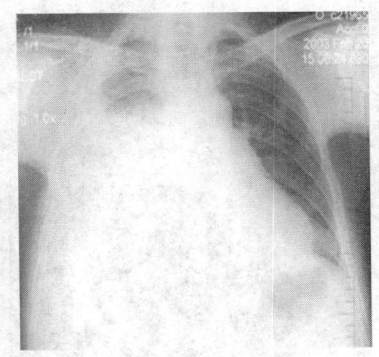
（第 47 题图）

47. 男性,38 岁,感胸闷、气急 2 周,近来加剧,不发热。X 线检查如图,最佳诊断是
    A. 右侧肺不张　　　　　　　　　B. 右侧胸膜肥厚
    C. 右侧大量胸腔积液　　　　　　D. 右侧中量胸腔积液
    E. 支气管扩张

48. 女性,21 岁,颈部淋巴结肿大,无压痛,请结合 CT 检查,选出最可能的诊断

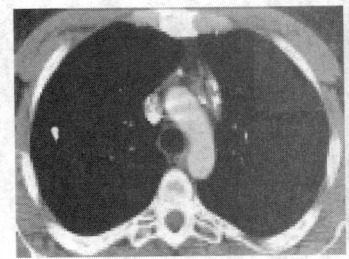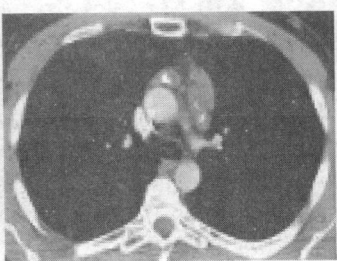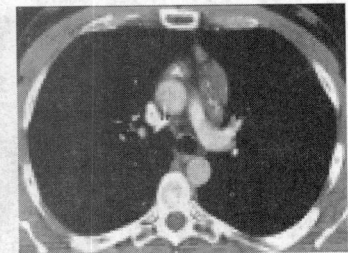

A. 淋巴瘤 B. 淋巴结核
C. 结节病 D. 转移性淋巴结肿大
E. 间皮囊肿

49. 男性,8 岁,胸闷,气急,查体见颈静脉显露,胸片如图,最可能的诊断是

    A. 心包积液
    B. 心肌炎
    C. 淋巴瘤
    D. 房间隔缺损
    E. 肺静脉异位引流

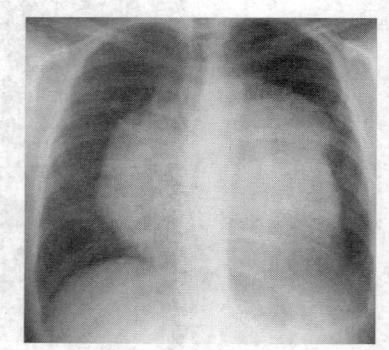

50. 男性,68 岁,咳嗽、流涕 1 周入院,临床诊断为肺中叶综合征。支气管镜见多发结节状突起,从气管前壁伸入至右肺下叶支气管如图,影像学检查如图。可能的诊断是

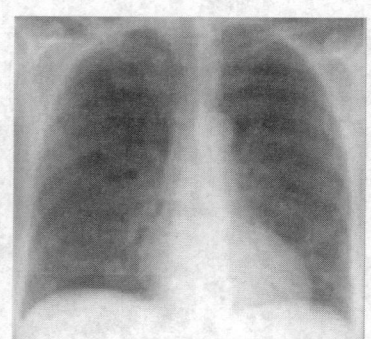

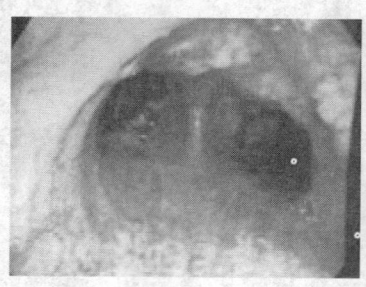
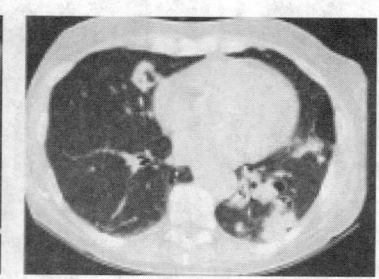

A. 肺结核 B. 支气管肺癌
C. 原发性气管支气管淀粉样变 D. 肺炎
E. 支气管内膜结核

51. 男性,18 岁,无明显症状,CT 检查如图。最可能的诊断为

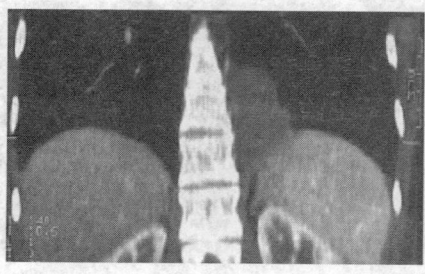
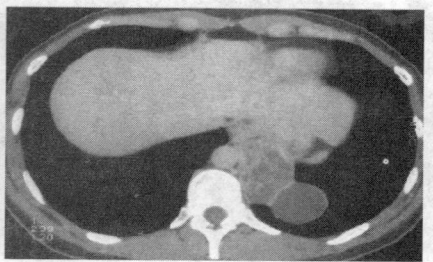

A. 左下肺膈疝 B. 左下肺肺隔离症
C. 左下肺癌 D. 神经纤维瘤
E. 左下肺肺炎

52. 患者输液过程中突发胸闷、气急、咳痰,胸部正侧位片如图,最可能的诊断为

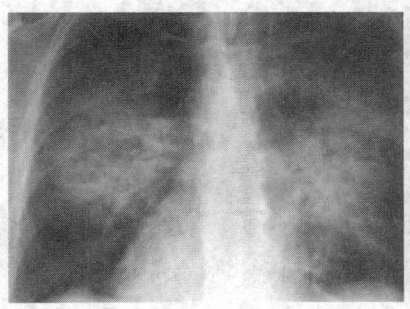
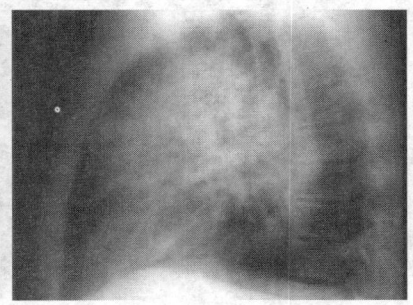

A. 硅沉着病合并感染 B. 中央型肺水肿
C. 真菌感染 D. 间质性肺水肿
E. 腺病毒肺炎

53. 男性,33 岁,车祸后 10 余日,请结合影像学检查,选出最可能的诊断

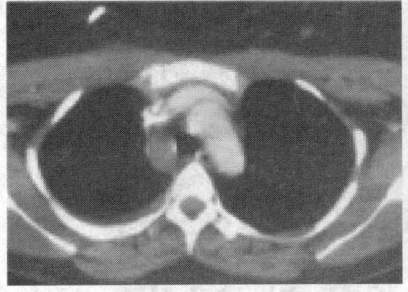
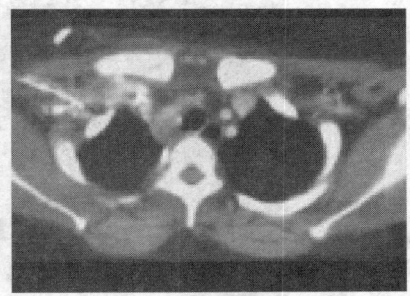

A. 纵隔畸胎瘤 B. 胸内甲状腺肿
C. 胸腺瘤 D. 淋巴瘤
E. 纵隔血肿

54. 男性,14 岁,胸闷、咳嗽 1 个月,曾咳出过毛发,CT 检查如图,请选择最可能的诊断

A. 纵隔血肿 B. 胸内甲状腺肿
C. 胸腺囊肿 D. 畸胎瘤
E. 食管囊肿

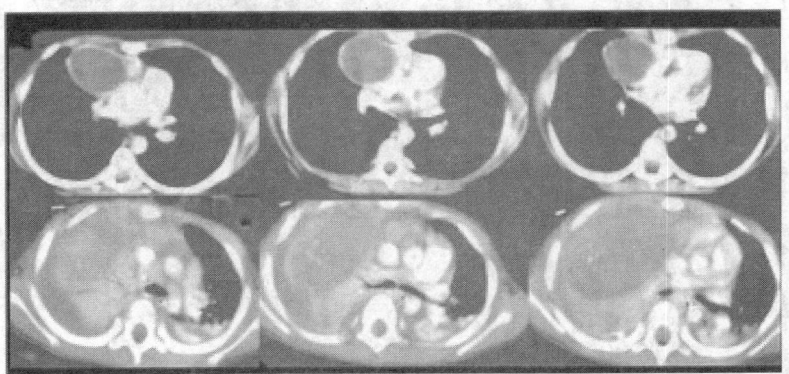

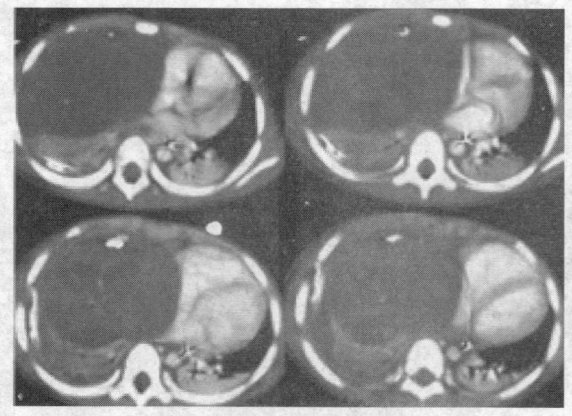

55. 男性,38 岁,反复咳嗽、咳痰伴发热 15 年余,痰结核菌素试验(-),结合 CT 图像,最可能的诊断是

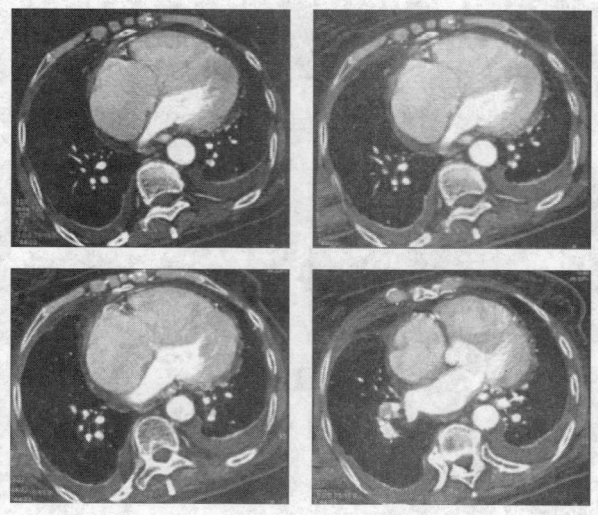

    A. 肺癌　　　　　　　　　　　　B. 肺结核
    C. 肺结节病　　　　　　　　　　D. 肺转移瘤
    E. 肺淀粉样变性

56. 男性,47 岁,咳嗽、胸痛、痰中带血、消瘦 4 个月,支气管镜、CT 如图,可能的诊断是

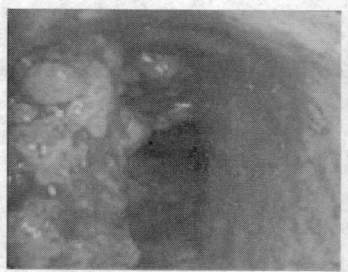 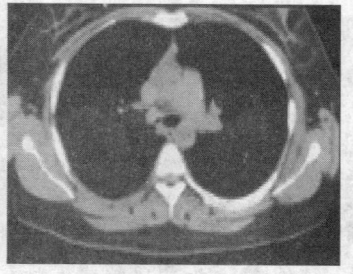

    A. 肺结核　　　　　　　　　　　B. 肉芽肿
    C. 支气管脂肪瘤　　　　　　　　D. 错构瘤
    E. 气管癌

57. 男性,76 岁,气喘数年,胸痛 1 月余,结合影像学图像,选择最可能的诊断

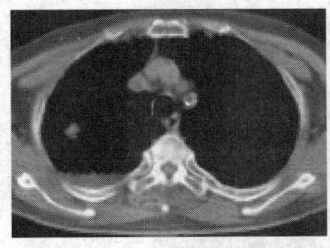 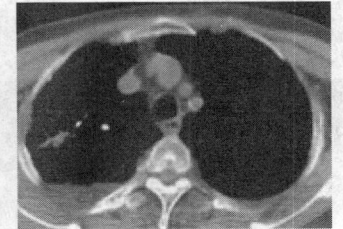
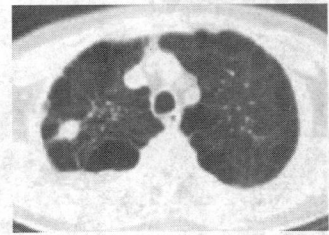 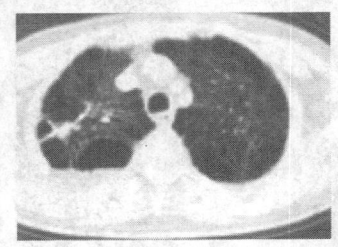

    A. 右上肺结核球　　　　　　　　B. 肺间质纤维化
    C. 右上肺瘢痕癌　　　　　　　　D. 右上肺错构瘤
    E. 右上肺肉瘤

58. 男性,12 岁,反复咳嗽、咳痰多年,CT 如图,最可能的诊断为

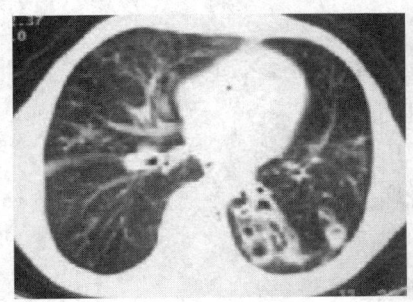 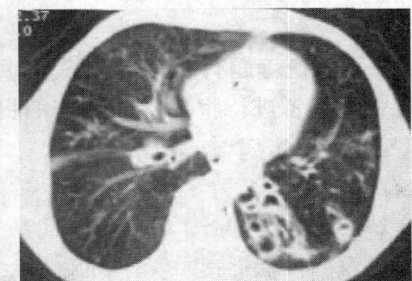

    A. 先天性支气管囊肿　　　　　　B. 肺结核
    C. 肺发育不全　　　　　　　　　D. 肺隔离症
    E. 肺脓肿

59. 男性,62 岁,咳嗽、胸痛 1 个月,X 线检查如图,最佳的诊断是

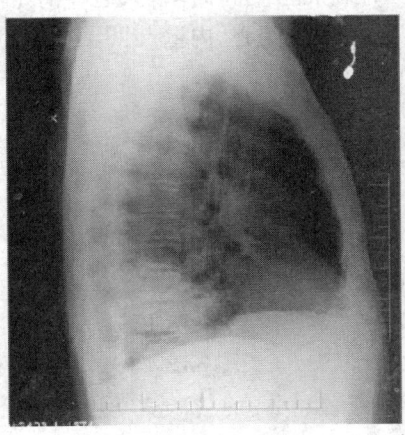 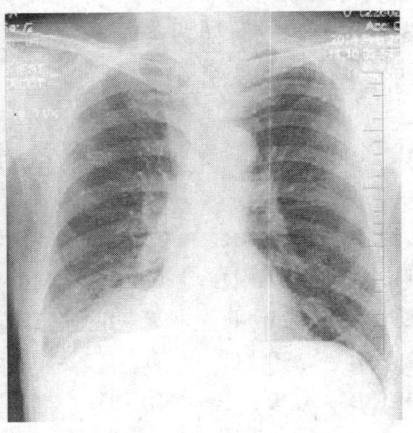

A. 右下肺炎症 B. 右下肺不张
C. 右肺癌 D. 右肺转移瘤
E. 右胸腔积液

60. 男性,62岁,常感胸闷、气急,X线检查如图,最可能的诊断是

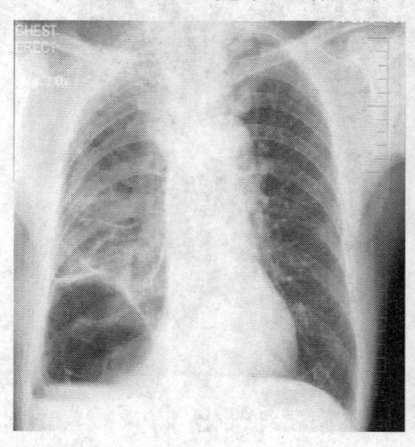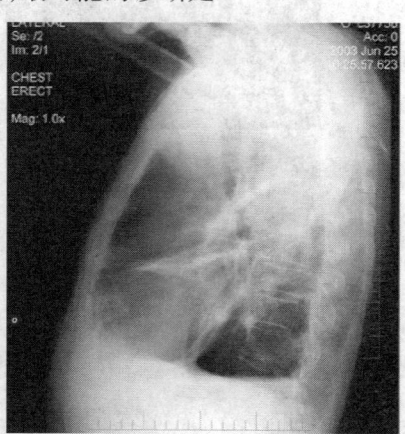

A. 右侧肺大疱 B. 右侧气胸
C. 右侧肺脓肿 D. 右侧胸膜肥厚
E. 气胸

二、多选题：以下每道考题有 5 个备选答案,每题至少有 2 个正确答案

61. 慢性支气管炎患者进行胸部 X 线检查的目的是
    A. 除外其他肺部疾病 B. 寻找病因
    C. 观察有无并发症 D. 确定诊断
    E. 了解心脏情况
62. 肺部影像为空洞性病变可见于下列哪些疾病
    A. 肺结核 B. 肺癌
    C. 肺脓肿 D. 慢性支气管炎
    E. 支气管扩张
63. 周围型肺癌的 X 线表现为
    A. 圆形或类圆形病灶 B. 病灶密度高而均匀,边界清楚呈分叶状
    C. 边缘有短毛刺或脐样切迹 D. 厚壁、偏心、内壁凸凹不平的空洞性病变
    E. 内壁呈虫蚀样改变空洞

参考答案与解析

1. D	2. B	3. B	4. D	5. A	6. E	7. E	8. A	9. D
10. B	11. A	12. D	13. B	14. B	15. E	16. B	17. B	18. C
19. B	20. C	21. D	22. B	23. B	24. C	25. B	26. B	27. A
28. E	29. B	30. C	31. B	32. A	33. C	34. C	35. A	36. C
37. D	38. B	39. C	40. D	41. B	42. A	43. A	44. C	45. C

46. C 47. C 48. A 49. C 50. C 51. B 52. B 53. E 54. D
55. E 56. E 57. C 58. A 59. A 60. A
61. AC   62. ABC   63. ACD

11. 解析：患者育龄女性，咯血，HCG 阳性，首先考虑绒癌肺转移，绒癌因其血运转移的特点，故肺部最为多发，因转移部位的不同，可产生不同的症状，如咳嗽、血痰、反复咯血。胸部 CT 表现支持绒癌诊断。故选 A。

18. 解析：患者青年男性，咳嗽、发热 1 周，胸片显示左下肺密度均匀的致密影，符合大叶性肺炎实变期的 X 线改变，结合临床表现。故选 C。

24. 解析：引起继发性闭经的原因比较多，常见的有疾病的原因，如消耗性疾病，包括重度肺结核、严重贫血、营养不良等，患者尚有咳嗽、咳痰，结合胸片表现，可诊断为继发性肺结核。故选 B。

29. 解析：浸润型肺结核（Ⅲ型）：是继发性肺结核的主要类型。本型胸片表现多样，轻者可仅在肺尖部呈斑点状、索条状阴影或锁骨下浸润，或边缘清晰的结核瘤，重者可呈现大叶性浸润、空洞形成、支气管播散、大叶或小叶性干酪性肺炎。好发于上叶尖后段及小叶背段的多形态病变常被描述为经典的继发性肺结核的 X 线特征。此患者胸片符合浸润型肺结核表现。故选 B。

36. 解析：Kerley B 线是由于肺间质水肿引起小叶间隔增宽，在两肺下野外侧可形成水平线状影，常位于肋膈角区，为长 1～3 cm、宽 1～2 mm 的水平横线，一般垂直于侧肋胸膜，是肺小叶间隔内积液的表现，是慢性肺淤血的特征性表现。其余选项均可见于慢性阻塞性肺疾病并发肺心病患者。故选 C。

44. 解析：周围型肺癌 CT 表现：① 肿瘤的边缘多有毛刺症状或者棘突影像。② 多数患者肺部病变组织均匀，当肿瘤内部出现坏死症状，CT 影像会出现空洞及钙化影。③ 空泡征是肺癌典型的 CT 影像，肿瘤直径小于 3 cm 时，瘤体中央会出现多个 1～2 mm 大小的点状低密度影，或多个影像融合。④ 支气管充气征，瘤体内部管状低密度影，可见分支。故选 C。

46. 解析：肺囊肿 X 线胸片：① 单发或多发，前者好发于肺下叶，后者可见于肺的一叶、一侧或双侧肺野。② 含液囊肿表现为圆形或椭圆形水样密度的阴影，边缘光滑锐利。③ 若囊肿和支气管相通可形成含气囊肿或液气囊肿。④ 通常囊壁薄而均匀，有气液平面，囊肿周围肺组织清晰。感染后囊壁可增厚或发生囊壁纤维化。⑤ 有的可发生张力性囊肿，形成膈疝。故选 C。

49. 解析：胸片中可显示淋巴结肿大、融合，呈波浪状，此为淋巴瘤累及肺门、纵隔淋巴结所致。故选 C。

51. 解析：肺隔离症典型表现为：正常支气管动脉和静脉束远离或围绕在隔离肺叶外周，偶见钙化。如与支气管树交通造成感染，其表现为含气囊肿，有或无液平，周围可见炎性浸润，也可呈囊肿样表现，可有气液平。本例患者符合肺隔离症表现。故选 B。

57. 解析：肺瘢痕癌癌肿病灶 CT 表现为软组织肿块，形态多不规则，可出现分叶征及毛刺征，但与周围瘢痕及原发病灶混杂，炎性病灶常见的长毛刺及卫星病灶均可见，此患者影像学检查结果符合肺瘢痕癌。故选 C。

60. 解析：胸片示右上肺见边缘细薄的透亮空腔，其内纹理稀疏，透亮度增加，周边肺纹理被压缩，其余肺纹理增粗，双侧肋膈角锐利。患者还存在桶状胸，支持肺大疱诊断。故选 A。

62. 解析：肺结核在有干酪坏死时，病灶中心可出现空洞；肺鳞癌由于肿瘤生长较快、血供不足，易发生中心溶解，形成空洞；肺脓肿坏死，亦可形成空洞；而慢性支气管炎、支气管扩张较少有空洞。故选 ABC。

第7章 睡眠呼吸监测

一、单选题：以下每道考题有 5 个备选答案，请选择 1 个最佳答案

1. 肌电图监测有助于判断 REM 期睡眠的是
   A. 下颌肌肌电图　　　　　　　　B. 肋间肌肌电图
   C. 上肢肌肌电图　　　　　　　　D. 下肢肌肌电图
   E. 膈肌肌电图
2. 多导睡眠图监测项目内容一般不包括以下哪一项
   A. 记录脑电图　　　　　　　　　B. 血压
   C. 鼻热敏电阻测定鼻腔气流　　　D. 记录胸腹呼吸活动及血氧饱和度
   E. 记录眼动图、肌电图

二、多选题：以下每道考题有 5 个备选答案，每题至少有 2 个正确答案

3. 用于判定存在 OSA 的监测指标是
   A. 脑电图　　　　　　　　　　　B. 口鼻气流监测
   C. 胸腹运动监测　　　　　　　　D. 心电图监测
   E. 眼电图监测
4. 用来进行睡眠分期的是
   A. 脑电图　　　　　　　　　　　B. 眼电图
   C. 下颌肌电图　　　　　　　　　D. 心电图
   E. SaO_2 监测记录

三、案例分析题：每个案例至少有 3 个提问，每个提问有多个备选答案，其中正确答案有 1 个或几个

（5～7 题共用题干）

男性，58 岁，肥胖，体重 104 kg，有高血压病及冠心病病史，有夜间睡眠打鼾及睡眠中憋醒出现，家属诉有睡眠中呼吸暂停情况。

5. 提问：为明确诊断 SAS 需做下列哪项检查
   A. 肺功能　　　　　　　　　　　B. 心脏彩超
   C. 24 小时动态心电图　　　　　　D. 多导睡眠图
   E. 胸部 CT　　　　　　　　　　　F. 肺灌注通气显像
   G. 冠脉造影
6. 提示：患者做多导睡眠图监测。提问：睡眠呼吸暂停综合征是指
   A. 每晚 7 小时睡眠中，呼吸暂停反复发作 20 次以上或睡眠紊乱指数 ≥10
   B. 每晚 7 小时睡眠中，呼吸暂停反复发作 30 次以上或睡眠紊乱指数 ≥10

C. 每晚 7 小时睡眠中,呼吸暂停反复发作 30 次以上或睡眠紊乱指数≥5
D. 每晚 7 小时睡眠中,呼吸暂停反复发作 25 次以上或睡眠紊乱指数≥5
E. 每晚 10 小时睡眠中,呼吸暂停反复发作 30 次以上或睡眠紊乱指数≥5
F. 每晚 10 小时睡眠中,呼吸暂停反复发作 25 次以上或睡眠紊乱指数≥10

7. 下列叙述不正确的是
A. 睡眠呼吸暂停是指睡眠时口和鼻气流停止达 10 秒以上
B. 混合性睡眠呼吸暂停指一次呼吸暂停过程中,开始出现阻塞性呼吸暂停,随后出现中枢性呼吸暂停
C. 睡眠呼吸暂停综合征是指每晚 7 小时睡眠中,呼吸暂停反复发作 30 次以上或睡眠紊乱指数≥5
D. 睡眠紊乱指数是指平均每小时睡眠呼吸暂停次数加上低通气次数
E. 睡眠呼吸暂停综合征是指每晚 7 小时睡眠中,呼吸暂停反复发作 20 次以上或睡眠紊乱指数≥5
F. 睡眠呼吸暂停分为阻塞性、中枢性、混合性三种
G. 阻塞性睡眠呼吸暂停期间,口鼻无气流,但仍存在胸腹式呼吸运动
H. 中枢性睡眠呼吸暂停期间,口鼻腔气流与胸腹式呼吸运动同时消失

参考答案与解析

1. A   2. B   3. BC   4. ABC   5. D   6. C   7. BE

2. 解析:多导睡眠图监测主要用于诊断睡眠呼吸障碍,包括睡眠呼吸暂停综合征、鼾症、上气道阻力综合征,也用于其他睡眠障碍的辅助诊断,如:发作性睡病、不宁腿综合征、失眠分类等。包括脑电(分析睡眠结构)、眼电、下颌肌电、口鼻气流和呼吸动度、心电、血氧、鼾声、肢动、体位等多个参数,不包括血压。故选 B。

3. 解析:阻塞性睡眠呼吸暂停综合征简称 OSAS,是由于某些原因而致上呼吸道阻塞,睡眠时有呼吸暂停,伴有缺氧、鼾声、白天嗜睡等症状的一种较复杂的疾病。好发于肥胖、老年人。上呼吸道任何一个部位的阻塞性病变都可致 OSAS。其监测指标有口鼻气流监测、胸腹运动监测。故选 BC。

5. 解析:多导睡眠图又称睡眠脑电图。主要用于睡眠和梦境研究以及抑郁症和睡眠呼吸暂停综合征的诊断。患者肥胖、打鼾,睡眠中有呼吸暂停情况,应考虑睡眠呼吸暂停综合征。故选 D。

6. 解析:睡眠呼吸暂停综合征(sleep apnea syndrome,SAS)是指夜间睡眠 7 小时内,口或鼻腔气流持续停止 10 秒以上,并超过 30 次或睡眠紊乱指数≥5 者,常见病因有鼻中隔偏曲、鼻息肉、鼻咽部腺样体肥大、巨舌症、扁桃体肥大、下颌畸形、慢性阻塞性肺病、肺心病、肥胖呼吸困难嗜睡综合征、肢端肥大症、黏液性水肿、高原红细胞增多症、药物性呼吸抑制、延髓灰质炎等。故选 C。

7. 解析:混合性睡眠呼吸暂停患者既有中枢性的又有阻塞性睡眠呼吸暂停。其特点为睡眠中开始为中枢性的呼吸暂停,随后出现阻塞性呼吸暂停。睡眠呼吸暂停综合征是指夜间睡眠 7 小时内,口或鼻腔气流持续停止 10 秒以上,并超过 30 次或睡眠紊乱指数≥5 者。故选 BE。

第8章 氧气疗法

一、单选题：以下每道考题有5个备选答案，请选择1个最佳答案

1. 缺氧患者的典型体征是
   A. 呼吸困难 B. 兴奋
   C. 病理征阳性 D. 头痛
   E. 发绀

2. 对氧疗基本无效的病变是
   A. 通气障碍 B. 气体弥散障碍
   C. V/Q比值失调引起的功能性分流 D. 死腔样通气
   E. 肺内动静脉交通支开放

3. 关于肺心病呼吸衰竭的合理氧疗，下列哪项是错误的
   A. 持续低流量吸氧 B. 吸入氧浓度为25%~30%
   C. 吸入氧浓度为30%~50% D. Ⅱ型呼吸衰竭不可高流量吸氧
   E. Ⅰ型呼吸衰竭可提高吸氧浓度

4. 某患者慢性咳嗽8年，有肺气肿征，1周来黄痰不易咳出，气促加重，发绀，血气分析pH 7.31，$PaCO_2$ 66 mmHg，PaO_2 52 mmHg，如何改善该患者的缺氧
   A. 立即吸入高浓度氧 B. 间歇吸入纯氧
   C. 立即呼吸末正压人工呼吸 D. 低浓度持续给氧
   E. 用双氧水静脉给氧

5. 慢性肺心病患者，发生慢性呼吸衰竭月余，间有活动后气短。血气分析：pH 7.41，PaO_2 8.66 kPa(65 mmHg)，SaO_2 93%。给氧的原则是
   A. 持续低流量、低浓度给氧 B. 高浓度给氧
   C. 间歇给氧 D. 不需给氧
   E. 面罩给氧

6. 急性呼吸衰竭时，纠正缺氧是抢救成功的关键，但长时间吸氧会引起氧中毒，下列哪种吸氧浓度和持续时间不会引起肺损伤
   A. 吸入纯氧10小时 B. 吸80%的氧30小时
   C. 吸60%的氧2周 D. 吸40%的氧4周
   E. 以上都不是

7. 缺氧发生在二氧化碳潴留之前，是因为
   A. O_2的弥散系数相当于CO_2的21倍 B. O_2的弥散系数相当于CO_2的30倍
   C. CO_2的弥散系数相当于O_2的21倍 D. CO_2的弥散系数相当于O_2的30倍
   E. CO_2与O_2的弥散系数相等

8. 严重慢性阻塞性肺病患者，缓解下列哪一症状是家庭氧疗的指征
   A. 严重呼吸困难发作 B. 慢性肌消耗和体重减轻
   C. 肺动脉高压和肺源性心脏病 D. 慢性肺泡通气不足
   E. 反射性支气管痉挛

9. 男性，68岁，慢性肺源性心脏病史8年，急性加重3日来院，既往无高血压、冠心病病史。

自觉头痛、恶心、烦躁不安。BP 155/90 mmHg,心率 100 次/分,首要的治疗应是
 A. 静注安定 B. 使用呼吸兴奋剂
 C. 口服降压药 D. 改善通气、氧疗
 E. 甘露醇静脉滴注

10. 关于长期家庭氧疗(LTOT),以下哪项不正确
 A. $PaO_2 \leq 55$ mmHg 或 $SaO_2 \leq 88\%$,有高碳酸血症者适用
 B. PaO_2 55~60 mmHg 或 $SaO_2 < 89\%$,并有肺动脉高压者适用
 C. 吸氧时间 10~15 小时/日
 D. 氧流量为 2~3 L/分
 E. 目的是使患者在静息状态下达到 $PaO_2 \geq 60$ mmHg 和(或) SaO_2 升至 90%

11. 慢性Ⅱ型呼吸衰竭患者,最适宜的氧疗方法是下列哪项
 A. 间歇高压氧舱治疗(每次 1 小时)
 B. 长期夜间氧疗(1~2 L/分,每日 10 小时以上)
 C. 长期白天氧疗(1~2 L/分,每日 8 小时)
 D. 间断、低流量吸氧(1~2 L/分)
 E. 面罩给氧

二、共用题干题:以下每道考题有 2~6 个提问,每个提问有 5 个备选答案,请选择 1 个最佳答案

(12~14 题共用题干)
 男性,71 岁,患慢性支气管炎和阻塞性肺气肿近 10 年,曾因呼吸衰竭抢救 2 次。目前动则气急,不吸氧时动脉血气分析 PaO_2 6.7 kPa(50 mmHg),$PaCO_2$ 6.7 kPa(50 mmHg)。正在医生指导下接受呼吸康复治疗。

12. 为减轻肺动脉高压、改善生命质量,首选下列哪项治疗
 A. 应用长期家庭氧疗 B. 应用阿米脱林,提高 PaO_2
 C. 应用降肺动脉压药物 D. 应用间歇正压通气
 E. 应用膈肌起搏器

13. 为改善气急,需要训练和改变呼吸方式,应选择
 A. 腹式呼吸 B. 深而慢呼吸
 C. 缩唇呼气 D. 不用胸部辅助呼吸肌参与呼吸
 E. 以上四点综合运用

14. 为锻炼呼吸肌力和耐力,此例患者可以选择
 A. 吸气阻力锻炼 B. 双水平气道正压呼吸支持
 C. 间歇正压呼吸支持 D. 呼气末正压呼吸支持
 E. 体外负压呼吸支持

(15~17 题共用题干)
 男性,70 岁。反复咳嗽、咳痰 30 年,双下肢水肿 2 年,1 日前咳嗽、咳痰加重,黄色黏稠痰,口唇发绀,神志恍惚,双下肺可闻干、湿啰音,心率 118 次/分,血气分析:pH 7.27,PaO_2 50 mmHg,$PaCO_2$ 80.6 mmHg,HCO_3^- 32 mmol/L。

15. 对该患者的治疗,下列哪项是最关键的

A. 呼吸兴奋剂的应用　　　　　　　B. 控制感染
C. 氧疗　　　　　　　　　　　　　D. 解痉程度
E. 利尿

16. 对患者缺氧程度的判断,哪项指标最敏感
    A. 动脉血氧分压　　　　　　　　B. 肺功能中的 FEV_1
    C. 动脉血氧含量　　　　　　　　D. 动脉血氧饱和度
    E. 肺功能中残/总比值

17. 在判断患者有无二氧化碳潴留的表现中,下列哪项不正确
    A. 精神兴奋,烦躁不安　　　　　B. 持续性头痛
    C. 室性期前收缩或其他心律失常　D. 球结膜充血水肿
    E. 心率加快,血压上升

(18~21题共用题干)

男性,49岁,咳喘20年,受凉后症状加重伴明显气短1周入院。血气:pH 7.30, PaO_2 70 mmHg,立即给予持续低流量吸氧。

18. 该患者强调持续低流量吸氧为了避免
    A. 肺损伤　　　　　　　　　　　B. 氧中毒
    C. 肺不张　　　　　　　　　　　D. CO_2潴留
    E. 自发性气胸

19. 低流量吸氧的机制为
    A. 缺氧时组织摄取氧量增加
    B. 缺氧时血红蛋白携氧能力增加
    C. 氧离曲线左移
    D. 缺氧时,心率加快,氧输送加快
    E. 利用氧离曲线特点,陡直部分 PO_2 稍有增加 SaO_2 便有较多增加

20. 本例除吸氧外还应
    A. 保持呼吸道通畅　　　　　　　B. 痰培养分离病原菌
    C. 抗感染　　　　　　　　　　　D. 使用碳酸氢钠纠正酸中毒
    E. 纠正电解质紊乱

21. 本例经积极治疗后症状加重逐渐出现意识障碍,气道分泌物多且不易排出,$PaCO_2$ 87 mmHg应采取
    A. 激素　　　　　　　　　　　　B. 利尿剂
    C. 气管插管机械通气　　　　　　D. 面罩机械通气
    E. 增加呼吸兴奋剂剂量

(22~24题共用题干)

男性,67岁,慢性咳嗽、咳痰20余年,进行性气急加重5年。1周前因感冒后病情恶化入院。血气分析(呼吸空气)示 pH 7.30,$PaCO_2$ 8.6 kPa(65 mmHg),PaO_2 6.4 kPa(48 mmHg)。当即给予低流量(浓度)持续氧疗。

22. 本例强调低流量(浓度)氧疗是为了避免
    A. 氧中毒　　　　　　　　　　　B. "吸收性"肺不张
    C. CO_2潴留加重　　　　　　　　D. 氧气浪费

E. 以上都不是

23. 低流量(浓度)氧疗的机制在于
    A. 利用氧离曲线特点在陡直部分增加少许氧分压即可使氧饱和度有较大幅度提高
    B. 缺氧时组织氧提取增加
    C. 氧离曲线右移、P50 增加
    D. 缺氧时血红蛋白代偿性增加
    E. 缺氧时心排血量增加,氧输送量提高

24. 强调持续性氧疗是由于
    A. 为了保证组织氧提取的持续性
    B. 为了避免 CO_2 潴留加重
    C. 为了避免 PaO_2 波动幅度过大
    D. 间歇氧疗在停止吸氧时,已升高的 $PaCO_2$ 不会迅速降低,PaO_2 更加降低,缺氧恶化
    E. 以上都不是

参考答案与解析

1. E   2. E   3. C   4. D   5. D   6. D   7. C   8. C   9. D
10. D   11. B
12. A   13. E   14. A   15. A   16. A   17. C   18. B   19. E   20. A
21. C   22. C   23. A   24. D

4. 解析:在海平面大气压下,于静息条件下呼吸室内空气,并排除心内解剖分流和原发于心排血量降低等情况后,动脉血氧分压(PaO_2)低于 8 kPa(60 mmHg),或伴有二氧化碳分压($PaCO_2$)高于 6.65 kPa(50 mmHg),即为呼吸衰竭(简称呼衰)。该患者为Ⅱ型呼衰,应给予低浓度持续给氧。故选 D。

10. 解析:长期氧疗(LTOT)是指一昼夜吸入低浓度氧 15 小时以上,并持续较长时间,使 $PaO_2 \geq 60$ mmHg,或 SaO_2 升至 90%。一般经鼻导管吸入,低流量给氧,即流量 1~2 L/分,D 选项为高浓度给氧,是错误的,其余选项均正确。故选 D。

12. 解析:长期家庭氧疗的作用:① 纠正低氧血症和减缓肺功能恶化;② 降低肺动脉压,延缓肺心病进展;③ 提高生存率;④ 提高生活质量;⑤ 改善神经精神状态。故选 A。

13. 解析:为改善气急应该将腹式呼吸、深而慢呼吸、缩唇呼气、不用胸部辅助呼吸肌参与呼吸等四点综合运用。故选 E。

14. 解析:对有吸烟史、慢性咳嗽、咳痰(慢性支气管炎)和呼吸困难(肺气肿)的患者,通过逐渐增加吸气阻力锻炼患者的吸气肌可以提高部分患者的呼吸肌力和活动耐力。故选 A。

第9章 吸入疗法

单选题:以下每道考题有 5 个备选答案,请选择 1 个最佳答案

男性,30 岁,哮喘急性发作已 2 日,自服氨茶碱、吸入丙酸倍氯米松(必可酮)无效来急诊。查体:神志清楚,口唇发绀,双肺满布哮鸣音,紧急处理方法是

A. 静脉推注氨茶碱并监测血药浓度

B. 静脉注射地塞米松和 β_2 受体激动剂

C. 吸氧、静脉注射氢化可的松、雾化吸入沙丁胺醇(舒喘灵)溶液

D. 静脉滴注抗生素和注射支气管舒张剂

E. 大量补液、气管插管和机械通气

参考答案与解析

C

解析：该患者可诊断为重症哮喘，应紧急处理：① 吸氧：吸氧浓度一般 30%～35%，必要时增加至 35%～50%；② 静脉补液：保证足够的液体入量和能量，防止痰液过于黏稠，必要时加用气道内湿化治疗；③ 激素是最有效控制气道炎症的药物。危重型哮喘应及早静脉注射激素；④ β受体激动剂：雾化吸入沙丁胺醇；⑤ 氨茶碱：氨茶碱加葡萄糖液稀释后缓慢静脉注射或静脉滴注；⑥ 抗生素：在哮喘的急性发作期应用抗生素并非必要，但患者如有发热、脓痰，提示有呼吸道细菌继发感染时需应用抗生素；⑦ 酸碱失衡的纠正；⑧ 祛痰剂；⑨ 机械通气。故选 C。

第10章 临床流行病学和卫生统计学

单选题：以下每道考题有 5 个备选答案，请选择 1 个最佳答案

1. 据 2001 年全国部分地区前十位主要疾病死亡原因的统计，居我国总人口死亡原因第一位的是

   A. 消化系统疾病　　　　　　B. 泌尿系统疾病
   C. 内分泌系统疾病　　　　　D. 循环系统疾病
   E. 呼吸系统疾病

2. 有关肺血栓栓塞的流行病学资料错误的是

   A. 发病过程隐匿　　　　　　B. 漏诊率和误诊率较高
   C. 确诊需特殊技术　　　　　D. 发病率高但病死率低
   E. 症状无特异性

参考答案

1. E　　2. D

第11章 呼吸病学中的伦理学问题

一、**单选题**：以下每道考题有 5 个备选答案，请选择 1 个最佳答案

1. 临床研究中要注意伦理问题，国内外通行的做法是

   A. 研究结果要通过伦理委员会审查批准后才能发表
   B. 在获得研究对象的知情同意签字后才能进行临床研究

C. 研究方案在伦理委员会备案后才能实施

D. 在获得研究对象的知情同意后,由见证人签字后才能进行临床研究

E. 在伦理委员会审查批准临床研究方案的基础上,临床研究才能实施,在实施过程中应获得每位受试者的知情同意及签字

2. 在病情告知过程中要特别注意特殊患者,不属于特殊人群的是

   A. 危重患者   B. 肺癌患者

   C. 临终患者   D. 艾滋病患者

   E. 高干患者

3. 医务人员在确定辅助检查项目后,必须做到

   A. 只要检查目的明确,无需说服解释

   B. 使患者知情同意,要告知患者(或家属),尊重被检者

   C. 只要有益于治疗,医生可以做出决定

   D. 向患者解释清楚检查的危险性

   E. 因治病需要,无需向患者说明检查项目的经济负担

4. 治疗要获得患者的知情同意,其实质是

   A. 尊重患者自主性

   B. 尊重患者社会地位

   C. 尊重患者人格尊严

   D. 患者不会做出错误决定

   E. 患者提出的要求总是合理的

二、多选题:以下每道考题有 5 个备选答案,每题至少有 2 个正确答案

5. 患者的知情同意权包括

   A. 知情权   B. 同意权

   C. 拒绝权   D. 控告医院或医师权

   E. 索赔身体精神损失权

三、共用题干题:以下每道考题有 2~6 个提问,每个提问有 5 个备选答案,请选择 1 个最佳答案

(6~7 题共用题干)

男性,54 岁,主诉为顽固性咳嗽,活动后气短,但是因为家中经济困难又无医疗保险,所以没有及时就医,经过体检,考虑为肺间质纤维化。

6. 不符合医学伦理法则的是

   A. 拍摄 X 线胸片

   B. 考虑为 UIP,未经患者及家属同意,拍摄胸部 HRCT

   C. 取血查血气分析,确认其缺氧程度

   D. 吸氧

   E. 服用甘草片

7. 住院后其病情逐渐加重,由于到目前为止,现代医学对 UIP 没有很好的处理方法,其预后很差,主治医师决定实施病情及预后告知。目前可以作为告知对象的是

A. 患者本人 B. 配偶或子女
C. 同事 D. 好友
E. 上级医师

(8～10题共用题干)

男性,7岁,因上呼吸道感染收住某医院儿科病房。当时高热39℃,咳嗽,经抗生素滴注后体温下降,第四日体温已正常,咳嗽减轻,情况好转。该医院因在搞一项关于儿童电生理无创伤性检查方面的研究课题,故经患儿同意后,把患儿作为受试者。次日父母探视时发现孩子的头顶部皮肤有一个直径2mm的圆形丘疹红斑,当了解情况后,即与医生发生了争执。

8. 关于争执,下列说法最正确的是
   A. 医生未违背患者利益第一的原则,不应负道德责任
   B. 受试者是未成年人,不可以进行人体试验,所以医生应负道德责任
   C. 对未成年人进行人体试验应得到其监护人的同意,医生此做法有道德缺陷
   D. 医生遵循了人体试验中知情同意原则,所以医生无道德责任
   E. 该试验是无创伤性的,不必征得监护人的同意

9. 关于医生对此人体试验的责任,下列说法错误的是
   A. 医生做任何人体试验都必须遵循一定道德原则
   B. 家属发现与否和有无纠纷发生,这些与医生的技术水平没有关系
   C. 此人体试验只要受试者同意,不必取得家属同意
   D. 临床任何人体试验都应取得受试者(包括监护人)的同意
   E. 家属发现情况与医生发生争执是有道理的

10. 对未成年人能否做人体试验,下列说法正确的是
    A. 在道德上对未成年人不能做人体试验
    B. 对未成年人没有伤害的人体试验可以做
    C. 只要未成年人同意就可做人体试验
    D. 只要监护人同意就能做人体试验
    E. 以上都不完整

参考答案与解析

1. E 2. E 3. B 4. A 5. ABC 6. B 7. B 8. C 9. C 10. E

1. 解析:目前在国内外医学研究中,符合伦理学的通行性做法之一,是所有涉及以人作为对象的研究都应通过项目研究所在单位伦理委员会的审查批准,并接受伦理委员会的监督检查。故选E。

5. 解析:知情同意权:是指患者有权知道自己的病情,并可以对医务人员所采取的医疗措施决定取舍。知情同意的实质是患者方在实施患者自主权的基础上,向医疗方进行医疗服务授权委托的行为。知情同意权由知情、理解、同意三个要素所构成。从完整意义上来说,知情同意权包括了解权、被告知权、选择权、拒绝权和同意权等权力,是患者充分行使自主权的前提和基础。故选ABC。

8. 解析:根据国际上通行的《纽伦堡法典》和《赫尔辛基宣言》,人体试验必须遵循以下

道德原则。① 有利于医学和社会的发展；② 受试者知情同意；③ 维护受试者利益；④ 严谨的科学态度。此病例中，医生违背了知情同意原则，在知情的基础上，受试者表示自愿同意参加并履行书面的承诺手续后，才能在其身体上进行人体试验。如果受试者缺乏或丧失知情同意能力，则由其家属、监护人或代理人代替行使知情同意权。故选C。

9. 解析：受试者享有知情同意权，知情同意是人体试验进行的前提。凡是采取欺骗、强迫、经济诱惑等手段使受试者接受的人体试验，都是违背道德或法律的行为。这一原则要求：首先，必须保证受试者真实、充分地知情，让其理解，并回答对方的质疑；在知情的基础上，受试者表示自愿同意参加并履行书面的承诺手续后，才能在其身体上进行人体试验。如果受试者缺乏或丧失知情同意能力，则由其家属、监护人或代理人代替行使知情同意权。其次，正在参与人体试验的受试者，尽管他已经知情同意，但仍享有不需要陈述任何理由而随时退出人体试验的权利；若退出的受试者是患者，则不能因此而影响其正常的治疗和护理。故选C。

10. 解析：儿童作为受试者，必须征得其法定监护人的知情同意并签署知情同意书，当儿童能做出同意参加研究的决定时，还必须征得其本人同意。限定模式和风险评估模式均有选择地允许未成年人参与一定的人体试验，其基本思路是在满足未成年人特殊健康需求的前提下，尽量降低和控制未成年人参与人体试验的风险。故选E。

第12章 呼吸系统症状学及进展

一、单选题：以下每道考题有5个备选答案，请选择1个最佳答案

1. 男性，24岁。"感冒"后持续咳嗽2月余，干咳为主，偶有少量白色黏痰，伴咽痒、咽干，无流涕、喷嚏等，无发热。使用多种抗生素治疗无效。既往"慢性鼻炎、咽炎"4年余，发作无季节性。查体：上颌窦压痛(±)，咽稍充血，咽后壁黏膜呈鹅卵石样改变。双肺呼吸音清晰，未闻及干、湿啰音，心率76次/分。对该患者咳嗽的病因，最可能的诊断是
   A. 感染后咳嗽
   B. 上气道咳嗽综合征
   C. 慢性咽炎急性发作
   D. 慢性支气管炎
   E. 变应性咳嗽

2. 咳嗽多为阵发性刺激性呛咳，咳少量黏痰可考虑是下列哪种疾病的表现
   A. 肺炎支原体肺炎
   B. 急性肺脓肿
   C. 支气管扩张
   D. 肺结核
   E. 葡萄球菌肺炎

3. 肺炎胸痛放射到上腹部时病变常累及
   A. 患侧肺的下叶
   B. 肋胸膜
   C. 脏胸膜
   D. 膈胸膜
   E. 纵隔胸膜

4. 男性，50岁。咯血200 ml后突然窒息，应立即采取的措施是
   A. 输血
   B. 吸氧
   C. 去除呼吸道梗阻
   D. 静滴呼吸兴奋剂
   E. 推注垂体后叶素

5. 男性，55岁。既往有高血压病史7年，2年前，曾患脑血栓，现在仍有左侧肢体瘫痪，2日

前突然大咯血,今日2小时内咯血约500 ml,下列哪种药物不能使用
   A. 2%普鲁卡因 B. 氨甲苯酸
   C. 垂体后叶素 D. 安络血
   E. 鱼精蛋白

6. 男性,16岁。突发呼吸困难,发作前有鼻痒、喷嚏、流涕、干咳。体检:血压正常,端坐呼吸、额部出汗,双肺有哮鸣音,心率110次/分,律齐,无杂音。下列病情严重度的分级哪一项是正确的
   A. 轻度 B. 中度
   C. 重度 D. 危重
   E. 无法判断

7. 以下关于咳嗽的描述,不正确的是
   A. 长年咳嗽,秋冬季加重提示慢性阻塞性肺疾病
   B. 体位改变时咳嗽、咳痰加剧,常见于特发性肺间质纤维化
   C. 咳嗽伴胸痛,可能是肺炎
   D. 发作性干咳(尤其在夜间发作),可能是咳嗽变异性哮喘
   E. 高亢的干咳伴呼吸困难可能是支气管肺癌

8. 患者20岁,阵发性呼吸困难、烦躁不安,持续5小时,注射氨茶碱未能缓解。查体:有肺气肿征,满肺可及哮鸣音;心率130次/分,律齐,无杂音;血压14.6/9.3 kPa (110/70 mmHg)。紧急处理可用
   A. 毛花苷C静脉注射 B. 呋塞米静脉推注
   C. 氢化可的松静脉滴注 D. 吗啡皮下注射
   E. 大量青霉素静脉滴注

9. 抢救大咯血时最关键的措施是
   A. 立即进行人工呼吸 B. 立即使用呼吸中枢兴奋剂
   C. 立即鼻导管吸氧 D. 立即采用解除呼吸道梗阻的措施
   E. 立即输血或输液

10. 一般情况下大咯血时首选的最有效的药物是
    A. 泼尼松 B. 垂体后叶素
    C. 6-氨基己酸 D. 酚磺乙胺(止血敏)
    E. 可待因

11. 下列哪项不是引起咯血的常见疾病
    A. 肺结核 B. 支气管扩张
    C. 支气管哮喘 D. 支气管内膜结核
    E. 支气管肺癌

12. 男性,23岁。午后低热、盗汗1个月,少量咯血半日。体检:肩胛间区可闻及少许湿啰音。经治疗未好转,出现中等量咯血,此时最恰当的体位是
    A. 俯卧位 B. 坐位
    C. 立位 D. 患侧卧位
    E. 健侧卧位

13. 女性,62岁。吸气性呼吸困难2个月。体检:肺部可闻及吸气相喘鸣音。以下诊断最不

可能的是

A. 喉头水肿　　　　　　　　　　B. 哮喘
C. 肺癌　　　　　　　　　　　　D. 异物
E. 喉、气管炎症

14. 轻度缺氧时神经系统的症状主要是

A. 癫痫样发作　　　　　　　　　B. 嗜睡、昏睡
C. 谵妄、昏迷　　　　　　　　　D. 烦躁不安、神志恍惚
E. 注意力不集中、定向力障碍

15. 男性,4 岁,在独自游戏时突然出现呼吸困难,吸气时胸骨上窝、锁骨上窝和肋间隙明显凹陷,其病因最可能是

A. 急性上呼吸道感染　　　　　　B. 自发性气胸
C. 支气管哮喘　　　　　　　　　D. 气管异物
E. 脑外伤

16. 某患者,右胸痛,呼吸困难,喜右侧卧位。叩诊实音,呼吸音消失,最可能的诊断为

A. 右侧大叶性肺炎　　　　　　　B. 肺梗死
C. 右侧大量胸腔积液　　　　　　D. 右侧肺不张
E. 右侧气胸

17. 大咯血患者有窒息征象时关键的抢救措施是

A. 立即进行人工呼吸　　　　　　B. 立即使用呼吸中枢兴奋剂
C. 立即使用鼻导管吸氧　　　　　D. 立即采用解除呼吸道梗阻的措施
E. 立即输血或输液

18. 下列哪项不是夜间阵发性呼吸困难的发作原因

A. 睡眠时迷走神经兴奋性增高
B. 迷走神经兴奋,使冠状动脉收缩,心肌供血不足
C. 仰卧时肺活量减少
D. 卧位时下半身静脉回流量增多
E. 血中酸性代谢产物刺激呼吸中枢

19. 我国常见的咯血原因

A. 肺结核　　B. 肺吸虫　　C. 肺梗死　　D. 肺淤血　　E. 肺癌

20. 浸润型肺结核患者,大咯血时,应采取

A. 患侧卧位　　　　　　　　　　B. 健侧卧位
C. 坐位　　　　　　　　　　　　D. 俯卧位
E. 平卧位

21. 何谓大咯血

A. 日咯血量＞100 ml　　　　　　B. 日咯血量＞200 ml
C. 日咯血量＞300 ml　　　　　　D. 日咯血量＞400 ml
E. 日咯血量＞500 ml

22. 咯血与呕血的区别下述哪项不正确

A. 咯血前有咳嗽,呕血前常有恶心症状　　B. 咯血血色鲜红,呕血常呈暗红色
C. 咯血为酸性,呕血为碱性　　　　　　　D. 咯血较少伴有黑便,呕血常有

    E. 咯血常混有痰液,呕血则混有食物残渣
23. 左心功能不全呼吸困难产生的最主要因素是
    A. 肺泡张力增高,反射兴奋呼吸中枢   B. 肺淤血使气体弥散功能降低
    C. 肺泡弹性减退,肺活量减少   D. 右心房与上腔静脉压升高
    E. 血氧含量减少,乳酸、丙酮酸积聚刺激呼吸中枢
24. 咳嗽伴咯血常见于
    A. 慢性支气管炎   B. 支气管扩张
    C. 胸膜炎   D. 肺气肿
    E. 气胸
25. 中年男性,长途飞行后突感胸痛,伴有晕厥2次,查体最可能出现的体征为
    A. 二尖瓣舒张期杂音   B. 胸壁有明显压痛
    C. 肺动脉第二音亢进   D. 右下肺呼吸音减低
    E. 双上肢不对称水肿
26. 气管异物患者,其呼吸困难的类型属于
    A. 吸气性   B. 呼气性   C. 混合性   D. 血源性   E. 心源性
27. 咳嗽伴胸痛不常见于
    A. 肺炎   B. 胸膜炎
    C. 气胸   D. 支气管哮喘
    E. 肺癌
28. 下列哪项可出现呼气性呼吸困难
    A. 支气管哮喘   B. 气胸
    C. 白喉   D. 重症肺炎
    E. 气管异物
29. 咳嗽、咳铁锈色痰常见于
    A. 肺结核   B. 支气管扩张
    C. 大叶性肺炎   D. 肺癌
    E. 急性肺水肿
30. 下列哪种疾病发绀不伴有呼吸困难
    A. 气胸   B. 高铁血红蛋白血症
    C. 阻塞性肺气肿   D. 肺水肿
    E. 肺炎
31. 女性,患高血压,近一周出现气短,2小时前于睡眠中憋醒,咳嗽,咳粉红色泡沫样痰,查体:端坐位,口唇发绀,双肺底水泡音。该患者夜间呼吸困难的机制不包括
    A. 迷走神经兴奋性增高   B. 小支气管收缩
    C. 冠状动脉舒张   D. 呼吸中枢敏感性降低
    E. 静脉回心血量增加
32. 关于咳嗽,描述正确的是
    A. 干咳仅见于肺癌早期
    B. 只有在呼吸道感染时才能引起咳嗽
    C. 中枢神经因素引起的咳嗽,是从脑桥发出冲动所致

D. 支气管扩张咳嗽往往于清晨或夜间变动体位时加重,并伴咳痰

E. 感染时引起的咳嗽较重,非感染因素引起的咳嗽较轻

33. 严重吸气性呼吸困难最主要特点是
   A. 端坐呼吸
   B. 明显发绀
   C. 三凹征
   D. 鼻翼扇动
   E. 呼吸节律、频率、深度改变

二、多选题:以下每道考题有 5 个备选答案,每题至少有 2 个正确答案

34. 缺氧和二氧化碳潴留可使
   A. 脑动脉扩张
   B. 冠状动脉扩张
   C. 冠状动脉收缩
   D. 皮肤和腹腔器官血管收缩
   E. 肺细小动脉收缩

35. 呼吸系统疾病的主要症状包括
   A. 咳嗽
   B. 咳痰
   C. 咯血
   D. 呼吸困难
   E. 胸痛

36. 严重缺氧时可发生
   A. 颅内压增高
   B. 心肌坏死
   C. SGPT 升高,氮质血症
   D. 脑血流增加
   E. 扑翼样震颤

37. 心源性呼吸困难可出现的临床表现包括
   A. 端坐呼吸
   B. 心源性哮喘
   C. 间歇性呼吸或潮式呼吸
   D. 局限性固定的哮鸣音
   E. Kussmaul 呼吸

38. 混合性呼吸困难可见于
   A. 肺栓塞
   B. 支气管哮喘
   C. 慢性阻塞性肺疾病
   D. 吉兰-巴雷综合征
   E. 糖尿病酮症酸中毒

39. 咯血的常见原因是
   A. 肺结核
   B. 风湿性心脏病二尖瓣狭窄
   C. 支气管扩张
   D. 支气管哮喘
   E. 肺心病

40. 慢性咳嗽是指
   A. 否认咳嗽相关的慢性呼吸系统疾病
   B. 咳嗽至少 3 周
   C. X 线检查难以确诊
   D. 不伴咯血
   E. 咳嗽是唯一症状

41. 关于肺癌引起的呼吸困难的机制可为
   A. 肺癌转移到肺门淋巴结而引起隆突受压
   B. 肺癌转移到胸膜而发生大量胸腔积液
   C. 肺癌坏死组织引起气道高反应性
   D. 膈麻痹
   E. 上腔静脉阻塞综合征

42. 缺氧引起红细胞增多的主要机制是
    A. 酸中毒时骨髓增生活跃
    B. 肾上腺素释放增多
    C. 促红细胞生长因子增多
    D. 红细胞生成素增多
    E. 缺氧与红细胞增多无关

43. 咳嗽常常于夜间加重的疾病有
    A. 上气道咳嗽综合征
    B. 胃食管反流性咳嗽
    C. 咳嗽变异性哮喘
    D. 嗜酸性粒细胞性支气管炎
    E. 慢性充血性心力衰竭

44. 慢性咳嗽的常见病因有
    A. 咳嗽变异性哮喘
    B. 精神性咳嗽
    C. 症状性食管反流
    D. 血管紧张素转换酶抑制剂(ACEI)所致咳嗽
    E. 鼻后滴漏综合征

45. 咯鲜血特别是24小时达到300 ml以上可见于
    A. 二尖瓣狭窄
    B. 肺血栓栓塞症
    C. 支气管扩张
    D. 急性支气管炎
    E. 肺结核

三、共用题干题：以下每道考题有2～6个提问，每个提问有5个备选答案，请选择1个最佳答案

(46～48题共用题干)

男性，26岁，主诉吐血。

46. 在询问病史中，哪一项最不重要
    A. 呕血的前驱症状
    B. 呕血时伴随症状
    C. 呕血量
    D. 血的颜色
    E. 呕血与进食的关系

47. 为鉴别患者是呕血还是咯血，哪项病史最重要
    A. 前驱症状
    B. 血量
    C. 大便潜血试验
    D. 大便颜色
    E. 与血的混合物

48. 如果患者为咯血，同时伴有皮肤黏膜出血，应考虑下列哪种疾病
    A. 流行性出血热
    B. 支气管肺癌
    C. 肺炎
    D. 支气管扩张
    E. 肺出血-肾炎综合征

(49～51题共用题干)

男性，62岁，近2个月常于劳累后感心前区疼痛、呼吸困难，伴窒息感，深吸气不加重疼痛。

49. 最有可能的病因是
    A. 慢性支气管炎并发肺气肿
    B. 心绞痛

C. 心包积液
D. 胸膜炎
E. 肺结核

50. 此时患者呼吸困难的特点是
    A. 吸气时肋间隙明显凹陷
    B. 呼气延长
    C. 呼吸频率改变
    D. 伴喘鸣音的呼吸困难
    E. 常取端坐呼吸体位

51. 此时最易出现异常的检查为
    A. 心电图
    B. 胸部超声
    C. 胸片
    D. 血清心肌酶
    E. 血常规

四、案例分析题：每个案例至少有 3 个提问，每个提问有多个备选答案，其中正确答案有 1 个或几个

(52~54 题共用题干)

中年男性，醉酒后呕吐、误吸，出现咳嗽、咳痰、呼吸困难，胸片提示双肺毛玻璃样改变，吸氧 4 L/分条件下，血气分析 pH 7.46，$PaCO_2$ 52 mmHg，$PaCO_2$ 28 mmHg。

52. 该患者的氧合指数(PaO_2/FiO_2)是
    A. 100 mmHg
    B. 140 mmHg
    C. 180 mmHg
    D. 220 mmHg
    E. 240 mmHg

53. 该患者最恰当的诊断是
    A. 急性肺损伤，Ⅰ型呼吸衰竭，代谢性酸中毒
    B. 急性肺损伤，Ⅰ型呼吸衰竭，呼吸性碱中毒
    C. ARDS，Ⅰ型呼吸衰竭，呼吸性碱中毒
    D. ARDS，Ⅰ型呼吸衰竭，代谢性酸中毒
    E. ARDS，Ⅱ型呼吸衰竭，呼吸性碱中毒

54. 该患者治疗上正确的措施为
    A. 气管插管呼吸机辅助呼吸
    B. 间断吸痰
    C. 防治肺部感染
    D. 大量补液
    E. 防治消化道出血

参考答案与解析

1. B 2. A 3. D 4. C 5. C 6. B 7. B 8. C 9. D
10. B 11. C 12. D 13. B 14. E 15. D 16. C 17. D 18. E
19. A 20. A 21. E 22. C 23. B 24. B 25. C 26. A 27. D
28. A 29. C 30. B 31. C 32. D 33. C
34. ABDE 35. ABCDE 36. ABC 37. AB
38. AD 39. ABC 40. ABCDE 41. ABDE
42. CD 43. CE 44. ABCDE 45. ABCDE

46. E 47. E 48. A 49. B
50. EA 51. A 52. B 53. C
54. ABCE

1. 解析：上气道咳嗽综合征是指由于鼻部疾病引起分泌物倒流鼻后和咽喉部，甚至反流入声门或气管，导致以咳嗽为主要表现的综合征。除咳嗽、咳痰外，可有感冒表现：鼻塞、鼻腔分泌物增加，可有频繁清嗓、咽后黏液附着、鼻后滴流感。非变应性鼻炎鼻黏膜多表现为黏膜肥厚或充血样改变，部分患者口咽部黏膜可呈鹅卵石样改变或咽后壁附有黏脓性分泌物。本例患者符合此诊断，故选 B。

6. 解析：无论何种哮喘，轻症可以逐渐自行缓解，缓解期无任何症状或异常体征。发作时，则出现伴有哮鸣音的呼气性呼吸困难，每分钟呼吸常在 28 次以上，脉搏 110 次以上。有时严重发作可持续一两日之久，称为"重症哮喘"。本例患者病情程度介于轻度和重度之间，因此为中度，故选 B。

11. 解析：引起咯血的疾病：① 支气管疾病常见的有支气管扩张（结核性或非结核性）、慢性支气管炎、支气管内膜结核、支气管癌（原发性肺癌）等。② 肺部疾病常见的有肺结核、肺炎、肺脓肿等。肺结核是最常见的咯血原因之一。③ 心血管疾病较常见的是二尖瓣狭窄所致的咯血。某些先天性心脏病如房间隔缺损、动脉导管未闭等引起肺动脉高压时，也可发生咯血。④ 其他血液病（如血小板减少性紫癜、白血病、血友病等）；急性传染病（如肺出血型钩端螺旋体病、流行性出血热等）；结缔组织病（如结节性多动脉炎）；子宫内膜异位症等。故选 C。

16. 解析：胸腔积液的临床表现有咳嗽、胸痛，常为干咳，伴胸部刺痛，咳嗽或深呼吸时胸痛加剧。少量积液的情况下其疾病症状并不明显，或者稍微感到胸闷；大量积液存在时会感到明显的呼吸困难，而此时胸痛可趋缓。如患者的胸腔积液为少量时，体征不明显，中等量积液时，患侧胸廓饱满，肋间隙增宽，呼吸运动减弱，语颤减弱或消失，叩诊闻及浊音，听诊时呼吸音减弱或者消失；积液上方肺受压，含气量减少可闻及羊鸣音，支气管肺泡气管呼吸音；大量胸腔积液时，除上述体征外，纵隔移向健侧，气管移位。故选 C。

22. 解析：咯血：血随咳嗽而出；血色鲜红，带泡沫；咯血前，咽喉有不适感；有呼吸系统或心脏疾病病史；夹杂物是痰，呈泡沫状。呕血：血随呕吐而出；血色暗红，不含泡沫；呕血前常有恶心或黑便；有消化系病或肺病史；夹杂物是食物残渣、胃液。ABDE 选项均正确，故选 C。

27. 解析：咳嗽伴胸痛常见于肺炎、胸膜炎、支气管癌、自发性气胸。故选 D。

32. 解析：肺癌早期其特点是中老年人突然咳血痰，或痰中反复带血，A 项错误；咳嗽由气管、支气管黏膜或胸膜受感染、异物、物理或化学性刺激引起。如肺癌、肺结核、肺水肿、肺气肿、过敏性鼻炎及哮喘等，B 项错误；中枢神经因素引起的咳嗽，是从大脑皮质发出冲动刺激延髓咳嗽中枢所致，如受冷刺激、脑炎、脑膜炎等 C 项错误；感染或非感染时引起的咳嗽有时较重，有时较轻，E 项错误。支气管扩张的咳嗽特点往往是于清晨或夜间变动体位时加重，并伴咳痰，故选 D。

34. 解析：缺 O_2 可刺激心脏，使心率加快和心搏量增加，血压上升。缺 O_2 和 CO_2 潴留均能引起肺动脉小血管收缩而增加肺循环阻力，导致肺动脉高压和增加右心负担。吸入 CO_2 浓度增加，可使心率加快，心搏量增加，使脑、冠状血管舒张，皮下浅表毛细血管和静脉扩张，而使脾和肌肉的血管收缩，故血压仍升高。故选 ABDE。

39. 解析：引起咯血的原因很多，以呼吸系统和心血管疾病为多见。呼吸系统疾病中引起咯血的常见病主要有：支气管炎、支气管扩张、肺结核、肺炎、肺癌、肺脓肿、矽肺等。心血管疾病中引起咯血的常见病有风湿性心脏病、高血压心脏病、动静脉畸形、肺动脉高压、主动脉瘤等。故选 ABC。

44. 解析：引起慢性咳嗽的六大病因为鼻后滴漏综合征、咳嗽变异性哮喘、胃食管反流、嗜酸性粒细胞性支气管炎、慢性咽喉炎、心因性咳嗽，此外，还有血管紧张素转换酶抑制剂（ACEI）副作用所致咳嗽及精神性咳嗽等。故选 ABCDE。

46. 解析：呕血的问诊要点应注意呕血的诱因、量、颜色、夹杂物、吐血前后情况及伴随症状，进食与呕血关系不是问诊的重点。故选 E。

47. 解析：呕血是指呕吐物含有鲜血或血性物，如呕吐物为鲜血则提示为食管出血，如呕吐物为咖啡色则表明为胃或十二指肠出血。咯血是指喉以下呼吸道出血经喉头、口腔咳出。故选 E。

48. 解析：患者处于流行性出血热发热期，可出现毛细血管损害征，主要表现为充血、出血和渗出水肿，伴有皮肤黏膜出血，同时可有鼻出血、咯血、黑便或血尿。故选 A。

52. 解析：鼻管吸氧时吸入气体氧浓度（FiO_2）计算公式：$FiO_2 = [21+氧流量（L/分）×4]\% = 37\%$，氧合指数 $= PaO_2/FiO_2 = 52/0.37 = 140$ mmHg。故选 B。

53. 解析：氧合指数（PaO_2/FiO_2）降低是诊断 ARDS 的必要条件，正常值为 400～500 mmHg，低氧血症时，ALI 时氧合指数≤300 mmHg，ARDS 时氧合指数≤200 mmHg，此题氧合指数为 140 mmHg，≤200 mmHg 应诊断为 ARDS。Ⅰ型呼吸衰竭血气结果 $PaO_2 < 60$ mmHg，$PaCO_2$ 正常或下降；Ⅱ型呼吸衰竭 $PaO_2 < 60$ mmHg，$PaCO_2 > 50$ mmHg；由于 pH 7.46，PaO_2 降低，由于过度通气，$PaCO_2$ 也降低，导致呼吸性碱中毒。故选 C。

54. 解析：急性呼吸窘迫综合征的治疗原则为：① 原发病的治疗，如间断吸痰、防治肺部感染及消化道出血；② 纠正缺氧，需采用高浓度给氧；③ 机械通气，ALI 多采用无创正压通气，ARDS 多采用呼气末正压给氧和小潮气量；④ 为减轻肺水肿，应合理限制液体入量；⑤ 营养支持与监护，必要时糖皮质激素治疗。故选 ABCE。

第 2 篇

呼吸系统疾病

第 13 章 流行性感冒和 A/H5N1 感染

一、单选题：以下每道考题有 5 个备选答案，请选择 1 个最佳答案

1. 男性,20 岁,高热、乏力、肌肉酸痛伴鼻塞 1 日,同班同学中数人有同样症状,最可能的诊断是
   A. 肺炎 B. 普通感冒
   C. 急性咽炎 D. 支气管炎
   E. 流行性感冒

2. 以下关于流感病毒的描述,哪一项不正确
   A. 按抗原性分为甲、乙、丙、丁 4 型
   B. 属正黏科病毒,为 RNA 病毒
   C. 甲型常引起大流行,病情较重
   D. 乙型和丙型引起流行和散发,病情相对较轻
   E. 人类无法获得持久的免疫力

3. 以下不是流行性感冒特点的是
   A. 起病急 B. 一般不发热
   C. 全身症状较重 D. 常为明显的流行性发病
   E. 鼻咽部症状较轻

4. 常见于流行性感冒的是
   A. 波状热 B. 稽留热
   C. 不规则热 D. 弛张热
   E. 间歇热

二、多选题：以下每道考题有 5 个备选答案,每题至少有 2 个正确答案

5. 女性,50 岁,近 2 日来鼻塞、咽痛,其丈夫、儿子均在 1 周前出现类似症状,诊断急性上呼吸道感染。关于该病的流行病学特点,不正确的是
   A. 全年皆可发病,冬春季节多发
   B. 健康人群中无病毒携带者
   C. 通过含有病毒的飞沫传播或被污染的手、用具传播
   D. 多为散发

E. 感染后有交叉免疫
6. 流行性感冒可表现为
   A. 神经型
   B. 肺炎型
   C. 胃肠型
   D. 咽炎型
   E. 中毒型
7. 关于流行性感冒的说法,正确的是
   A. 起病急,全身症状较呼吸道症状突出
   B. 有高度传染性
   C. 单纯型最常见
   D. 咽炎型以咽痛为主
   E. 肺炎型病程1~4周

三、共用题干题:以下每道考题有2~6个提问,每个提问有5个备选答案,请选择1个最佳答案

(8~9题共用题干)

男性,12岁,学生,突然出现畏寒、高热(体温40℃)、头晕、头痛、全身酸痛、乏力。伴有腹痛、腹泻。同班同学也有相似病症。实验室检查白细胞 $9 \times 10^9/L$,中性粒细胞70%,淋巴细胞60%。

8. 最可能的诊断是
   A. 肺脓肿
   B. 急性上呼吸道感染
   C. 流行性感冒
   D. 普通感冒
   E. 气管-支气管炎
9. 应及早应用哪类药物
   A. 大环内酯类
   B. 青霉素类
   C. 抗感冒复合剂
   D. 抗病毒药物
   E. 抗菌药物

(10~13题共用题干)

男性,70岁,有"慢性咳嗽、咳痰30年"病史,1周前感冒后出现食欲减退,轻微咳嗽,咳少量白黏痰,体温不高,并出现嗜睡,查血常规,WBC $5.6 \times 10^9/L$,N 74%,Hb 168 g/L,血气分析示 pH 7.32,$PaCO_2$ 86 mmHg,PaO_2 50 mmHg。

10. 该患者出现呼吸衰竭加重的诱因为
    A. 急性呼吸道感染
    B. 使用镇静剂
    C. 吸高浓度氧
    D. 精神过于紧张
    E. 以上全是
11. 该患者入院后应首先采取的措施为
    A. 给予头孢他啶等有效抗生素治疗
    B. 立即给予气管插管,机械通气治疗
    C. 给予患者BiPAP无创通气治疗
    D. 给予患者20%甘露醇,脱水治疗
    E. 给予化痰药,通畅气道
12. 给予患者抗感染治疗,主要应覆盖的细菌谱为
    A. 肺炎链球菌
    B. 金黄色葡萄球菌
    C. 厌氧菌
    D. 革兰阴性杆菌
    E. 革兰阳性球菌

13. 在机械通气过程中,痰培养提示铜绿假单胞菌,此时应选用的抗生素为
    A. 青霉素   B. 头孢他啶
    C. 左氧氟沙星   D. 红霉素
    E. 碳青霉烯类抗生素

(14~16 题共用题干)
女性,17 岁,咽痛、高热、肌肉酸痛、乏力 1 日,诊断为流行性感冒。

14. 以下有关流行性感冒的发病机制,哪项不正确
    A. 病毒表面有一层脂质包膜,膜上有糖蛋白突起,由血凝素和神经氨酸酶构成
    B. 病毒核蛋白与上皮细胞核蛋白结合,在核内组成 DNA
    C. 糖蛋白受体暴露,血凝素与受体结合,吸附于纤毛上皮细胞上,继而穿入细胞内
    D. 流感病毒被吸入呼吸道后,病毒的神经氨酸酶破坏神经氨酸,使黏蛋白水解
    E. 复制的子代病毒通过神经氨酸酶的作用以出芽形式排出上皮细胞,由此扩散感染,
       使纤毛上皮细胞变性、坏死和脱落

15. 以下实验室检查中,不支持流行性感冒诊断的是
    A. 口腔含漱液分离出病毒
    B. 鼻咽分泌物分离出流感病毒
    C. 白细胞升高,中性粒细胞增加
    D. 血白细胞正常或减低,淋巴细胞相对增加
    E. 恢复期血清中抗流感病毒抗体滴度比急性期有 4 倍或以上升高有助于回顾性诊断

16. 以下不是常规处理的是
    A. 休息   B. 隔离
    C. 多饮水   D. 朋友应多探视、关心
    E. 奥司他韦 75 mg,每日 2 次

参考答案与解析

1. E   2. A   3. B   4. C   5. BE   6. BCE   7. ABCE   8. C   9. D
10. A   11. E   12. D   13. B   14. B   15. C   16. D

3. 解析:流行性感冒典型的临床症状是急起高热、全身疼痛、显著乏力和轻度呼吸道症状。传播特点是流行性,靠飞沫传播。一般秋冬季节是高发期,所引起的并发症和死亡现象非常严重。故选 B。

5. 解析:急性上呼吸道感染的流行病学特点:病原体是病毒,传播快,靠飞沫传播和被污染的手、用具传播,传染性强,全年皆可发病,冬春季节多发,多为散发,主要发生于免疫力低的老人、儿童;由于病毒易突变,所以流行性上呼吸道感染好了以后对再次发生的流行性上呼吸道感染不具有免疫力。故选 BE。

8. 解析:首先患者白细胞 9×10^9/L,中性粒细胞 70%,淋巴细胞 60%,符合病毒性感染时的特点(白细胞多正常或偏低,淋巴细胞比例升高);另流行性感冒多起病急,全身症状重、畏寒、高热、全身酸痛、眼结膜炎症明显,部分患者有恶心、呕吐、腹泻等消化道症状,且同班同学也有相似病症更说明其流行性,传播快。故选 C。

9. 解析:流行性感冒的病原体是病毒,应该针对性的应用抗病毒药物。故选 D。

第14章 肺 炎

一、单选题：以下每道考题有 5 个备选答案，请选择 1 个最佳答案

1. 血源性葡萄球菌肺炎应注意什么
    A. 三尖瓣赘生物
    B. 体质衰弱者
    C. 脓气胸
    D. 肺外病灶
    E. 肺实变体征
2. 肺炎链球菌何时侵入人体而致病
    A. 支气管扩张
    B. 老年人与婴幼儿
    C. 机体免疫功能受损时
    D. 吸烟者
    E. 慢性病患者
3. 女性,56 岁。患慢性支气管炎和阻塞性肺气肿近 10 年。3 日前起因感冒致咳喘症状加重,痰量略增,稍带黄脓性。其继发感染的最可能病原体是
    A. 革兰阴性杆菌
    B. 革兰阳性球菌
    C. 厌氧菌
    D. 肺炎链球菌、流感嗜血杆菌,或莫拉卡他菌
    E. 铜绿假单胞菌
4. 传染性非典型肺炎,在治疗中应密切注意
    A. 糖皮质激素的不良反应及 SARS 的并发症
    B. 糖皮质激素的不良反应
    C. SARS 的并发症
    D. 抗病毒药物的应用
    E. 糖皮质激素的用量
5. 多糖荚膜对组织的侵袭作用源于哪种病原体
    A. 肺炎链球菌
    B. 肺炎支原体
    C. 冠状病毒
    D. 葡萄球菌
    E. 肺炎衣原体
6. 慢性呼吸衰竭患者机械通气的指征,错误的是
    A. $PaCO_2$ 进行性升高
    B. $PaCO_2$ 升高达到 80 mmHg 以上
    C. 严重的低氧血症,积极氧疗后,PaO_2 仍 < 40 mmHg
    D. 呼吸频率超过 35 次/分
    E. 并发肺性脑病
7. 肺炎链球菌肺炎,剧烈胸痛者可用
    A. 可待因
    B. 阿司匹林
    C. 扑热息痛
    D. 解热药
    E. 静脉输液
8. 细菌性肺炎的抗菌治疗包括

A. 强力抗菌药物　　　　　　　　　B. 特殊性治疗
C. 经验性治疗和抗病原体治疗　　　D. 一般性治疗
E. 广谱抗菌治疗

9. 下列哪项不是传染性非典型肺炎的早期特征
   A. 灰色肝变期　　　　　　　　　B. 肺水肿
   C. 灶性肺水肿　　　　　　　　　D. 透明膜形成
   E. 纤维素渗出

10. 男性,16岁,学生。干咳3日,伴发热37.8℃来门诊。X线示右下肺淡薄云絮状影。冷凝集试验1:64阳性。拟诊肺炎支原体肺炎,下列处理哪一项是不对的
    A. 不应用抗生素,因为支原体不是细菌　　B. 四环素
    C. 氯霉素　　　　　　　　　　　　　　D. 红霉素
    E. 罗红霉素

11. 肺炎链球菌肺炎,若未及时使用抗生素,发生肺外感染的概率是多大
    A. 10%　　　　　　　　　　　B. 5%
    C. 15%~20%　　　　　　　　 D. 40%~50%
    E. 30%~50%

12. 肺炎支原体的致病性与下列哪些因素有关
    A. 病原体破坏上皮细胞　　　　B. 患者对病原体或其代谢产物过敏
    C. 荚膜中的多糖结构　　　　　D. 毒素与酶
    E. 致病菌毒性大小

13. 传染性非典型肺炎的病理改变主要显示
    A. 支气管痉挛　　　　　　　　B. 弥漫性肺泡损伤和炎症细胞浸润
    C. 肺泡水肿　　　　　　　　　D. 坏死组织阻塞细支气管
    E. 炎症细胞浸润

14. 男性,64岁。因食管癌行手术治疗,留置胃管。手术后4日患者咳嗽,痰略带黄色,发热38.4℃,气急,右下肺闻及较多细湿啰音。X线胸片示右下肺大片炎性病变。推测其最可能的病原体是
    A. 金黄色葡萄球菌　　　　　　B. 军团杆菌
    C. 铜绿假单胞菌　　　　　　　D. 肠道革兰阴性杆菌
    E. 流感嗜血杆菌

15. 肺炎的病原学诊断,简单易行的诊断方法是
    A. 人工气道吸引　　　　　　　B. 纤维支气管镜
    C. 经皮细针抽吸　　　　　　　D. 痰涂片
    E. 血和胸腔积液培养

16. 肺泡性肺炎的典型表现为
    A. 无实变阴影　　　　　　　　B. 条状阴影
    C. 不规则片状阴影　　　　　　D. 肺实质炎症,X线胸片显示实变阴影
    E. 无实变体征

17. 肺部革兰阴性菌感染的共同点是
    A. 肺实变组织坏死后易形成多发性脓肿　　B. 呼吸道症状逐渐加重

C. 呼吸道症状较轻 　　　　　　　　D. 并发胸腔积液
E. 很少发生肺脓肿

18. 葡萄球菌的致病物质主要是
    A. 病原体 　　　　　　　　　　　B. 过敏反应
    C. 炎性介质 　　　　　　　　　　D. 毒素与酶
    E. 多糖荚膜

19. 支原体肺炎诊断的主要依据为
    A. 特征性 X 线表现 　　　　　　　B. 临床表现
    C. 血或痰细菌培养阴性 　　　　　D. 冷凝集试验阳性,且滴度逐渐升高
    E. 红霉素试验治疗有效

20. 血源性肺脓肿的致病菌常见于
    A. 金黄色葡萄球菌、表皮葡萄球菌、链球菌
    B. 流感嗜血杆菌
    C. 链球菌、支原体
    D. 肺炎克雷伯杆菌
    E. 支原体、念珠菌

21. 男性,28 岁,1 周前有牙痛史,继而患"感冒",出现畏寒、寒战、高热、胸痛、咳嗽、咳脓痰。查体:体温 39.5℃,呼吸急促,呈急性重病容,心、肺检查未见异常。血象:WBC 19 × 10^9/L,N 90%,为明确诊断下列哪项检查最有价值
    A. 血沉 　　　　　　　　　　　　B. 肺功能测定
    C. 胸部 X 线胸片 　　　　　　　　D. 支气管镜检查
    E. B 超

22. 男性,60 岁。因胃癌行胃大部切除,手术后第三日起出现高热、寒战、咳嗽、少量黄脓痰、左下胸痛。X 线示左下肺炎伴脓肿形成。痰多次培养均为金黄色葡萄球菌,药物敏感测定对苯唑西林耐药。下列抗生素治疗选择哪一项是不妥当的
    A. 头孢他啶(复达欣) 　　　　　　B. 万古霉素
    C. 利福平 　　　　　　　　　　　D. 环丙沙星
    E. 亚胺培南

23. 女性,32 岁,2 日前受凉后突起畏寒、发热,右胸痛,气促,咳少量铁锈色痰。既往体健。胸部检查:右前胸中部叩诊呈浊音,可闻及管状呼吸音。最可能的诊断是
    A. 右中叶干酪性肺炎 　　　　　　B. 右中叶肺囊肿并感染
    C. 右中叶大叶性肺炎 　　　　　　D. 右中叶慢性纤维窄洞型肺结核
    E. 右侧胸腔积液

24. 休克性肺炎最常见的病原菌是
    A. 肺炎链球菌 　　　　　　　　　B. 呼吸道病毒
    C. 革兰阴性杆菌 　　　　　　　　D. 金黄色葡萄球菌
    E. 真菌

25. 小叶性干酪样肺炎多发生在
    A. 双侧上肺尖部 　　　　　　　　B. 双肺中下部,X 线呈小叶斑片播散病灶
    C. 上叶尖后段 　　　　　　　　　D. 下叶背段,肺纹理呈垂柳样

E. 中肺野肺组织破坏严重

26. 在室温24℃下SARS在尿液里可存活10日,在血液中可存活
    A. 15日
    B. 10日
    C. 30日
    D. 5日
    E. 60日

27. 关于肺炎链球菌肺炎的治疗,下列不正确的是
    A. 卧床休息,适当支持治疗
    B. 首选青霉素治疗
    C. 青霉素过敏者可选用红霉素
    D. 抗菌药物的疗程一般为7~10日
    E. X线胸片浸润影吸收前需不间断使用抗生素

28. 不会引起RV增加的病变是
    A. 肺炎
    B. 慢性阻塞性肺疾病
    C. 哮喘
    D. 老年性肺气肿
    E. 阻塞性肺气肿

29. 女性,26岁。"感冒"后持续咳嗽4周,多为干咳,偶有少量白色黏痰。遇有刺激性气味或冷空气时咳嗽常常加剧。有时夜间发作。口服左氧氟沙星及"镇咳药"效果欠佳。胸片示双下肺纹理略增粗。查体:咽稍充血,双肺呼吸音清晰,未闻及干、湿啰音,心率76次/分。为明确诊断,该患者应首先采取的检查措施为
    A. 诱导痰
    B. HRCT
    C. 肺功能
    D. 皮肤变应原试验
    E. 鼻窦CT

30. HAP在影像学上大多表现为
    A. 支气管肺炎
    B. 间质性肺炎
    C. 大叶性肺炎
    D. 弥漫性肺炎
    E. 坏死性肺炎

31. 注射毒瘾患者的社区获得性肺炎,第一位的病原体是
    A. 肺炎链球菌
    B. 肠杆菌科细菌
    C. 铜绿假单胞菌
    D. 军团菌
    E. 甲氧西林耐药金黄色葡萄球菌

32. 有关肺炎支原体肺炎的临床表现,哪项是错误的
    A. 潜伏期2~3周,起病缓慢
    B. 头痛显著
    C. 咳嗽不重,初为干咳
    D. 发热过后咳嗽可继续存在
    E. 胸膜累及时,可有胸膜摩擦音或胸水体征

33. 社区获得性肺炎,最常见的致病菌是
    A. 肺炎链球菌
    B. 金黄色葡萄球菌
    C. 革兰阴性杆菌
    D. 厌氧菌
    E. 真菌

34. 以下哪项提示重症肺炎的诊断
    A. 血压80/50 mmHg
    B. 心率90次/分
    C. 头痛,烦躁不安
    D. 畏寒,高热
    E. 呼吸频率26次/分

35. X线检查发现右上肺均匀致密大片状影,其中有含气支气管影,最有可能为下列哪种疾病
    A. 支气管肺炎   B. 大叶性肺炎
    C. 肺脓肿   D. 干酪性肺炎
    E. 肺癌

36. 最常见的肺炎类型是
    A. 过敏性肺炎   B. 病毒性肺炎
    C. 支原体肺炎   D. 真菌性肺炎
    E. 细菌性肺炎

37. CAP 最常见的病原体不包括下列哪项
    A. 支原体   B. 肺炎克雷伯杆菌
    C. 流感嗜血杆菌   D. 肺炎链球菌
    E. 卡他莫拉菌

38. 厌氧菌所致肺炎与肺炎球菌肺炎不同之处为
    A. 咳有臭味痰   B. 可有发热
    C. 青霉素治疗有效   D. 有咳嗽症状
    E. 有肺实变体征

39. 男性,50 岁。一天来寒战、高热 39.6℃,咳嗽伴有胸痛,咳痰呈砖红色胶冻状,量多。查体轻发绀,BP 80/50 mmHg,左肺叩浊、呼吸音低,X 片示左肺多发性蜂窝状阴影,该患者最可能的诊断是
    A. 肺炎链球菌肺炎,休克型 B. 葡萄球菌肺炎
    C. 厌氧球菌肺炎   D. 军团杆菌肺炎
    E. 克雷伯杆菌肺炎

40. 院内获得性肺炎,最常见的致病菌是
    A. 肺炎链球菌   B. 金黄色葡萄球菌
    C. 革兰阴性杆菌   D. 白念珠菌
    E. 厌氧菌

41. 女性,44 岁。4 月前有肾移植术史。10 日前开始出现食欲减退,继而干咳、发热。近 2 日呼吸困难。体检:呼吸 30 次/分,发绀,双肺呼吸音粗,无啰音。X 线胸片示双肺门周围弥漫性渗出,呈网状和小结节状影,次日进展成双侧肺门的蝶状影。最可能的诊断是
    A. 抑制物抗宿主病   B. 肺炎链球菌肺炎
    C. 肺炎支原体肺炎   D. 卡氏肺囊虫肺炎
    E. 肺炎克雷伯菌肺炎

42. 男性,27 岁。3 个月前有受肾移植术史,1 周前高热,最高达 40.2℃,伴头痛、全身酸痛和疲乏,前天起气促,并进行性加重。体检:体温 39.8℃,呼吸 32 次/分,血压 120/70 mmHg,脉搏 120 次/分,双肺未闻啰音。X 线胸片显示双肺纹理增多,呈网格状,并有小片状浸润。血常规:WBC 4.5×10^9/L,N 0.75,L 0.25,最可能的诊断是
    A. 巨细胞病毒肺炎   B. 肺炎链球菌肺炎
    C. 真菌性肺炎   D. 左心功能衰竭
    E. 金黄色葡萄球菌肺炎

43. 男性,26岁。受凉后突然畏寒,高热,左侧胸痛伴咳嗽,咳少量铁锈色痰,胸部X片见左下肺大片淡薄阴影。其最可能的诊断是
    A. 金黄色葡萄球菌肺炎   B. 结核性胸膜炎
    C. 肺炎球菌肺炎   D. 原发性支气管癌合并阻塞性肺炎
    E. 急性原发性肺脓肿

44. 关于革兰阴性杆菌所致肺炎的治疗,下列哪一项不正确
    A. 肺炎克雷伯杆菌肺炎首选氨基糖苷类抗生素
    B. 慢性肺炎克雷伯杆菌肺炎患者多数需行肺叶切除术
    C. 铜绿假单胞菌肺炎应适当联合使用抗生素
    D. 流感嗜血杆菌肺炎首选氨苄青霉素
    E. 大肠埃希菌肺炎可联合使用氟喹诺酮和氨基糖苷类抗生素

45. 男性,68岁。糖尿病患者,突发高热、寒战、右胸痛,次日咳痰,为黄色脓性带血丝,量多,X线显示右下肺实变,其中有多个液性囊腔,最可能的诊断是
    A. 干酪性肺炎   B. 铜绿假单胞菌性肺炎
    C. 克雷伯杆菌肺炎   D. 葡萄球菌性肺炎
    E. 军团杆菌肺炎

46. 关于肺炎杆菌性肺炎,下列不正确的是
    A. 年老体弱、原有慢性肺部疾病的患者少见
    B. 起病急骤,寒战、高热
    C. 咳嗽多痰,呈特征性棕红色胶冻样痰
    D. 肺部可见实变体征
    E. 治疗可首选氨基糖苷类和头孢菌素类

47. 下列哪种肺炎的胸片表现为X线阴影具有易变性,易形成单个或多发的液气囊腔
    A. 肺炎球菌肺炎   B. 金葡菌肺炎
    C. 克雷伯杆菌肺炎   D. 病毒性肺炎
    E. 肺炎支原体肺炎

48. 关于肺癌的放射治疗,哪一种病理类型的放射剂量最大
    A. 腺癌   B. 鳞状细胞癌
    C. 小细胞癌   D. 大细胞癌
    E. 类癌

49. 休克性肺炎的临床表现,以下描述不正确的是
    A. 血压下降,脉压减小   B. 面色苍白,烦躁不安
    C. 四肢厥冷,出冷汗   D. 尿量增多
    E. 不发热或仅有低热

50. 男性,30岁。近期劳累突发畏寒、高热。查体:体温高达39℃,咳嗽、咳铁锈色痰,伴右侧胸痛,咳嗽和深呼吸时加重;急性病容,颜面潮红,口角有疱疹,右下肺可闻及支气管呼吸音。临床诊断为急性肺炎,其最可能的病原体是
    A. 肺炎链球菌   B. 肺炎衣原体
    C. 肺炎支原体   D. 金黄色葡萄球菌
    E. 肺炎克雷伯菌

51. 典型肺炎链球菌肺炎体征描述,不正确的是
    A. 患侧呼吸运动减弱 B. 患侧语颤减弱
    C. 患侧叩诊呈浊音 D. 患侧听诊有支气管呼吸音、湿啰音
    E. 累及胸膜时,可闻及胸膜摩擦音
52. 下列哪项不是肺炎链球菌肺炎的并发症
    A. 机化性肺炎 B. 风湿性心肌炎
    C. 急性浆液纤维蛋白性胸膜炎 D. 败血症
    E. 化脓性心包炎
53. 临床上最常见的肺炎应是
    A. 军团菌肺炎 B. 细菌性肺炎
    C. 化学性肺炎 D. 过敏性肺炎
    E. 放射性肺炎
54. 关于肺炎链球菌肺炎,下列哪一项是正确的
    A. 多发生于年老体弱或免疫功能低下者
    B. 易形成空洞
    C. X线胸片为大片絮状阴影,以急起寒战、高热、咳嗽、咳铁锈色痰为特征
    D. 血白细胞增加,分类以嗜酸性粒细胞为主
    E. 治疗以氨基糖苷类药物为首选
55. 女性,49岁,原有糖尿病,右脚外伤后伤口经久不愈合。3日前突起高热、寒战、胸痛、咳嗽、咳脓痰、呈粉红色乳状痰,X线胸片示双肺多发片状浸润影,并有多个1~2 cm大小的液气囊腔,最可能的诊断是
    A. 肺炎链球菌肺炎 B. 葡萄球菌肺炎
    C. 肺炎支原体肺炎 D. 病毒性肺炎
    E. 肺炎克雷伯杆菌性肺炎
56. 有关肺炎球菌肺炎的病理,下列哪项不正确
    A. 有充血期、红色肝变期、灰色肝变期和消散期
    B. 极少数有成纤维细胞形成,导致机化性肺炎
    C. 肺泡内浆液渗出和红、白细胞浸润,含菌的渗出液由Cohn孔向周围肺泡蔓延
    D. 肺泡内纤维蛋白渗出物溶解、吸收
    E. 肺组织充血水肿,肺泡壁溶解坏死
57. 关于肺炎球菌肺炎的发病机制及病理生理,下列哪项错误
    A. 荚膜对组织的侵袭作用,使肺组织坏死、破坏
    B. 肺炎球菌含有高分子多糖体的荚膜,具有特异性抗原
    C. 炎症可累及几个肺段或整个肺叶
    D. 病变开始于肺的外周,容易累及胸膜
    E. 极少数患者可形成机化性肺炎
58. 21岁患者,近2日寒战、高热、咳嗽,咳少许黏痰,略带血。因气急、发绀、休克死亡。病理切片见肺泡内充满红、白细胞和血浆,但肺泡壁尚完整。最可能的诊断为
    A. 干酪性肺炎 B. 肺梗死
    C. 肺不张并感染 D. 渗出性胸膜炎

E. 肺炎球菌肺炎

59. 肺炎克雷伯杆菌肺炎的临床特点,下列哪项不符合
   A. 起病急、胸痛、畏寒　　　　　　B. 咳嗽,咳红棕色胶冻状痰
   C. 白细胞正常或增加　　　　　　　D. 对庆大霉素及第三代头孢菌素敏感
   E. 青壮年多见,预后良好

60. 有关肺炎支原体肺炎的实验室结果,下列哪项最有诊断价值
   A. 周围血白细胞总数正常或稍增多,以中性粒细胞为主
   B. 抗支原体抗体测定(免疫荧光法)
   C. 链球菌 MG 凝集试验阳性
   D. 抗支原体抗体测定(酶联免疫吸附试验)
   E. 冷凝集试验阳性

61. 男性,23 岁,诊断为肺炎球菌肺炎。目前口渴无尿,四肢厥冷,血压 10.6/8 kPa(80/60 mmHg),心率 120 次/分,中心静脉压 294 Pa(30 mmH$_2$O)。治疗首选
   A. 血管活性药物　　　　　　　　　B. 静脉滴注低分子右旋糖酐
   C. 静脉注射毛花苷 C　　　　　　　D. 静脉滴注乳酸钠
   E. 静脉滴注肾上腺皮质激素

62. 肺炎球菌肺炎与其他肺炎鉴别,下列哪项是最主要的
   A. 起病急促,寒战、高热　　　　　B. 口角和鼻周出现单纯性疱疹
   C. 血液免疫学检查　　　　　　　　D. 肺部实变征
   E. 咳嗽,咳铁锈色痰

63. 关于肺炎链球菌典型的临床表现,不正确的描述是
   A. 寒战、高热　　　　　　　　　　B. 患侧胸痛
   C. 咳嗽,咳铁锈色痰　　　　　　　D. 起病急骤,急性病容
   E. 起病早期即有明显的肺部体征

64. 请指出最不符合传染性非典型肺炎(SARS)的表现
   A. 体温常高于 38℃　　　　　　　　B. 有传染给他人的病史
   C. 肺部实变影　　　　　　　　　　D. SARS 病毒可以通过患者的粪便传播
   E. 血白细胞常增高

65. 一典型大叶性肺炎患者,发热 5 日入院,其 X 线表现为
   A. 病变区肺纹理显著增多　　　　　B. 肺段或肺叶淡薄,均匀模糊阴影
   C. 肺段或肺叶大片均匀致密阴影　　D. 双肺散在片状影
   E. 双肺炎症伴有蜂窝状透亮区,有时见有球块悬于空洞内

66. 肺炎球菌肺炎的基本病理特点
   A. 肺泡内水肿和浆液渗出　　　　　B. 肺泡内红细胞渗出
   C. 肺叶或肺段实变　　　　　　　　D. 没有肺泡壁损伤、坏死或溃疡
   E. 形成多发性肺脓肿

67. 引起肺炎的病原体主要是
   A. 病毒　　　B. 细菌　　　C. 支原体　　　D. 真菌　　　E. 立克次体

68. 治疗肺炎球菌肺炎的首选抗生素是
   A. 庆大霉素　　　　　　　　　　　B. 链霉素

C. 红霉素 D. 四环素
E. 青霉素

69. 男性,20 岁,诊断肺炎球菌肺炎,目前：口渴无尿,四肢厥冷,BP 80/64 mmHg,心率 120 次/分,中心静脉压 3 cmH_2O,治疗首选
   A. 血管活性药物 B. 静滴乳酸钠
   C. 静注毛花苷 C（西地兰） D. 静滴低分子右旋糖酐
   E. 静滴肾上腺皮质激素

70. 肺炎球菌肺炎形成铁锈色痰的原因是
   A. 痰内有大量红细胞 B. 痰内混有大量肺泡巨噬细胞
   C. 是纤维蛋白和红细胞结合的产物 D. 红细胞破坏后释放含铁血黄素
   E. 以上都不是

71. 引起大叶性肺炎患者缺氧的原因主要是
   A. 限制性通气功能障碍 B. 弥散功能障碍
   C. 病变处通气血流比值失调 D. 气道阻力增加
   E. $PaCO_2$ 增高

72. 男性,30 岁,因高热、胸痛、咳嗽、血痰 4 日入院,实验室检查 WBC $17.5 \times 10^9/L$,N 88%,X 线胸片见右中肺叶大片均匀致密阴影,诊断首先考虑
   A. 干酪性肺炎 B. 支气管肺癌并感染
   C. 肺炎球菌肺炎 D. 肺炎杆菌肺炎
   E. 肺不张

73. 以下哪种情况不能认为是肺炎球菌肺炎的并发症
   A. 心包炎 B. 纤维素性胸膜炎
   C. 败血症 D. 延迟消散或机化性肺炎
   E. 末梢循环衰竭

74. 肺炎球菌肺炎的炎性病变发展的高峰阶段是
   A. 红色肝样变期 B. 灰色肝样变期
   C. 消散期 D. 充血期
   E. 以上都不是

75. 诊断肺炎球菌肺炎哪一症状价值最大
   A. 寒战 B. 持续高热
   C. 咳嗽、呼吸困难 D. 胸痛
   E. 咳铁锈色痰

76. 诊断肺炎球菌肺炎下列哪一项价值大
   A. 白细胞总数,中性粒细胞均升高
   B. 痰培养肺炎球菌阳性
   C. 肺实变体征
   D. X 线大片状密度均匀阴影,呈肺叶或肺段分部
   E. 肺部湿啰音

77. 关于支原体肺炎,以下哪项是错误的
   A. 秋季发病多 B. 儿童青少年多

C. 可引起肺炎性浸润和空洞形成　　　　D. 有咽炎、支气管炎表现
E. 可以无症状

78. 有高危因素的患者医院获得性肺炎中，主要病原体是
    A. 真菌　　　　　　　　　　　　　　B. 病毒
    C. 非典型病原体　　　　　　　　　　D. 金黄色葡萄球菌
    E. 肺炎球菌

79. 肺炎球菌的主要致病作用在于
    A. 产生毒素　　　　　　　　　　　　B. 产生溶血素
    C. 产生杀白细胞素　　　　　　　　　D. 产生组织坏死物质
    E. 荚膜对组织的侵袭力

80. 男性，16岁，半年前发热、咳嗽，胸片右上肺片状影，抗感染治愈。1个月前又类似发病一次。2日前再次发热、咳嗽。胸片又见上述影像，血 WBC 15×10^9/L，诊断可能是
    A. 肺炎支原体肺炎　　　　　　　　　B. 病毒性肺炎
    C. 干酪性肺炎　　　　　　　　　　　D. 阻塞性肺炎
    E. 克雷伯杆菌肺炎

81. 下列哪项不是促进院内感染性肺炎发病增多的因素
    A. 抗肿瘤化疗　　　　　　　　　　　B. 辅助呼吸
    C. 大量肾上腺皮质激素的应用　　　　D. 营养不良
    E. 三代头孢菌素的大量应用

82. 关于葡萄球菌肺炎下列哪项是错误的
    A. 是急性肺部化脓性感染
    B. 病原菌经呼吸道或由皮肤感染灶经血行到达肺部
    C. 可引起全身多发性化脓性病变
    D. 不易出现周围循环衰竭
    E. 确诊有赖于痰培养

83. 下列哪种肺炎可呈暴发性流行
    A. 肺炎球菌肺炎　　　　　　　　　　B. 肺炎支原体肺炎
    C. 肺炎克雷伯杆菌肺炎　　　　　　　D. 军团菌肺炎
    E. 金黄色葡萄球菌肺炎

84. 男性，50岁，因左下肺炎入院，痰培养为肺炎链球菌，下列哪项治疗不正确
    A. 首选青霉素　　　　　　　　　　　B. 青霉素过敏可选头孢类药物
    C. 抗生素疗程一般为14日左右　　　　D. 待胸片阴影消散后停止抗生素
    E. 加强支持疗法，休息

85. 关于肺炎克雷伯杆菌肺炎，下列哪项是错误的
    A. 该细菌常存在于人体上呼吸道和肠道　　B. 病变以上叶较多见
    C. 病死率高　　　　　　　　　　　　D. 治疗首选头孢类药
    E. 慢性病例有时需做肺叶切除

86. 下列哪项不是支气管肺炎的常见病原体
    A. 葡萄球菌　　　　　　　　　　　　B. 链球菌
    C. 流感嗜血杆菌　　　　　　　　　　D. 铜绿假单胞菌

E. 肺炎克雷伯杆菌
87. 成人社区获得性肺炎常见的病原菌是
   A. 肺炎球菌
   B. 金黄色葡萄球菌
   C. 嗜肺军团菌
   D. 铜绿假单胞菌
   E. 肺炎支原体
88. 下列哪一项对病毒性肺炎无早期诊断的价值
   A. 特异性 IgG 抗体
   B. X 线检查
   C. 病毒分离
   D. 临床症状
   E. 呼吸道分泌物中细胞核内的包涵体
89. 患者,学生。阵发性咳嗽(无痰)、咽痛、乏力、肌肉酸痛 2 周,自服青霉素 V 钾片 4 日无效。白细胞计数 $6.9 \times 10^9/L$,分数正常。该病例最可能的胸部 X 线表现是
   A. 肺叶或肺段实变,其中可见支气管气道征
   B. 肺叶或小叶浸润,可见空洞及肺气囊肿
   C. 肺小叶实变,蜂窝状脓肿,叶间隙下坠
   D. 弥漫性支气管肺炎
   E. 下叶间质性支气管肺炎

二、多选题:以下每道考题有 5 个备选答案,每题至少有 2 个正确答案

90. 肺炎球菌肺炎时应用肾上腺皮质激素的适应证是
   A. 常规使用
   B. 预防中毒性休克
   C. 病情严重、毒血症明显
   D. 休克状态经常规治疗无效
   E. 未使用抗生素时使用
91. 大叶性肺炎有哪些表现
   A. 肺实质炎症,通常不累及支气管
   B. X 线显示不规则片状阴影
   C. 肺下叶受累
   D. X 线胸片无实变征象
   E. X 线胸片显示实变阴影
92. 肺炎的诊断程序包括哪些
   A. 确定是上呼吸道感染还是下呼吸道感染
   B. 把肺炎与其他类似肺炎的疾病区别开
   C. 评估严重程度
   D. 肺功能检测
   E. 确定病原体
93. 病原体可以通过下列哪些途径引起社区获得性肺炎
   A. 空气吸入
   B. 血流播散
   C. 邻近感染部位蔓延
   D. 人工气道
   E. 上呼吸道定植菌的误吸
94. 下列哪种细菌所致的肺炎可引起肺组织结构的破坏
   A. 金黄色葡萄球菌
   B. 肺炎克雷伯杆菌
   C. 铜绿假单胞菌
   D. 结核分枝杆菌
   E. 肺炎链球菌

95. 肺炎大叶实变时患侧可出现
    A. 胸廓下陷,呼吸运动减弱　　　　　B. 叩诊浊音,语颤增强,支气管呼吸音
    C. 气管偏向患侧　　　　　　　　　　D. 胸膜摩擦音
    E. 语颤减弱,语音传导减弱
96. 下述哪组可见于肺炎球菌肺炎患者
    A. 口唇单纯性疱疹　　　　　　　　　B. 颈项强直
    C. 皮肤黏膜出血点　　　　　　　　　D. 血白细胞减少
    E. 胶冻样痰
97. 青壮年、无基础疾病的社区获得性肺炎患者经验性治疗时多选用的药物种类是
    A. 青霉素类　　　　　　　　　　　　B. 第一代头孢菌素
    C. 抗假单胞菌活性的 β-内酰胺类　　D. 喹诺酮类
    E. 大环内酯类
98. 关于医院获得性肺炎的描述哪些是正确的
    A. 患者入院时不存在也不处于潜伏期的感染
    B. 入院 72 小时后在医院内发生的肺炎
    C. 无感染高危因素,常见病原体是肺炎链球菌
    D. 有感染高危因素,常见病原体是金黄色葡萄球菌
    E. 临床表现、实验室和影像学检查的诊断特异性低
99. 金黄色葡萄球菌肺炎在 X 线胸片上有哪些特征
    A. 早期大片絮状、浓密不等阴影　　　B. 脓肿形成倾向大,常伴有脓肿内液平
    C. 病灶可形成气囊肿,愈后可自行消失　D. 常伴脓胸、气胸
    E. 病灶部位易变化
100. 重症肺炎的治疗措施有
    A. 防止心、肺及肾功能衰竭　　　　　B. 支持治疗
    C. 应用糖皮质激素　　　　　　　　　D. 补充血容量,纠正休克
    E. 选择敏感抗生素
101. 肺炎患者使用抗生素治疗 72 小时后症状无改善,可能的原因是
    A. 药物未能覆盖致病菌　　　　　　　B. 特殊病原体感染
    C. 非感染性疾病　　　　　　　　　　D. 药物热
    E. 细菌耐药
102. 下列哪组符合肺炎球菌肺炎的临床表现
    A. 急起寒战、高热　　　　　　　　　B. 咳嗽,咳铁锈色痰
    C. 病变部语颤增强　　　　　　　　　D. 病变部语音传导减弱
    E. 咳粉红色泡沫样痰
103. 肺炎球菌肺炎可出现的并发症有
    A. 胸膜炎　　　　　　　　　　　　　B. 心包炎、心肌炎
    C. 机化性肺炎　　　　　　　　　　　D. 末梢循环衰竭
    E. 脑膜炎
104. 吸入性金黄色葡萄球菌肺炎的病理特点是
    A. 与一般细菌性肺炎病变相似

B. 炎症发展迅速,呈大片分布的、广泛融合性支气管肺炎
C. 炎症消散较慢,常引起胸膜炎
D. 细支气管炎症阻塞可引起气囊肿
E. 可引起多发性肺脓肿

105. 肺炎球菌肺炎合并感染性休克时的治疗措施有
    A. 补充血容量,纠正休克　　　　　B. 大剂量青霉素
    C. 应用糖皮质激素　　　　　　　　D. 防止心、肺及肾衰竭
    E. 若合并脓胸,需置管引流

106. 大叶性肺炎实变期患者,肺部检查患侧不出现下列哪些体征
    A. 大水泡音　　　　　　　　　　　B. 管样呼吸音
    C. 语音震颤减弱　　　　　　　　　D. 肺泡呼吸音增强
    E. 叩诊过清音

107. 肺部叩诊时,叩诊音发生改变的是
    A. 大叶性肺炎实变
    B. 中等量的胸腔积液
    C. 病灶距胸部表面 5 cm 以上,直径小于 3 cm 的病变
    D. 肺气肿
    E. 空洞性肺结核

108. 关于肺炎病因学分类,正确的是
    A. 感染性肺炎　　　　　　　　　　B. 理化性肺炎
    C. 药物性肺炎　　　　　　　　　　D. 免疫性肺炎
    E. 变态反应性肺炎

109. 在医院获得性肺部感染中
    A. 耐甲氧西林的细菌亦明显增加　　B. 非典型分枝杆菌增加
    C. 产 β-内酰胺酶菌明显增加　　　　D. 革兰阴性菌占优势
    E. 真菌增加

110. 支原体肺炎
    A. 常伴有头痛　　　　　　　　　　B. 易在冬季发生
    C. 常伴有咽炎,有时有大疱性鼓膜炎　D. 常引起双侧肺浸润
    E. 治疗首选头孢菌素

111. 社区获得性肺炎主要病原菌为
    A. 革兰阴性菌　　　　　　　　　　B. 肺炎链球菌
    C. 流感嗜血杆菌　　　　　　　　　D. SARS 冠状病毒
    E. 革兰阳性菌

112. 医院获得性肺炎的易患因素有
    A. 昏迷患者误吸胃内容物　　　　　B. 术后安置输尿管
    C. 气管插管　　　　　　　　　　　D. 慢性阻塞性肺疾病患者并发糖尿病
    E. 未严格遵守消毒程序

113. 严重肺炎球菌肺炎可表现
    A. 末梢循环衰竭　　　　　　　　　B. 神经精神症状

C. 呕吐、腹泻、黄疸 D. 气急、发绀
E. 颈抵抗

114. 肺炎肺实变阶段的体征有
    A. 叩诊浊音 B. 语音传导增强
    C. 支气管呼吸音 D. 呼吸运动增强
    E. 哮鸣音

115. 肺炎常需与下列哪些疾病相鉴别
    A. 肺癌 B. 肺血栓栓塞症
    C. 非感染性肺部疾病 D. 急性肺脓肿
    E. 肺结核

116. 传染性非典型肺炎主要临床特征
    A. 急性起病、发热、干咳、呼吸困难 B. 抗菌药物治疗无效
    C. 肺部阴影 D. 胸部CT早期为晕轮征
    E. 白细胞正常或下降

117. 肺炎球菌肺炎病理改变
    A. 充血期 B. 灰色肝变期
    C. 消散期 D. 纤维瘢痕期
    E. 红色肝变期

118. 肺部感染的针对性抗菌治疗,下列哪些是正确的
    A. 肺炎球菌肺炎用青霉素
    B. 金黄色葡萄球菌肺炎用敏感的新型青霉素
    C. 肺炎克雷伯杆菌肺炎用丁胺卡那霉素
    D. 肺炎支原体肺炎用红霉素
    E. 军团菌肺炎用红霉素

119. 肺炎支原体肺炎的临床表现主要有
    A. 发热可持续2~3周 B. 咳嗽多为阵发性刺激性呛咳,咳少量黏痰
    C. 周围微循环衰竭 D. 乏力、咽痛咳嗽、食欲不振
    E. X线阴影的易变性

120. 重症社区获得性肺炎患者入住ICU后影响预后的因素有
    A. 发生脓毒血症休克 B. 与肺炎无关的并发症
    C. 铜绿假单胞菌肺炎 D. 初期治疗反应不佳
    E. 需机械通气,$FiO_2 > 0.6$并需PEEP

121. 是否发生肺炎取决于哪些因素
    A. 病原体 B. 社会人口老龄化
    C. 细菌耐药性增加 D. 病原学诊断困难
    E. 宿主

122. 医院获得性肺炎的核心病原菌包括
    A. 大肠埃希菌 B. 克雷伯杆菌
    C. 对甲氧西林敏感的金黄色葡萄球菌 D. 铜绿假单胞菌
    E. 耐甲氧西林金黄色葡萄球菌

123. 肺炎链球菌肺炎常发生于有基础疾病者如
    A. 血液病   B. 艾滋病
    C. 糖尿病   D. 高血压
    E. 肝病

124. 社区获得性肺炎的临床诊断依据是
    A. 发热   B. 胸部 X 线检查显示斑片状阴影
    C. WBC > 10×10^9/L 或 < 4×10^9/L   D. 新近出现的咳嗽、咳痰,并出现脓性痰
    E. 肺实变体征

125. 自广泛应用抗生素以来,细菌性肺炎的病死率显著下降,但是
    A. 肺炎的发病率未见降低   B. 老年患者病死率仍高
    C. 肺炎发病率明显降低   D. 呼吸道及肺部感染明显降低
    E. 慢性阻塞性肺疾病增加

126. 确诊金黄色葡萄球菌肺炎的主要依据是
    A. 血白细胞增加,核左移   B. 起病急,寒战,高热,病情重
    C. 咳脓痰,肺部出现脓肿   D. 痰和血培养阳性结果
    E. 咳铁锈色痰

127. 肺炎支原体肺炎的发病机制是
    A. 致病物质主要是毒素和酶
    B. 引起多处肺实变
    C. 抑制纤毛活动与破坏上皮细胞
    D. 病原体通常存在于纤毛上皮之间,不侵入肺实质
    E. 患者对病原体或其代谢产物过敏

128. 对于卡氏肺孢子虫肺炎,下列哪些说法是正确的
    A. 可能是 AIDS 的首要表现
    B. 是一种肺机会性感染
    C. 常发生在 $CD4^+$ 细胞 < $200/mm^3$
    D. 肺泡动脉血氧分压差两级阶梯运动试验阳性
    E. 支气管肺泡灌洗液检查卡氏肺孢子虫是常用诊断方法

129. 社区获得性肺炎患者对抗菌治疗无反应,应考虑下列哪些因素
    A. 患者有肺气肿   B. 肺部二重感染
    C. 有隔离感染灶(如脓胸)的存在   D. 致病菌耐药
    E. 抗菌药物剂量不足

130. 肺炎球菌肺炎的主要表现为
    A. 寒战,高热   B. 呼吸困难
    C. 咳嗽,血痰   D. 胸痛
    E. X 线胸片急性炎症实变

131. 念珠菌肺炎的主要表现
    A. 痰成胶冻状   B. 畏寒、高热
    C. 咳白色泡沫黏痰,有酸臭味   D. 毒血症状明显
    E. 胸部 X 线显示双下肺纹理增多及结节状阴影

132. 肺炎支原体肺炎应与哪些疾病相鉴别
    A. 肺嗜酸性粒细胞浸润症
    B. 卡氏肺囊虫肺炎
    C. 肺曲霉病
    D. 病毒性肺炎
    E. 军团菌肺炎

133. 我国制订的重症肺炎标准有下列哪几项
    A. 意识障碍
    B. 呼吸频率>30次/分
    C. $PaCO_2$ <60 mmHg需行机械通气治疗
    D. 入院48小时病变扩大≥50%
    E. 血压<90/60 mmHg

134. 肺炎链球菌并发感染性休克的主要表现
    A. 血压下降,四肢厥冷
    B. 鼻周围单纯疱疹
    C. 心律失常
    D. 多汗、发绀
    E. 心动过速

135. 肺炎严重性取决于哪几个主要因素
    A. 肺部炎症的播散
    B. 全身炎症反应程度
    C. 病原体的种类
    D. 局部炎症程度
    E. 病原体的数量

136. 肺炎支原体肺炎的并发症包括
    A. 脑膜脑炎或小脑共济失调
    B. 一次或多次复发
    C. Stevens-Johnson综合征
    D. 胰腺炎或肝炎
    E. 心包炎

137. 肺炎球菌的荚膜多糖
    A. 提供肺炎球菌以毒力
    B. 成为用来鉴别肺炎球菌类型的基础
    C. 引起发热、毒血症、严重时休克
    D. 能在肺炎球菌患者的血中检测出
    E. 起到抗吞噬作用

138. 下列哪些符合我国制订的重症肺炎的标准
    A. PaO_2/FiO_2 <400 mmHg
    B. BP<90/60 mmHg
    C. 胸片显示双侧或多肺叶受累,或48小时内病变扩大>50%
    D. 少尿
    E. 意识障碍

139. 对诊断肺炎球菌肺炎有意义的是
    A. 咳铁锈色痰
    B. 肺实变体征
    C. 呈肺叶或肺段分布的均匀片状阴影
    D. 对青霉素治疗反应好
    E. 血气分析

140. 异常支气管肺泡呼吸音见于
    A. 肺结核
    B. 支气管肺炎
    C. 大叶性肺炎初期
    D. 大叶性肺炎实变期
    E. 胸腔积液上方肺膨胀不全区

三、共用题干题：以下每道考题有 2~6 个提问，每个提问有 5 个备选答案，请选择 1 个最佳答案

(141~144 题共用题干)

男性，25 岁。踢足球后淋雨，晚上突然寒战、高热，伴全身肌肉酸痛、右胸痛、深呼吸时加重、咳嗽、咳少量铁锈色痰。查体：急性病容，口角有疱疹，体温 39.5℃，脉搏 100 次/分，右肺触觉语颤增强，叩诊呈浊音，可闻及支气管呼吸音。实验室检查：WBC 21×10^9/L，N 0.90，核左移。

141. 该患者最可能的诊断是
    A. 肺炎链球菌肺炎 B. 肺脓肿
    C. 葡萄球菌肺炎   D. 克雷伯杆菌肺炎
    E. 支原体肺炎

142. 为明确诊断，下列检查中最有价值的是
    A. 血沉   B. 血气分析
    C. 支气管镜检查   D. 胸部 X 线胸片
    E. B 超

143. 如上述诊断成立，宜首选
    A. 红霉素   B. 青霉素 G
    C. 氨基苷类抗生素 D. 氧氟沙星
    E. 万古霉素

144. 该患者应用青霉素 800 万 U，每日 2 次静滴，3 日后体温未明显下降，右胸痛加重，考虑可能为哪种情况
    A. 肺炎的诊断有误 B. 肺炎合并冠心病
    C. 出现并发症   D. 选药不当
    E. 剂量不够

(145~149 题共用题干)

女性，18 岁，发热 2 周，体温 38~39℃，伴刺激性干咳、咽痛。胸片示两肺下野按小叶分布的斑片状浸润影。血常规：WBC 10×10^9/L。

145. 患者最可能的诊断是
    A. 浸润型肺结核   B. 肺炎球菌肺炎
    C. 军团菌肺炎   D. 病毒性肺炎
    E. 支原体肺炎

146. 为明确诊断，需要行以下哪种检查
    A. 痰抗酸杆菌涂片 B. 痰细菌培养
    C. 痰真菌培养   D. 病毒抗体测定
    E. 血清支原体抗体测定

147. 治疗药物首选
    A. 异烟肼+利福平   B. 青霉素
    C. 氟康唑   D. 红霉素
    E. 利巴韦林

148. 治疗疗程为

A. 1周 B. 1~2周
C. 2~3周 D. 7~10日
E. 5~7日

149. 系统抗感染治疗2周后,胸片示斑片影基本吸收,体温正常,但患者仍有轻微咳嗽,复查支原体抗体1:320,下一步处理为
   A. 继续抗感染治疗至胸片上斑片影完全吸收
   B. 继续抗感染治疗至支原体抗体恢复至阴性
   C. 继续抗感染治疗至支原体抗体下降
   D. 继续抗感染治疗至咳嗽完全消失
   E. 可以出院

(150~151题共用题干)

某老年患者,咳嗽,右胸痛,气促,咳铁锈色痰数口。查体:血压8.8/5.6 kPa(66/42 mmHg),脉搏124次/分,发绀,神志恍惚,肢冷,右下肺可闻及少许湿啰音。血常规:WBC 7.8×10^9/L,N 0.85。

150. 首先考虑的诊断是
   A. 金黄色葡萄球菌肺炎 B. 病毒性肺炎
   C. 肺炎支原体肺炎 D. 克雷伯杆菌肺炎
   E. 休克型肺炎

151. 治疗应首选
   A. 多巴胺升血压 B. 红霉素注射
   C. 糖皮质激素应用 D. 低分子右旋糖酐静脉滴注
   E. 给氧

(152~155题共用题干)

男性,72岁,既往有糖尿病和COPD病史,3日前受凉后出现咳嗽、咳黄痰,伴低热,最高体温为37.8℃,入院后查体:双肺均可闻及细湿啰音,胸部X线示双肺点片状阴影,血常规示WBC 6.5×10^9/L,N 76%。

152. 该患者可能的诊断为
   A. 军团菌肺炎 B. 支原体肺炎
   C. 肺炎链球菌肺炎 D. 肺炎克雷伯杆菌肺炎
   E. 真菌性肺炎

153. 为明确诊断,下列检查有意义的是
   A. 血培养 B. 痰涂片
   C. 痰培养+药物敏感试验 D. 胸部CT
   E. 支气管镜检查

154. 在病原菌结果出来前,经验性选用抗生素是
   A. 青霉素 B. 红霉素
   C. 第三代头孢菌素 D. 氨基糖苷类抗生素
   E. 克林霉素

155. 若病原菌产ESBLs,抗生素应选用
   A. 青霉素 B. 头孢噻肟

C. 头孢他啶 D. 伊米培南
E. 万古霉素

(156~159题共用题干)

男性,44岁,6日前受凉后出现发热、咳嗽、咳黄痰,2日前咳嗽加重,呼吸困难,头痛,腹泻4次,血常规白细胞$14 \times 10^9/L$,N 86%,胸部X线示左肺大片浸润影,血气分析示pH 7.36,$PaCO_2$ 32 mmHg,PaO_2 58 mmHg。

156. 该患者可能的诊断为
    A. 肺炎链球菌肺炎 B. 肺炎克雷伯杆菌肺炎
    C. 金黄色葡萄球菌肺炎 D. 军团杆菌肺炎
    E. 支原体肺炎

157. 患者呼吸困难进一步加重,宜采取的措施为
    A. 抗感染药物加大剂量 B. 给予化痰、扩张支气管治疗
    C. 给予面罩吸氧 D. 给予面罩、呼吸机无创通气
    E. 安慰患者不要太紧张

158. 在痰培养、血清学结果未回报前,宜采取的抗生素治疗为
    A. 单用红霉素治疗 B. 使用第三代头孢菌素
    C. 使用青霉素类+β-内酰胺酶抑制剂 D. 红霉素+第三代头孢菌素
    E. 使用克林霉素

159. 若血清学检查阳性,诊断明确,治疗时间为
    A. 2周 B. 3周 C. 4周 D. 4~6周 E. 2个月

(160~162题共用题干)

女性,22岁,职员。干咳2个月伴不规律发热,体温波动在37.5~38.3℃,夜间盗汗,无咯血及肌肉酸痛,现已停经45日,先前多次注射头孢类药物未见效。查体:消瘦,双颈部可触及成串小淋巴结,质韧,无压痛,活动度良好,右上肺可闻及少量湿啰音。

160. 若想进一步确诊,则最主要的方法是
    A. 痰菌检查 B. X线检查
    C. 纤维支气管镜 D. 血沉检查
    E. 结核菌素试验

161. 若胸片示右上肺大片密度不均阴影,有小空洞形成。该患者最可能的诊断是
    A. 支原体肺炎 B. 细菌性肺炎
    C. 变态反应性肺炎 D. 肺脓肿
    E. 干酪性肺炎

162. 若患者病情进一步发展,出现痰中带血,最恰当的处理是
    A. 可待因 0.03 g B. 垂体后叶素 5~10 U
    C. 6-氨基己酸 4~6 g D. 10%葡萄糖酸钙 10 ml
    E. 安静休息,避免紧张情绪

(163~165题共用题干)

男性,65岁,2日前洗澡受凉后感不适,自测体温38.5℃,干咳伴咽痛、胸闷,右胸略感隐痛。既往体健。吸烟300年支,已戒烟10年。体检:一般情况好,口唇无发绀,心肺无阳性体征发现。白细胞$0.9 \times 10^9/L$,中性粒细胞0.80。胸片示右心缘模糊影,右侧位片见右中

叶片状阴影,呈尖端指向肺门的三角形,肺叶无明显收缩。

163. 最可能的诊断是
    A. 右中叶肺炎　　　　　　　　B. 中叶综合征
    C. 阻塞性肺炎　　　　　　　　D. 非典型病原体肺炎
    E. 肺炎链球菌肺炎

164. 经验性抗菌治疗,应选择
    A. 头孢他啶+阿米卡星　　　　B. 环丙沙星+依替米星
    C. 头孢曲松+克拉霉素　　　　D. 青霉素+左氧氟沙星
    E. 阿莫西林+多西环素

165. 治疗2周后,症状完全消失,1个月后X线复查病灶吸收不明显,中叶略显收缩。其处理方法是
    A. 再次应用抗菌治疗如口服喹诺酮类(如莫西沙星)
    B. 纤维支气管镜检查
    C. 经皮肺穿刺活检
    D. 根据细菌培养再决定是否应用抗菌药物
    E. 试用二丙酸倍氯米松气雾剂吸入以促进炎症吸收

(166~168题共用题干)

患者,28岁。5日前后背部出现红肿,当时诊断为疖,3日前患者发热、寒战,体温最高39℃,伴咳嗽、黄色痰,BP 80/40 mmHg,吸氧2 L/分,氧分压65 mmHg,胸部CT示双肺多发斑片影。

166. 该患者诊断为重症肺炎,判断肺炎严重程度的CURB-65所含指标不包括以下哪项
    A. 年龄大于65岁　　　　　　　B. 意识状态
    C. 尿素氮　　　　　　　　　　D. 肌酐
    E. 血压

167. 该患者最有可能是哪种致病菌感染
    A. 葡萄球菌　　　　　　　　　B. 肺炎克雷伯杆菌
    C. 流感嗜血杆菌　　　　　　　D. 卡他莫拉菌
    E. 铜绿假单胞菌

168. 以下哪种药物对该致病菌最敏感
    A. 万古霉素　　　　　　　　　B. 莫西沙星
    C. 亚胺培南　　　　　　　　　D. 青霉素
    E. 阿奇霉素

(169~171题共用题干)

男性,高中生。3日前因咽痛、流涕、干咳、发热而就诊,体温多在38℃左右,自服感冒药无效。同寝室有类似患者。体检右下肺有少量干啰音。X线片显示右下肺淡薄阴影。白细胞7.6×10^9/L,中性粒细胞82%。

169. 根据病情,推测其最可能的病原体是
    A. 肺炎支原体　　　　　　　　B. 流感病毒
    C. 流感嗜血杆菌　　　　　　　D. 肺炎链球菌
    E. EB病毒

170. 针对该病原体,选下列哪种抗生素效果较好
    A. 青霉素
    B. 林可霉素
    C. 氯霉素
    D. 红霉素
    E. 万古霉素

171. 该病疗程一般多久
    A. 7 日
    B. 3 日
    C. 5~7 日
    D. 7~10 日
    E. 10~14 日

(172~175 题共用题干)

男性,30 岁。受凉后出现畏寒、发热,咳铁锈色痰,伴左侧胸痛。胸片示左下肺大片密度高阴影。

172. 最可能的诊断是
    A. 金黄色葡萄球菌肺炎
    B. 肺炎链球菌肺炎
    C. 结核性胸膜炎
    D. 肺癌合并阻塞性肺炎
    E. 肺脓肿

173. 该患者应用抗生素治疗后体温先接近正常后又升高,最可能的原因是
    A. 药物热
    B. 抗生素用量不足
    C. 加用退热药
    D. 出现并发症
    E. 细菌产生耐药

174. 该病原体肺炎容易并发
    A. 脓胸
    B. 肺气肿
    C. 肺纤维化
    D. 机化性肺炎
    E. 以上都不是

175. 该病原体耐药的主要机制为
    A. PBP 结构改变
    B. 产生生物被膜
    C. 膜通透性降低
    D. 主动外排系统
    E. 产 AmpC 酶

(176~179 题共用题干)

男性,67 岁,发热、咳嗽、咳痰 4 日。既往有糖尿病史 6 年,血糖控制欠满意。咳黄痰,呈砖红色黏痰,不易咳出。查血常规:血 WBC 7.6×10^9/L,N 75%,胸部 X 线示双下肺点片状浸润影。血气分析示(不吸氧时)pH 7.37,$PaCO_2$ 46 mmHg,PaO_2 56 mmHg。

176. 该患者首先考虑的诊断为
    A. 大叶性肺炎
    B. 支气管肺炎
    C. 间质性肺炎
    D. 非典型致病菌肺炎
    E. 真菌性肺炎

177. 为进一步明确病原,有效的检查为
    A. 痰涂片
    B. 痰培养+药物敏感试验
    C. 咽拭子细菌培养
    D. 血培养
    E. 真菌培养

178. 患者出现呼吸衰竭,其可能机制为

A. 肺泡通气不足 B. 弥散功能障碍
C. V/Q 比值失调 D. 耗氧量增加
E. 痰液阻塞呼吸道

179. 若细菌培养报告提示该细菌 ESBLs 阳性,用下列哪种抗生素合适
 A. 头孢噻肟 B. 头孢他啶
 C. 氨基糖苷类 D. 碳青霉烯类
 E. 红霉素

(180~182 题共用题干)

男性,20 岁。平素健康,淋雨后突发寒战、高热、头痛,第二日出现右侧胸痛、咳嗽、咳痰,胸片示右上肺大片实变影。

180. 体检不会出现的体征是
 A. 右上肺叩诊浊音 B. 气管向左侧偏移
 C. 右上肺触觉语颤增强 D. 急性病容
 E. 脉率增快

181. 最可能的诊断为
 A. 胸膜增厚 B. 肺脓肿
 C. 肺结核 D. 大叶性肺炎
 E. 肺梗死

182. 该患者最有可能的致病菌为
 A. 流感嗜血杆菌 B. 卡塔莫拉菌
 C. 肺炎链球菌 D. 肺炎支原体
 E. 肺炎军团菌

(183~185 题共用题干)

患者,40 岁,农民。诊断为左肺炎球菌肺炎,治疗上应用青霉素 800 万 U,每日 2 次静滴,3 日后体温未明显下降,左胸痛加重。

183. 应当立即做下列哪项工作
 A. 急查心电图,确定是否为冠心病
 B. 做胸部 B 超、心脏 B 超,确定有无心包积液、胸腔积液
 C. 换用其他高档广谱抗生素
 D. 痰细菌培养+药敏,以确定诊断
 E. 加用抗革兰阴性杆菌的药物

184. 治疗方面下列哪项有误
 A. 加用头孢菌素类药物 B. 如能由浆膜腔抽出液体应做细菌培养
 C. 浆膜腔冲洗 D. 加强支持疗法
 E. 抗生素疗程 5~7 日

185. 如患者检查后提示胸腔积液,下面哪项指标与该患者比较符合
 A. 胸腔积液蛋白 25 g/L
 B. 胸腔积液 LDH 156 U/L,血液中 LDH 345 U/L
 C. 胸腔积液 LDH 148 U/L,血液中 LDH 246 U/L
 D. 胸腔积液细胞数 400×10^6/L

E. 胸腔积液 ADA 46 U/L

(186~190 题共用题干)

男性,18 岁。反复午后发热 1 个月,体温在 37.3~37.8℃,疲乏无力,消瘦。近一周咳嗽,偶尔咳血性痰,夜间盗汗,无胸痛、气短。外院 X 线检查见右锁骨上斑片状阴影,痰结核菌检查阴性。

186. 为确定诊断应做下列哪项检查
    A. 血清 PPD 抗体　　　　　　　　B. 血沉
    C. 肿瘤标志物　　　　　　　　　　D. 痰标本用聚合酶链反应方法检查结核菌
    E. 结核菌素试验

187. 该患者最可能的诊断是
    A. 浸润型肺结核　　　　　　　　　B. 支气管肺癌
    C. 支气管扩张合并感染　　　　　　D. 军团菌肺炎
    E. 真菌性肺炎

188. 确诊后治疗应选择何种药物治疗
    A. 青霉素静滴　　　　　　　　　　B. 阿奇霉素静滴
    C. 抗结核联合化疗　　　　　　　　D. 庆大霉素静滴
    E. 氟喹诺酮类药物静滴

189. 该患者药物治疗 1 个月后症状完全消失,自行停用所有药物。2 个月后再次出现发热、咳嗽、咳血性痰,每日约 20 ml,极度疲乏,不能坚持正常学习,再次来诊。需做以下哪项检查以协助确诊
    A. 血常规　　　　　　　　　　　　B. 痰细菌培养
    C. 血沉测定　　　　　　　　　　　D. 肺 CT
    E. 肝功检测

190. 该患者的诊断是
    A. 支气管肺炎　　　　　　　　　　B. 肺炎支原体肺炎
    C. 浸润型肺结核　　　　　　　　　D. 支气管扩张
    E. 大叶性肺炎

(191~193 题共用题干)

男性,68 岁。因胆囊炎、胆石症接受手术治疗,手术后发热、咳嗽、咳脓痰,X 线示两下肺支气管肺炎。

191. 所谓的经验性抗生素治疗的"经验"是根据
    A. 流行病学和临床推测最可能的病原体
    B. 患者年龄和免疫状态
    C. 病变的解剖部位
    D. 临床症状及体征
    E. 患病年龄和环境

192. 在选择抗生素时,首要考虑因素为
    A. 产品新老　　　　　　　　　　　B. 抗菌谱、抗菌活性和耐药率
    C. 药价　　　　　　　　　　　　　D. 药源
    E. 剂型

193. 就肺部感染本身而论选择抗菌药物时需要考虑的主要因素为
    A. 药物在支气管和肺的药代动力学   B. 肺部病变范围
    C. 肺部病变部位   D. 肺部病变的病理性质
    E. 支气管和肺的局部防御机制

(194~196题共用题干)

男性,25岁。3日前因受凉后突起高热、寒战,呈稽留热型,伴口角疱疹来诊。体检:右上肺叩诊呈实质性,闻及病理性支气管呼吸音。实验室检查:白细胞计数 $20.1 \times 10^9/L$,分类:中性粒细胞0.90,核型左移,并见中毒颗粒。

194. 关于本病例的诊断,尚需要的基本检查应选择
    A. X线胸部摄片   B. CT
    C. MRI   D. 支气管体层摄片
    E. 高千伏胸部摄片

195. 关于本病例的病原学诊断最可能是
    A. 金黄色葡萄球菌   B. 肺炎链球菌
    C. 铜绿假单胞菌   D. 肺炎克雷伯杆菌
    E. 军团杆菌

196. 鉴于细菌耐药问题趋于突出,本例的经验性抗菌治疗宜选
    A. 青霉素   B. 第一代或第二代头孢菌素
    C. 阿米卡星   D. 环丙沙星
    E. 头孢他啶

(197~201题共用题干)

男性,28岁,民工,5日前在施工中腿部被砸伤,经简单处理包扎。3日后出现全身肌肉关节酸痛,精神萎靡,咳嗽胸痛,咳大量脓性痰,体温40℃,胸部X线检查:呈小叶状浸润,实验室检查白细胞 $22 \times 10^9/L$,中性粒细胞90%,核左移并有中毒颗粒。

197. 最有可能的诊断是什么
    A. 肺炎链球菌肺炎   B. 病毒性肺炎
    C. 血源性葡萄球菌肺炎   D. 支气管肺炎
    E. 肺炎支原体肺炎

198. 首选哪类抗生素
    A. 半合成青霉素或头孢菌素   B. 青霉素G
    C. 罗红霉素   D. 喹诺酮类
    E. 阿糖腺苷

199. 最后确诊的依据是什么
    A. 全身毒血症状   B. 实验室检查
    C. 胸部X线检查   D. 细菌学检查
    E. 凝集试验

200. 对青霉素G的耐药率高达90%左右的细菌是
    A. 甲型溶血性链球菌   B. 金黄色葡萄球菌
    C. 军团菌   D. 白念珠菌
    E. 放线菌

201. 治疗中在选用敏感抗菌药物的同时,还应该
    A. 早期引流原发病灶	B. 补充足够蛋白质
    C. 胃肠减压	D. 监测病情
    E. 防止休克

(202~206 题共用题干)

女性,9 岁,小学生,一周前出现乏力、咽痛、头痛、咳嗽、咳少量黏痰、体温 38.6℃,实验室检查白细胞 8×10^9/L,中性粒细胞 80%,X 线检查显示:双肺下野不规则浸润阴影。

202. 最可能的诊断是
    A. 细菌性肺炎	B. 病毒性肺炎
    C. 肺炎支原体肺炎	D. 真菌性肺炎
    E. 化学性肺炎

203. 首选药物是
    A. 替拉考宁	B. 氨苄西林
    C. 万古霉素	D. 大环内酯类抗生素
    E. 阿莫西林

204. 本病临床早期快速诊断的方法是
    A. 血凝抑制试验	B. 细菌培养
    C. 荚膜染色镜检	D. 革兰染色
    E. 直接检测标本中肺炎支原体抗原

205. 本病应与哪些疾病相鉴别
    A. 吸入性肺炎、社区获得性肺炎	B. 病毒性肺炎、军团菌肺炎
    C. 细菌性肺炎	D. 真菌性肺炎
    E. 肺结核

206. 临床上与本病表现颇为相似的疾病是
    A. SARS	B. 真菌性肺炎
    C. 肺炎衣原体肺炎	D. 化学性肺炎
    E. 病毒性肺炎

(207~209 题共用题干)

男性,15 岁,受凉后咽痛、干咳、低热乏力 2 周,近日感纳差、四肢肌肉痛。X 线显示下肺部多形态的浸润影,呈节段性分布。

207. 还应做哪项检查最有助于诊断
    A. 冷凝试验	B. 肝功能
    C. 痰培养	D. 血常规
    E. OT 试验

208. 该患者血常规:WBC 6.5×10^9/L,N 0.75,L 0.25,痰培养为口腔正常菌群;冷凝集试验确定效价为 1:45。诊断应为
    A. 肺炎球菌肺炎	B. 肺结核
    C. 肺炎支原体肺炎	D. 军团菌肺炎
    E. 病毒性肺炎

209. 治疗首选药物是

A. 青霉素 B. 红霉素
C. 病毒唑 D. 利福平
E. 氨苄青霉素

四、案例分析题：每个案例至少有 3 个提问，每个提问有多个备选答案，其中正确答案有 1 个或几个

(210~217 题共用题干)

病历摘要：男性，23 岁，因发热 1 周，咳嗽、咳血丝痰 2 日入院。患者 2 周前到外地出差，1 周前返回后即出现发热，体温最高达 39.8℃，呈持续性，午后尤甚，伴全身疼痛、头痛，无咳嗽、咳痰、乏力、盗汗等症状。到当地医院就诊，查体发现双侧扁桃体肿大，血常规示：WBC $12.5×10^9$/L，N 79.9%，予头孢呋辛 1.5 g，bid，iv，4 日，患者体温无下降。2 日前出现咳嗽、咳少量白色黏稠痰，并间有血丝痰，伴胸痛不适及腹泻，为稀水样便，无脓血黏液，无腹痛。既往体健，从事网络工程工作，未到过疫区或牧区。体查：T 39.5℃，P 88 次/分，R 24 次/分，BP 120/60 mmHg。神清，急性病容，皮肤黏膜无黄染、出血点，浅表淋巴结无肿大。口唇无发绀，咽充血，扁桃体不大。双肺呼吸音粗，双下肺可闻及少许中细湿啰音。心率 88 次/分，律齐，无杂音。腹软，无压痛、反跳痛及腹肌紧张，肝脾肋下未触及。无杵状指(趾)。

210. 急诊医师首先应尽快完善哪些辅助检查
 A. 血常规+大便常规(含 OB)+尿常规
 B. ESR
 C. 胸片
 D. 痰细菌涂片
 E. 痰培养+药敏试验
 F. 胸部 CT
 G. 腹部 B 超(消化系统)
 H. PPD 皮试
 I. 动脉血气分析

211. 该患者可能的诊断有哪些[提示：血常规示白细胞 $14.6×10^9$/L，中性粒细胞 90.3%，淋巴细胞 8.7%，Hb 100 g/L，PLT $136×10^9$/L。尿常规正常，24 小时尿蛋白定量 0.860 g/L。尿β微球蛋白 359.2 ng/L。大便常规 RBC+潜血(-)。X 线胸片示双肺中上肺野及左下肺斑片状阴影]
 A. 肺结核 B. 社区获得性肺炎
 C. 急性支气管炎 D. 伤寒
 E. 登革热 F. 急性胃肠炎
 G. 急性化脓性扁桃体炎

212. 为进一步明确诊断，该患者入院后还需完善哪些主要的辅助检查
 A. 肝、肾功能+生化
 B. PPD 皮试
 C. 痰培养+药敏试验
 D. 痰涂片找抗酸杆菌、真菌

E. 肺炎支原体+肺炎衣原体+军团菌抗体检测

F. 胸部CT

G. 冷凝集试验

H. 肥达试验和外斐试验

I. 血培养+药敏试验

J. SARS和人禽流感病毒抗体

213. 该患者目前疗效欠佳,应考虑哪些情况存在(提示:入院后继续予头孢曲松抗感染治疗3日,体温无下降,并感气短。复查胸片示上述病变进展。胸部CT示双肺中上部斑片状阴影,左下肺大片状阴影,双侧少量胸腔积液。动脉血气分析示:PaO_2 80 mmHg,$PaCO_2$ 40 mmHg,血BUN 15 mmol/L,Cr 140 μmol/L,改用亚胺培南治疗5日,症状无改善)

A. 病毒性肺炎

B. 结缔组织疾病

C. 社区获得性肺炎(非典型病原体感染)

D. MRSA或其他多耐药细菌感染

E. 肺结核合并感染

F. 血液系统疾病

G. 急性胃肠炎

H. 支气管肺癌

214. 关于军团菌肺炎,以下不正确的有哪些[提示:纯蛋白衍生物(PPD)、冷凝集试验、肥达试验和外斐试验均阴性。抗核抗体(ANA)、抗可提取性核抗原(ENA)、抗中性粒细胞胞质抗体(ANCA)、T细胞亚群均正常。痰涂片找抗酸杆菌和真菌(-);军团菌抗体(IFA)为1:32(+)。停用亚胺培南改阿奇霉素+加替沙星治疗后体温逐渐降至正常,血象下降,X线胸片好转,复查IFA为1:256]

A. 临床多起病急骤,常伴多系统损害

B. 多由嗜肺军团菌感染所致

C. 军团菌为兼性需氧G⁻杆菌,厌氧培养同样能生长

D. 可通过军团菌污染自来水、饮用水等通过消化道而引起感染

E. 多局限于肺部,不会累及全身其他脏器

F. 患者上呼吸道症状一般不明显

G. 可通过人与人直接接触传播

215. 关于军团菌,以下正确的有哪些

A. 常见于中央空调冷却塔、冷热水管道系统

B. 20~35℃更适于生长

C. 40~45℃更适于生长

D. 普通细菌培养基生长良好

E. 培养基中加入万古霉素和多黏菌素有利于其生长

F. 氨基糖苷类无效

216. 以下哪些抗生素可用于军团菌肺炎的有效治疗

A. 红霉素 B. 利福平

C. 阿奇霉素 D. 克拉霉素

E. 左氧氟沙星 F. 奈替米星
G. 多西环素 H. 头孢丙烯(施复捷)
I. 美罗培南(美平)

217. 关于军团菌肺炎的有效治疗
    A. 首选红霉素静滴治疗
    B. 利福平对军团菌有效,可单独应用
    C. 重症患者可联合第三代头孢菌素
    D. 可单独应用氟喹诺酮类抗生素治疗
    E. 氧合指数(PaO_2/FiO_2) < 300 mmHg,宜气管插管机械通气
    F. 重症患者可适当应用皮质激素

(218~221题共用题干)

男性,19岁,发热、体温最高39℃,干咳6日,伴咳痰3日,咳少量白色黏痰,偶有痰中带血。查体:面部潮红,右肺肩胛下区可闻及少许小水泡音。胸片示右侧肺野中内带可见斑片状密度增高影,边界不清。

218. 该患者可能的诊断为
    A. COPD B. 葡萄球菌肺炎
    C. 肺炎球菌肺炎 D. 军团菌肺炎
    E. 支原体肺炎 F. 肺结核
    G. 支气管扩张合并感染

219. 需要下列哪些检查以明确诊断
    A. 血常规 B. 血培养
    C. 痰培养 D. 支气管镜检查
    E. 肺功能 F. 痰查抗酸杆菌
    G. 肺炎支原体抗体测定 H. 军团菌抗体测定

220. 若患者应用阿莫西林-克拉维酸足量静滴5日后,体温无明显下降,仍有咳嗽,咳少量白痰,复查胸片见原灶明显扩大,患者下一步应采取哪种药物治疗
    A. 继续应用阿莫西林-克拉维酸 B. 换用氨基糖苷类
    C. 换用第二代头孢菌素类 D. 抗结核治疗
    E. 换用大环内酯类 F. 换用碳青霉烯类

221. 若患者肺炎支原体抗体滴度为1:640,还可能出现哪些全身临床表现
    A. 大量心包积液 B. 多形性红斑
    C. 急性肾功能不全 D. 无菌性脑膜炎
    E. 腹膜炎 F. 急性肝衰竭
    G. 心肌炎 H. 溶血性贫血
    I. 急性胰腺炎

(222~227题共用题干)

男性,35岁。3日前遇雨淋透衣衫。昨起畏寒、高热、咳嗽,以干咳为主,偶见带铁锈色黄痰,伴右侧胸痛就诊。体检:热性病容,体温38.9℃。右上肺叩实,闻及支气管呼吸音。心率102次/分,律齐,心音强。

222. 该病例最可能的诊断是

A. 肺炎衣原体肺炎　　　　　　　B. 肺炎支原体肺炎
C. 肺炎链球菌肺炎　　　　　　　D. 流感嗜血杆菌肺炎
E. 肺炎克雷伯杆菌肺炎

223. 该病例最可能的典型 X 线征象是
    A. 大叶实变　　　　　　　　　B. 支气管周围炎
    C. 跨叶段的肺浸润　　　　　　D. 肺叶浸润伴空洞形成
    E. 散在多发性浸润

224. 该病例经验性抗菌治疗应选择
    A. 青霉素联合链霉素　　　　　B. 青霉素
    C. 庆大霉素　　　　　　　　　D. 林可霉素
    E. 环丙沙星

225. 该病例痰培养细菌对上述药物耐药或用药 48 小时未见效,此时抗菌治疗应选择
    A. 第一、二代头孢菌素或大环内酯类抗生素
    B. 林可霉素联合庆大霉素
    C. 碳青酶烯类抗生素
    D. 多肽类抗生素
    E. 具有抗假单胞菌活性的第三代头孢菌素

226. [假设信息] 如果患者出现循环衰竭,除加强抗菌治疗外,其他主要治疗应是
    A. 大量输液包括胶体
    B. 尽快应用升压药提高血压
    C. 补充足够血容量,必要时应用血管活性药物
    D. 短期大剂量激素的应用
    E. 补充足够碱性药物

227. [假设信息] 如果该病例 X 线示在浸润病灶中出现了空腔,其诊断应重点排除
    A. 肺真菌感染　　　　　　　　B. 肺癌伴阻塞性肺脓肿
    C. 肺梗死　　　　　　　　　　D. 肺结核
    E. 肺大疱继发感染

(228~233 题共用题干)

男性,58 岁。胆囊炎胆石症手术后 3 日,高热持续不退,咳黄脓痰,伴右侧胸痛。胸部 X 线摄片示右下肺大片实变伴不规则透亮区。

228. 该病例医院内获得性肺炎其最可能的病原体是
    A. 厌氧菌　　　　　　　　　　B. 革兰阴性杆菌
    C. 肺炎链球菌　　　　　　　　D. 化脓性链球菌
    E. 表皮葡萄球菌

229. 为获得可靠病原学诊断,最理想的标本来源是
    A. 咳痰标本　　　　　　　　　B. 咽拭子
    C. 经纤维支气管镜吸引标本　　D. 经气管吸引标本
    E. 经纤维支气管镜应用防污染标本毛刷或防污染支气管肺泡灌洗标本

230. 在获得病原学诊断前其经验性抗菌治疗应选择
    A. 大剂量青霉素

B. 林可霉素加阿米卡星加甲硝唑

C. 第三代头孢菌素联合氨基糖苷类抗生素

D. 单一喹诺酮类

E. 第二代头孢菌素

231. 按上题经验性抗菌治疗无效,则下列措施中应首选

A. 确定病原体,根据药物敏感试验调整抗菌药物并改善引流

B. 改用新型"高档"抗生素

C. 加用抗真菌治疗

D. 呼吸道局部应用抗生素

E. 加用万古霉素

232. [假设信息] 如果患者痰多壅塞、咳嗽无力、低氧血症进行性加重并出 CO_2 潴留,其治疗措施应采取

A. 气管插管,改善引流和机械辅助通气   B. 经纤维支气管镜吸痰

C. 体位引流   D. 雾化吸入改善呼吸道湿化,以利排痰

E. 高频通气

233. 从预防观点来看,为防止手术后医院内获得性肺炎,推荐的措施是

A. 空气净化   B. 进入层流室严格隔离

C. 预防性应用广谱抗生素   D. 选择性消化道脱污染和保持胃液酸度

E. 预防性应用抗真菌药物

参考答案与解析

1. D	2. C	3. D	4. A	5. A	6. B	7. A	8. C	9. A
10. A	11. C	12. B	13. B	14. D	15. E	16. D	17. A	18. D
19. D	20. A	21. C	22. A	23. C	24. A	25. B	26. A	27. E
28. A	29. C	30. A	31. E	32. C	33. A	34. A	35. B	36. E
37. B	38. A	39. E	40. C	41. D	42. A	43. C	44. E	45. D
46. A	47. B	48. A	49. D	50. A	51. A	52. B	53. E	54. C
55. B	56. D	57. A	58. D	59. E	60. D	61. B	62. E	63. E
64. E	65. C	66. D	67. E	68. E	69. D	70. D	71. C	72. C
73. B	74. D	75. E	76. B	77. C	78. D	79. E	80. D	81. D
82. D	83. D	84. A	85. D	86. E	87. A	88. A	89. E	
90. CD		91. AE		92. ABCE		93. ABCE		
94. ABCD		95. BD		96. ABCD		97. ABD		
98. ACE		99. ABCDE		100. ABCDE		101. ABCDE		
102. ABC		103. ABCDE		104. BCDE		105. ABCDE		
106. ACDE		107. ABDE		108. ABDE		109. ACDE		
110. AC		111. BC		112. ABCDE		113. ABCDE		
114. ABC		115. ABCDE		116. ABCE		117. ABCE		
118. ABCDE		119. ABD		120. ABCDE		121. AE		

122. ABC	123. ABCE	124. ABCDE	125. AB	
126. ABCD	127. CDE	128. ABCDE	129. BCD	
130. ACDE	131. ABCE	132. ADE	133. ABCDE	
134. ACDE	135. ABD	136. ABCDE	137. ABDE	
138. BCDE	139. ABCD	140. ABCE		
141. A	142. D	143. B	144. C	145. E	146. E	147. D	148. C	149. E
150. E	151. D	152. D	153. C	154. C	155. D	156. D	157. D	158. D
159. B	160. B	161. E	162. D	163. A	164. C	165. D	166. D	167. A
168. A	169. A	170. D	171. E	172. B	173. D	174. D	175. A	176. B
177. B	178. C	179. D	180. B	181. D	182. C	183. D	184. E	185. B
186. D	187. A	188. C	189. D	190. C	191. A	192. B	193. D	194. A
195. B	196. E	197. C	198. A	199. D	200. D	201. D	202. D	203. D
204. E	205. B	206. C	207. A	208. C	209. B			
210. ABCDEI	211. AB	212. ABCDEFGHI	213. ABCDE	
214. CDEG	215. ACEF	216. ABCDEG	217. ADF	
218. CDEF	219. ABCFGH	220. E	221. BDGH	
222. C	223. A	224. B	225. A	226. C	227. D	228. B	229. E	230. C
231. A	232. A	233. D						

1. 解析：葡萄球菌亦可经血循环而引起肺部以外部位的感染，脓肿可以溃破而引发化脓性心包炎、胸膜炎等疾病。故选 D。

6. 解析：长期家庭氧疗应在极重度慢阻肺患者中应用，具体指征：① $PaO_2 \leq 55$ mmHg 或 $SaO_2 \leq 88\%$，有或无高碳酸血症；② PaO_2 为 55~60 mmHg 或 SaO_2 为 0.55。长期家庭氧疗一般是经鼻导管吸入氧气，流量 1.0~2.0 L/分，每日吸氧持续时间 >15 小时。故选 B。

10. 解析：支原体为目前发现的最小最简单的原核生物，虽然其不是细菌，但是它的治疗需选用抗生素，因为它也是原核生物，首选大环内酯类抗生素，四环素、氯霉素也有效。故选 A。

16. 解析：肺泡性肺炎即是间质性肺炎，是以弥漫性肺实质、肺泡炎和间质纤维化为病理基本改变，侵犯支气管壁、肺泡壁，典型表现为肺实质炎症，X 线胸片显示实变阴影。故选 D。

19. 解析：冷凝集试验是一种诊断肺炎支原体感染的非特异性试验。酶联免疫吸附试验用于检测 IgM 和 IgG 抗体，方法敏感、特异性高、快速经济，是诊断肺炎支原体感染实用可靠的手段。所以酶联免疫吸附试验更有意义，但是本题中冷凝集试验阳性，且滴度逐渐升高比其他选项更具有特征性。故选 D。

22. 解析：苯唑西林是一种青霉素类抗生素，患者对其耐药，抗生素存在交叉耐药的情况，所以青霉素及头孢类都不适合用。故选 A。

27. 解析：治疗应持续 1~2 周，或完全退热后 3~5 日。如青霉素用药后 2~3 日病情未见好转，应考虑偶见的抗青霉素菌株而改用其他抗菌药物。而 X 线胸片不是停药指征。故选 E。

33. 解析：社区获得性肺炎的病原主要涉及细菌、支原体、衣原体和病毒四大类。临床较为常见的社区获得性肺炎的细菌病原体是肺炎链球菌、结核分枝杆菌、流感嗜血杆菌、金黄色葡萄球菌、军团菌、克雷伯杆菌和卡他摩拉克菌等。故选 A。

39. 解析：患者有寒战、高热，体温 39.6℃，咳嗽伴有胸痛，咳痰呈砖红色胶冻状，量多；砖红色胶冻状痰是克雷伯杆菌肺炎的特征性表现。X 片表现常呈多样性，肺叶或肺大叶实变，好发于右肺上叶、双肺下叶，有多发性蜂窝状阴影，进一步印证了是克雷伯杆菌肺炎。故选 E。

43. 解析：患者青年男性，且以受凉为诱因，突然畏寒、高热，左侧胸痛伴咳嗽，咳少量铁锈色痰。其中铁锈色痰为大叶性肺炎的特征性表现。大叶性肺炎的病原体是肺炎球菌。故选 C。

47. 解析：金葡菌肺炎的胸片表现：肺段或肺叶实变，可形成空洞，或呈小叶状浸润，其中有单个或多发的液气囊腔。另一特征是 X 线阴影的易变性，表现为一处炎性浸润消失而在另一处出现新的病灶，或很小的单一病灶发展为大片阴影。故选 B。

50. 解析：患者是 30 岁男青年，以劳累为诱因，突发畏寒、高热、咳嗽、咳铁锈样痰，其中铁锈样痰是大叶性肺炎的特征性表现，其病原体是肺炎链球菌。故选 A。

57. 解析：肺炎球菌肺炎的发病机制及病理生理：肺炎球菌含有高分子多糖体的荚膜，炎症可累及几个肺段或整个肺叶，具有特异性抗原，病变开始于肺的外周，容易累及胸膜，只有极少数患者的免疫力很差才可形成机化性肺炎。荚膜是人体的致病物质，但是没有侵袭作用，是人体在杀伤荚膜时造成的自身组织损害。故选 A。

64. 解析：非典型肺炎其实是一个总称，泛指所有由某种未知的病原体引起的肺炎，也可泛指不是由细菌所引起的肺炎症状，这些病原体，有可能是冠状病毒、肺炎支原体、肺炎衣原体或军团杆菌。流行性严重急性呼吸道综合征（SARS）也正是由某种冠状病毒引起的，属于非典型肺炎之一。而它的病原体是病毒，所以血白细胞是正常或者偏低的。故选 E。

69. 解析：患者口渴无尿，四肢厥冷，BP 80/64 mmHg，心率 120 次/分，中心静脉压 3 cmH_2O，证实患者已经发生了感染性休克，扩容治疗是抗休克的基本手段。扩容所用液体应包括胶体和晶体，首选胶体扩容。故选 D。

73. 解析：肺炎球菌肺炎以化脓为主要表现，可以全身感染导致心包炎、败血症、末梢循环衰竭，免疫力很差的人会出现延迟消散或机化性肺炎，也可以出现胸膜炎，但是不可能出现纤维素性胸膜炎。故选 B。

80. 解析：患者为青少年男性，出现半年以上病史，且发热、咳嗽，胸片右上肺片状影，间断发作，白细胞增高，可排除病毒性肺炎、克雷伯杆菌肺炎、肺炎支原体肺炎、干酪性肺炎。故选 D。

88. 解析：血清学检查常用的方法是检测特异性 IgG 抗体，如补体结合试验、血凝抑制试验、中和试验，但仅能作为回顾性诊断，并无早期诊断价值。故选 A。

89. 解析：患者为青少年，阵发性咳嗽，无咳痰，咽痛，乏力，肌肉酸痛，即有中毒症状，但青霉素 V 钾片无效且白细胞正常，可初步考虑为病毒感染，为病毒感染的肺炎是间质性肺炎。故选 E。

90. 解析：肺炎球菌肺炎一般应用抗生素治疗，由于肾上腺皮质激素有很多副作用，所以不能轻易使用，但当常规治疗无效且危及生命时可用。故选 CD。

95. 解析：肺炎大叶实变时的体征是：叩诊浊音，语颤增强，支气管呼吸音，累及胸膜者可闻及胸膜摩擦音。故选 BD。

99. 解析：金黄色葡萄球菌肺炎在 X 线胸片上的征象：早期大片絮状、浓密不等阴影，肺段或肺叶实变,可形成空洞,或呈小叶状浸润,其中有单个或多发的液气囊腔。另一特征是 X 线阴影的易变性,表现为一处炎性浸润消失而在另一处出现新的病灶,或很小的单一病灶发展为大片阴影,常伴脓胸、气胸,同时病灶位置易变化。故选 ABCDE。

105. 解析:肺炎球菌肺炎合并感染性休克应严格按照感染性休克的处理方式去处理,首先扩容,补充血容量,纠正休克;同时抗感染治疗,防止心、肺及肾衰竭。若合并脓胸,需置管引流,如果常规抗休克、抗感染仍不见效,可考虑应用糖皮质激素。故选 ABCDE。

110. 解析:支原体肺炎易发生在秋冬季节,发病初有乏力、头痛、咽痛、发冷、发热、肌肉酸痛、食欲减退、恶心、呕吐等,头痛显著,有时有大疱性鼓膜炎,发热高低不一,可高达 39℃。2~3 日后出现明显的呼吸道症状,如阵发性刺激性咳嗽,咳少量黏痰或黏液脓性痰,有时痰中带血。发热可持续 2~3 周。体温恢复正常后尚可遗有咳嗽,伴胸骨下疼痛,但无胸痛。故选 AC。

112. 解析:医院获得性肺炎多见于年老体弱、免疫功能缺陷、服用大量激素或免疫抑制剂,行气管插管、气管切开机械通气、胸腹部手术、昏迷及全麻患者。一般病情重,进展快,会迅速转化为重症肺炎。临床症状不典型,当出现精神萎靡、发热、不能解释的呼吸困难加重、呼吸道脓性分泌物增加时,应考虑到 HAP 可能。故选 ABCDE。

116. 解析:传染性非典型肺炎主要临床特征:该病主要表现为急性起病,以发热为首发症状,偶有畏寒,同时伴有头痛、关节酸痛和全身酸痛、乏力。有明显的呼吸道症状:干咳、少痰,个别患者偶有血丝痰,部分患者出现呼吸加速、气促等上呼吸道病毒感染症状,多数患者症状较轻。传染性非典型肺炎的病原体一般是病毒,所以抗菌药物无效,病毒性感染白细胞正常或偏低。故选 ABCE。

120. 解析:重症社区获得性肺炎患者入住 ICU 后,患者的身体基础都是不好的,一旦出现初期治疗效果不好或者合并其他感染或者出现其他并发症都会加大治疗难度,也会影响预后。故选 ABCDE。

125. 解析:自广泛应用抗生素以来,细菌性肺炎的病死率显著下降,相对应的慢性阻塞性肺疾病也会减少,但是肺炎的发病率未见降低,呼吸道及肺部感染也未见降低,耐药菌的出现,老年患者病死率仍高。故选 AB。

129. 解析:该题是一道临床型题,当一般患者的肺炎对治疗无反应时,考虑可能会有耐药菌出现、肺部的连续感染,可能药物接触不到感染病灶。对于治疗来说,肯定是足量的治疗,即使有肺气肿也可以控制感染。故选 BCD。

133. 解析:轻症肺炎时致病菌及毒素仅侵犯肺部,重症肺炎时病菌和毒素不仅侵犯肺部,还可以侵犯心脏、大脑和胃肠道。我国制订的重症肺炎标准:休克,大脑受感染出现意识障碍,出现呼吸衰竭、中毒性肠麻痹等。当入院 48 小时病变扩大≥50%,呼吸频率 >30 次/分也是重症的标准。故选 ABCDE。

139. 解析:肺炎球菌肺炎即是大叶性肺炎,当出现特征性咳铁锈色痰,肺实变体征,呈肺叶或肺段分布的均匀片状阴影对诊断都是有意义的,即使对青霉素治疗反应好也可考虑是阳性非耐药菌。而血气分析是当血氧等发生变化的时候才有意义,一般大叶性肺炎是不会产生血氧变化的。故选 ABCD。

141. 解析:青年男性,以踢足球后淋雨为诱因,突然寒战,高热,伴全身肌肉酸痛,右胸痛,深呼吸时加重,咳嗽,咳少量铁锈色痰,且 WBC 21×10^9/L,中性粒细胞 0.90,核左移,这是明显的全身中毒症状,可考虑为大叶性肺炎,即肺炎链球菌肺炎。故选 A。

142. 解析:诊断大叶性肺炎的较有意义的诊断方法是胸片的特征性改变。故选 D。

143．解析：青霉素是治疗肺炎链球菌肺炎的首选药。故选 B。

144．解析：给予青霉素 800 万 U，每日 2 次静滴，3 日后体温未明显下降，右胸痛加重，由于应用青霉素足量，3 日未见好转反而加重，又是青年患者，考虑出现并发症的可能性大一些。故选 C。

156．解析：6 日前受凉后出现发热、咳嗽、咳黄痰，2 日前咳嗽加重，呼吸困难，头痛，腹泻 4 次，血常规白细胞 $14×10^9/L$，N 86%，胸部 X 线示左肺大片浸润影，该患者除有呼吸系统的感染外还有消化道症状，没有肺炎链球菌肺炎、肺炎克雷伯杆菌肺炎、金黄色葡萄球菌肺炎的特征性表现，中性粒细胞高，可排除支原体肺炎。故选 D。

157．解析：由于 PaO_2 58 mmHg，低于 60 mmHg，已经有缺氧，如果进一步缺氧，就可能危及生命，所以给予面罩，呼吸机无创通气。故选 D。

158．解析：该患者初步考虑是军团杆菌感染，可能合并其他的感染，现在患者已经出现 Ⅰ 型呼吸衰竭，所以选择大环内酯类和头孢合并治疗，待结果出来后再调整用药。故选 D。

159．解析：初始治疗应通过静脉给药，通常 3～5 日出现临床治疗的反应，而后给予口服序贯治疗。对免疫力正常的患者整个治疗疗程为 10～14 日，对于免疫缺陷者和晚期病例应延长至 3 周，该患者病情较重。故选 B。

176．解析：老年男性，既往有糖尿病史 6 年，血糖控制欠满意，自身免疫力差，发热、咳嗽、咳痰 4 日即是明显的上呼吸道感染的症状，血白细胞 $7.6×10^9/L$，N 75%，胸部 X 线示双下肺点片状浸润影，首先考虑是小叶性肺炎。故选 B。

177．解析：痰涂片和咽拭子细菌培养都可能受污染，而痰培养+药物敏感试验是较可靠的，且利于治疗。故选 B。

178．解析：患者支气管炎症，且有痰咳不出可导致通气不足即导致 V/Q 比值小于 0.8，导致呼吸衰竭，此题问的是机制。故选 C。

179．解析：临床出现产 ESBLs 菌株，则对青霉素类、第三代头孢菌素（头孢噻肟、头孢他啶、头孢哌酮、头孢曲松等）、单环 β-内酰胺类抗生素（氨曲南）耐药，对付产 ESBLs 菌株，最有效的抗生素为亚胺培南、美罗培南等较为常用。其次，头霉素类中的头孢西丁、头孢美唑等对其也有效。故选 D。

194．解析：青年男性因受凉后突起高热、寒战，呈稽留热型，伴口角疱疹，右上肺叩诊呈实质，且白细胞很高，中性粒细胞 0.9，需要的基本检查应该是胸片，而 CT 或者 MRI 价格较贵，也不是基本检查。故选 A。

195．解析：青年男性因受凉后突起高热、寒战，呈稽留热型，伴口角疱疹，右上肺叩诊呈实质，且白细胞很高，中性粒细胞 0.9，右上肺有实变。根据病史和体征可考虑为大叶性肺炎，其病原体是肺炎链球菌。故选 B。

196．解析：大叶性肺炎的病原菌是阳性菌，应考虑 β-内酰胺类，首选青霉素类。故选 A。

210．解析：患者青年男性持续高热、咳嗽、咳血丝痰，伴全身疼痛、头痛，无咳嗽、咳痰、乏力、盗汗等症状。头孢呋辛治疗无效，伴有腹泻，为稀水样便，无脓血黏液，无腹痛。患者有呼吸系统感染的同时又有消化系统的感染，需尽快完善呼吸系统以及消化系统的常规检查，为进一步快速了解患者基本情况，还应做动脉血气分析。故选 ABCDE。

211．解析：患者青年男性持续高热、咳嗽、咳血丝痰，伴全身疼痛、头痛，无咳嗽、咳痰、乏力、盗汗等症状。白细胞高且中性粒细胞高，且 X 线胸片示双肺中上肺野及左下肺斑片状阴影,考虑一般最易得的大叶性肺炎,同时胸片的特征也有肺结核的可能。故选 AB。

212. 解析:入院后完善相关检查,肝、肾功能,生化、痰培养+药敏、胸部 CT,血培养+药敏、冷凝集试验都是必要的,同时也应该排除是否有结核及肺炎支原体、肺炎衣原体、军团菌的感染。故选 ABCDEFGHI。

213. 解析:入院后继续予头孢曲松抗感染治疗3日,体温无下降,并感气短。复查胸片示上述病变进展。胸部 CT 示双肺中上部斑片状阴影,左下肺大片状阴影,双侧少量胸腔积液。改用亚胺培能治疗5日,症状无改善。说明该感染是β-内酰胺类抗生素对其没有作用的病原体感染,或者是它不能控制的混合感染。故选 ABCDE。

214. 解析:一般军团菌感染多由嗜肺军团菌感染所致,且上呼吸道感染症状轻,临床多起病急骤,常伴多系统损害,其余为错误的。故选 CDEG。

215. 解析:军团菌常见于中央空调冷却塔、冷热水管道系统,在40~45℃更适于生长,普通细菌培养基生长良好,且培养基中加入万古霉素和多黏菌素有利于其生长,一般对阴性菌效果好的氨基糖苷类无效。故选 ACEF。

216. 解析:首选大环内酯类或氟喹诺酮类,四环素类、利福平等也有效。氨基糖苷类及青霉素、头孢菌素类抗生素对本病无效。故选 ABCDEG。

217. 解析:首选大环内酯类或氟喹诺酮类,四环素类、利福平等也有效。氨基糖苷类及青霉素、头孢菌素类抗生素对本病无效,虽然利福平有效,但不能单独用。故选 ADF。

第15章 免疫受损宿主肺部感染

单选题:以下每道考题有5个备选答案,请选择1个最佳答案
以下关于病毒性肺炎说法错误的是
A. 起病急,临床症状较轻,发热、头痛、全身倦怠较突出
B. 免疫功能低下者以 EB 细胞病毒感染多见
C. 巨细胞病毒性肺炎表现为间质性肺炎,进展迅速
D. 肺部常常无明显体征
E. X 线胸片示肺纹理增多,小片状浸润或广泛浸润

参考答案与解析

B

解析:病毒性肺炎表现:起病急,临床症状较轻,发热、头痛、全身倦怠明显,肺部常常无明显体征,X 线胸片示肺纹理增多,小片状浸润或广泛浸润,而巨细胞病毒性肺炎表现为间质性肺炎,进展迅速。故选 B。

第16章 肺 脓 肿

一、单选题:以下每道考题有5个备选答案,请选择1个最佳答案
1. 肺脓肿临床特征为
   A. 高热、咳嗽和咳大量脓臭痰   B. 急性起病,发热、干咳

C. 毒血症症状明显,咳蓝绿色脓痰 D. 发热、干咳、呼吸困难
E. 寒战、高热、咳砖红色胶冻状痰

2. 诊断原发性肺脓肿最有价值的临床表现是
   A. 畏寒、高热 B. 血白细胞及中性粒细胞升高
   C. 痰菌阳性 D. 咯血
   E. 咳大量臭脓痰

3. 慢性肺脓肿病程超过
   A. 2周 B. 3周 C. 4周 D. 1个月 E. 3个月

4. 有关吸入性肺脓肿,哪一项是不正确的
   A. 常为吸入口咽分泌物携带的细菌感染所致
   B. 为多种化脓性细菌的混合感染
   C. 多数为厌氧菌属感染
   D. 急性病例可有杵状指或肥大性骨关节病
   E. 慢性肺脓肿可出现大咯血

5. 急性肺脓肿痰培养为脆弱拟杆菌生长,治疗不应选用
   A. 青霉素 B. 林可霉素
   C. 克林霉素 D. 甲硝唑
   E. 以上都不能选用

6. 男性,40岁,化脓性胆管炎手术后3日出现高热,伴胸痛、咳嗽,CT如图,最可能的诊断为
   A. 肺转移癌
   B. 金黄色葡萄球菌肺炎
   C. 肺淋巴瘤
   D. 肺多发性脓肿
   E. 肺组织胞浆菌病

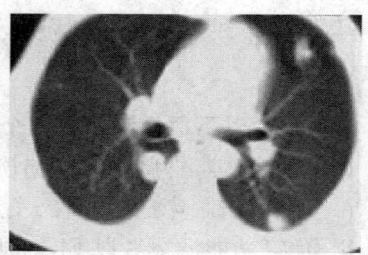

7. 有关肺脓肿的病理,下列哪项不正确
   A. 急性期组织迅速坏死液化
   B. 动脉血管瘤有纤维化组织包围,不易破裂
   C. 脓肿位于肺周边可引起胸膜炎、胸腔积液、脓胸
   D. 慢性期空腔壁有成纤维细胞增生
   E. 组织坏死,血供不足,厌氧菌生长繁殖

8. 皮肤疖痈患者因劳累后畏寒、高热,自服抗生素1周后无缓解,出现咳嗽、咳痰,伴发热。胸片示右上肺可见大片状致密阴影,其间可见液平(如图)。该患者最可能的诊断是
   A. 吸入性肺脓肿
   B. 细菌性肺炎
   C. 继发性肺脓肿
   D. 阿米巴肺脓肿
   E. 血源性肺脓肿

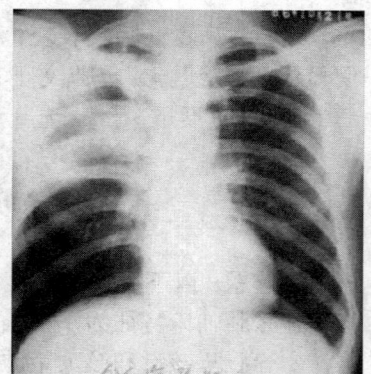

9. 左下背段肺脓肿患者,急性症状已消退,除全身应用抗生素外,拟用鼻导管经鼻腔行气管内滴注抗生素。宜选用的适当体位是
   A. 左侧卧位
   B. 头低脚高,俯卧位偏向左侧
   C. 头高脚低,仰卧位稍偏向左侧
   D. 平卧位
   E. 右侧卧位

10. 关于原发性肺脓肿,下列哪项是错误的
    A. X线胸片上可见偏心空洞,壁厚,内壁凹凸不平
    B. 好发于右上叶后段和两下叶背段
    C. 可有杵状指或肥大性肺性骨关节病
    D. 以厌氧菌为主的混合感染,普通细菌培养不易生长
    E. 发病后10~14日咳出大量脓臭痰

11. 急性原发性肺脓肿患者,根据痰细菌学检查结果,给予足量青霉素、链霉素和积极支持疗法,治疗2周,痰量仍较多,体温不退,白细胞数持续增高。此时应采取哪项措施
    A. 环甲膜穿刺
    B. 体位引流排痰
    C. 支气管镜+滴药
    D. 外科手术
    E. 更换抗生素

12. 肺脓肿早期最易与下列哪种疾病混淆
    A. 支气管扩张
    B. 支气管肺癌并感染
    C. 细菌性肺炎
    D. 空洞性肺结核
    E. 肺囊肿并感染

13. 关于吸入性肺脓肿,下列哪项不正确
    A. 发病部位常与体位有关
    B. 常为单发性
    C. 厌氧菌感染在吸入性肺脓肿中较少见
    D. 吸入性肺脓肿可以无吸入性诱因
    E. 右下叶是肺脓肿好发部位

14. 有关肺脓肿的治疗,下述哪项错误
    A. 早期有效彻底的抗生素治疗可以治愈
    B. 根据病情每日青霉素剂量240万~1 000万U
    C. 抗生素治疗不少于8周
    D. 临床症状完全消失后即停药
    E. 可用甲硝唑(灭滴灵)

15. 男性,36岁,胸痛半月伴发高热,胸片发现占位性病变,CT检查如图,最可能的诊断为

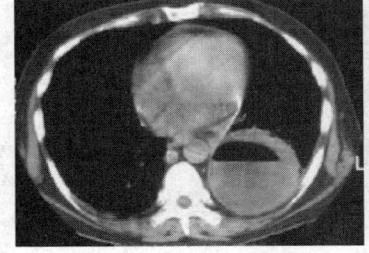
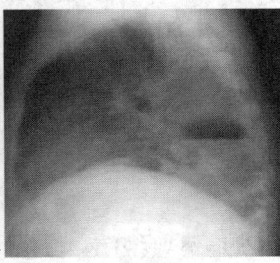
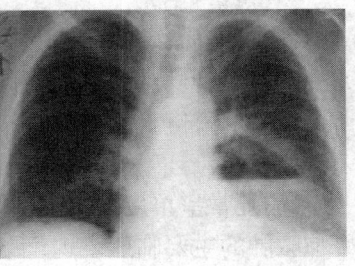

A. 左下肺肺脓肿　　　　　　　　　　B. 左下肺癌并空洞形成
C. 左侧胸腔积脓　　　　　　　　　　D. 左下肺囊肿
E. 左下肺肺炎

16. 诊断肺脓肿最有价值的是
    A. 畏寒、高热、咳嗽、胸痛　　　　B. 血沉加快
    C. 痰厌氧菌培养阳性　　　　　　　D. 痰普通培养阳性
    E. 合并大咯血

17. 吸入性肺脓肿患者,经足量、多种抗生素治疗3个月,间有发热、咳脓痰。胸部X线检查:空洞壁增厚,周围有明显纤维条索影。进一步治疗宜选
    A. 更换广谱抗生素+甲硝唑　　　　B. 支气管镜下吸脓+注药
    C. 局部穿刺脓腔内注药　　　　　　D. 手术治疗
    E. 体位引流

18. 关于肺脓肿的主要临床表现,不典型的是
    A. 发病急、畏寒、高热　　　　　　B. 咳嗽、大量脓痰、咯血
    C. 血白细胞增高伴核左移　　　　　D. 肺部X线片示大片浓密影
    E. 血源性肺脓肿容易出现咳痰、咯血

19. 关于肺脓肿的抗菌治疗,下列哪项是正确的
    A. 一般不少于8周,以免复发
    B. 大剂量青霉素一般对厌氧菌也敏感
    C. 临床症状及X线检查病变完全消失后停药
    D. 厌氧菌对青霉素不敏感时用甲硝唑和(或)克林霉素
    E. 包括以上各项

20. 急性肺脓肿最主要的临床表现是
    A. 咳嗽、咯血　　　　　　　　　　B. 畏寒、发热
    C. 咳大量脓臭痰　　　　　　　　　D. 湿啰音及管状呼吸音
    E. 剧烈胸痛

21. 治疗急性肺脓肿的首选抗菌药物是
    A. 甲硝唑　　　　　　　　　　　　B. 林可霉素
    C. 青霉素　　　　　　　　　　　　D. 链霉素
    E. 氯霉素

22. 急性肺脓肿患者,咳脓臭痰,给予足量青霉素与链霉素治疗10日无效。痰涂片可见革兰阴性细菌,一般细菌培养阴性。此时治疗宜选
    A. 加大青霉素剂量静脉滴注　　　　B. 改用羟苄青霉素
    C. 洁霉素+SMZ　　　　　　　　　　D. 先锋霉素
    E. 洁霉素或林可霉素+甲硝唑(灭滴灵)

23. 诊断血源性肺脓肿,下列哪项错误
    A. 早期肺部可无明显体征　　　　　B. 病变常发生在中、下肺野的边缘
    C. 病灶容易形成张力性囊肿　　　　D. 脓肿未向支气管破溃前,多无呼吸道症状
    E. 病灶常呈单发性

24. 肺脓肿的主要临床表现,下列哪项是不典型的

A. 发病急、畏寒、高热 B. 肺部 X 线片示大片浓密影
C. 血白细胞增高、核左移 D. 咳嗽、大量脓痰、咯血
E. 肺部 X 线片示大片浓密腔形成并有液平面

25. 肺脓肿用导管经鼻腔行气管内滴药,宜在下列哪一种情况下使用
    A. 急性肺脓肿形成时 B. 全身衰竭、咯血、咳嗽不畅的肺脓肿
    C. 咳嗽剧烈的慢性肺脓肿 D. 肺部有蜂窝状多发性小空腔
    E. 肺脓肿急性症状稍退后

26. 肺脓肿实验室检查方法的运用,下列何项错误
    A. 痰细胞学检查不可靠
    B. 并发脓胸时,胸液致病菌培养无助于早期选用抗生素
    C. 并发脓胸时,胸液致病菌培养较痰菌培养可靠
    D. 慢性肺脓肿患者不应使用支气管造影
    E. 支气管镜检查在肺脓肿诊断中应列为常规

27. 有关肺脓肿的临床特征,下列哪项不正确
    A. 大多数急起寒战、高热 B. 咳嗽、咳痰
    C. 先干咳,后为黏液脓痰 D. 全身中毒症状十分明显
    E. 均有大量脓臭痰

28. 坐位时吸入性肺脓肿的好发部位是
    A. 下叶背段或上叶后段 B. 中叶内侧段
    C. 上叶前段 D. 下叶后基底段
    E. 舌叶

29. 有关肺脓肿的治疗,下列哪项正确
    A. 大多数厌氧菌对青霉素耐药,故其不宜使用
    B. 洁霉素、甲硝唑治疗无效
    C. 有效抗生素宜持续 8~12 周
    D. 有效抗生素静脉滴注 1~2 日可改肌内注射
    E. 抗生素有效持续 4~6 周

30. 治疗急性肺脓肿,停用抗生素的指征是
    A. 已用抗生素 8 周 B. 临床症状消失
    C. 胸片示病灶吸收、留有纤维条索 D. 胸片示脓肿液平面消失
    E. 查体恢复正常

31. 男性,27 岁,受凉后突起高热、胸痛 1 周,少量血痰。血常规:WBC 25×10^9/L,N 0.88。胸片示右下叶前段大片阴影,内有一空洞且有液平面。最可能的诊断是
    A. 急性大叶性肺炎 B. 肺结核
    C. 急性肺脓肿 D. 癌性空洞
    E. 支气管囊肿并感染

32. 男性,34 岁,咳嗽、咳脓痰 2 个月。X 线胸片示右中肺有一空洞伴液平面,诊断为急性肺脓肿,最佳治疗方案为
    A. 抗生素 + 化痰药物 B. 抗生素 + 支气管解痉药物
    C. 抗生素 + 支持疗法 D. 抗生素 + 支气管镜灌洗引流

E. 抗生素 + 体位引流

33. 有关吸入性肺脓肿的发病部位,下列哪项不正确
    A. 常为单发性,发病部位与体位有关
    B. 坐位时下叶后基底位多见
    C. 仰卧时下叶背段或上叶后段好发
    D. 左主支气管狭长引流不畅,故左肺较右肺多见
    E. 右侧位时右上前段和后段多见

34. 慢性肺脓肿患者,经反复用青霉素、链霉素及庆大霉素治疗,效果欠佳。为明确致病菌,合理选用抗生素,应选用下列哪项
    A. 经支气管镜取痰培养   B. 留晨痰做培养
    C. 痰涂片做革兰染色   D. 环甲膜穿刺取痰做培养
    E. 痰真菌培养

35. 肺脓肿的致病菌多属
    A. 金黄色葡萄球菌   B. 支原体
    C. 厌氧菌   D. 肺炎球菌
    E. 真菌

36. 慢性肺脓肿最常见的并发症是
    A. 脓胸   B. 心包炎
    C. 脑脓肿   D. 支气管扩张
    E. 大咯血

37. 关于吸入性肺脓肿,下列哪项是不正确的
    A. 多属厌氧菌为主的混合感染,痰一般培养不易生长
    B. 好发于右上叶后段和或左下叶背段
    C. X线可见空洞,其内壁凸凹不平,为偏中心的空洞
    D. 病后 10 日可咳出大量脓痰,且常有恶臭
    E. 有效抗生素治疗,一般不应少于 8 周

38. 胸痛伴咳嗽、咯血和大量脓性痰,主要见于
    A. 肺炎   B. 肺癌
    C. 肺脓肿   D. 肺梗死
    E. 化脓性胸膜炎

39. 早期肺脓肿与细菌性肺炎在症状和胸片上表现很相似,但常见的肺炎链球菌肺炎多伴有
    A. 高热、肌痛、相对脉缓   B. 大量脓臭痰
    C. 毒血症症状明显   D. 口周疱疹,咳铁锈色痰
    E. 棕黄色痰

40. 有关原发性肺脓肿,哪项是不正确的
    A. 常是吸入口咽分泌物随带的细菌感染
    B. 为多种化脓性细菌的混合感染
    C. 多数为厌氧菌属感染
    D. 急性病例常有杵状指或肥大性肺性骨关节病

E. 慢性肺脓肿容易出现大咯血

41. 肺脓肿早期最易与下列哪些疾病混淆
    A. 细菌性肺炎　　　　　　B. 支气管扩张
    C. 空洞性肺结核　　　　　D. 肺囊肿并感染
    E. 肺栓塞

42. 血源性肺脓肿最常见的病原菌是
    A. 大肠埃希菌　　　　　　B. 产气杆菌
    C. 肺炎杆菌　　　　　　　D. 金黄色葡萄球菌
    E. 化脓性链球菌

43. 发病部位与支气管解剖和体位有关的疾病是
    A. 卡氏肺囊虫肺炎　　　　B. 血源性肺脓肿
    C. 继发性肺脓肿　　　　　D. 吸入性肺脓肿
    E. 慢性肺脓肿

44. 肺脓肿早期最易与哪些疾病混淆
    A. 细菌性肺炎　　　　　　B. 肺癌
    C. 空洞性肺结核　　　　　D. 支原体肺炎
    E. 化脓性链球菌肺炎

45. 肺脓肿的治疗原则是
    A. 止咳,祛痰,解痉,抗感染
    B. 改善通气,纠正酸中毒,抗感染
    C. 支持疗法,祛痰,有效地抗感染
    D. 积极抗感染,辅以体位引流,转慢性时争取手术治疗
    E. 动静结合,中西结合,全身用药及局部用药相结合

46. 肺脓肿患者住院治疗3个月,经静脉滴注足量抗生素后,仍咳嗽、咯血,下一步治疗应首先考虑
    A. 加大抗生素剂量　　　　B. 加强体位引流
    C. 加用支气管内滴注抗生素　　D. 手术治疗
    E. 人工气腹

47. 某患者诊断吸入性肺脓肿,经足量、多种抗生素治疗3个月,仍时有发热,咳脓痰。胸部X线检查:空洞壁增厚,周围有明显纤维条索影。进一步治疗宜选
    A. 更换具有广谱抗菌作用的抗生素+甲硝唑
    B. 体位引流+气管内滴注抗生素
    C. 定期经纤维支气管镜吸脓引流
    D. 手术治疗
    E. 局部穿刺脓腔内注药

48. 下列肺脓肿的描述,哪一项属于慢性期表现
    A. 左肺大片致密影,密度均匀边缘模糊
    B. 右肺大片致密影,空洞及中心液平面,外周广泛炎性浸润
    C. 左肺结节影像,周围炎性浸润
    D. 右肺大片致密影,多个空洞并有液平面

E. 右肺内见有蜂窝状,伴大量纤维化影

49. 女性,21岁,患红皮病,皮肤瘙痒,近一周来寒战,高热,咳嗽,咳血痰,呼吸急促。查体:两肺散在湿啰音,左下皮肤有破口结痂。胸片示双肺外侧散在小片状阴影,WBC 32×10^9/L,中性粒细胞0.90。最可能的诊断是
   A. 血源性肺脓肿   B. 血行播散性肺结核
   C. 干酪性肺结核   D. 肺转移癌
   E. 肺结节病

50. 某患者诊断急性原发性肺脓肿,根据痰细菌学检查结果,给予足量青霉素、链霉素、积极支持疗法,治疗2周,痰量减少,但高热不退,白细胞持续增高。此时治疗应采取
   A. 气管内滴注抗生素   B. 体位引流排痰
   C. 纤维支气管镜吸引并滴注抗菌药   D. 更换抗生素
   E. 雾化吸入抗生素

51. 肺脓肿切除肺叶的指征是
   A. 血源性肺脓肿   B. 脓性痰伴有臭味者
   C. 并发铜绿假单胞菌感染   D. 治疗4~6周,病灶已局限化
   E. 支气管阻塞、引流不畅、抗菌治疗无效者

52. 急性肺脓肿停用抗生素的指征是
   A. 咳嗽、咳痰消失   B. 体温正常
   C. 病灶消失有纤维条索影   D. 脓腔液平消失
   E. 肺部体征消失

二、多选题:以下每道考题有5个备选答案,每题至少有2个正确答案

53. 急性肺脓肿的治疗效果取决于
   A. 脓液引流是否通畅   B. 病变部位
   C. 抗生素的使用是否恰当   D. 是否有厌氧菌感染
   E. 是否为吸入性

54. 肺脓肿的治疗原则
   A. 脓液引流   B. 支持疗法
   C. 抗生素治疗   D. 经验性治疗
   E. 考虑肺外感染

55. 与原发性肺脓肿发病有关的因素是
   A. 误吸   B. 呼吸道防御功能降低
   C. 病原菌   D. 鼻咽口腔化脓病灶
   E. 糖尿病

56. 影响肺脓肿疗效的原因是
   A. 未联合使用支气管解痉剂   B. 抗生素剂量不足
   C. 抗生素应用时间不够   D. 脓液引流不畅
   E. 抗生素选择不当

57. 急性肺脓肿痰菌培养为脆弱类杆菌且对青霉素不敏感时,应选用
   A. 克林霉素   B. 甲硝唑

C. 红霉素　　　　　　　　　　　D. 头孢菌素
E. 林可霉素

58. 原发性肺脓肿的好发部位是
    A. 上叶前段　　　　　　　　　　B. 上叶后段
    C. 下叶背段　　　　　　　　　　D. 右下叶内基底段
    E. 左下叶外基底段

59. 对血源性肺脓肿的描述,下列哪些是错误的
    A. 早期双肺广泛性干啰音　　　　B. 早期呈现严重呼吸困难,咳大量臭脓痰
    C. 全身中毒症状不严重　　　　　D. 不发生气囊肿
    E. 病变呈多发性,多在肺门附近

60. 吸入性肺脓肿的好发部位
    A. 右上叶后段　　　　　　　　　B. 双侧下叶基底段
    C. 双侧下叶背段　　　　　　　　D. 右侧中叶
    E. 肺尖

61. 仰卧位者吸入性肺脓肿的好发部位不包括以下哪项
    A. 右上叶后段　　　　　　　　　B. 双侧下叶基底段
    C. 双侧下叶背段　　　　　　　　D. 右侧中叶
    E. 肺尖

62. 继发性肺脓肿来源于
    A. 阿米巴肝脓肿、膈下脓肿　　　B. 金黄色葡萄球菌肺炎
    C. 支气管扩张　　　　　　　　　D. 吸入带菌分泌物
    E. 菌栓血行播散

63. 抗菌药物治疗有效的是
    A. 急性肺脓肿　　　　　　　　　B. 真菌性肺炎
    C. 医院获得性肺炎　　　　　　　D. 肺结核
    E. 非典型病原体所致肺炎

64. 肺脓肿的实验室检查包括
    A. 血培养　　　　　　　　　　　B. 血常规
    C. 咽拭培养　　　　　　　　　　D. 尿液培养
    E. 痰液培养

65. 当吸入性肺脓肿为厌氧菌感染时,其敏感药物为
    A. 克林霉素　　　　　　　　　　B. 多西环素
    C. 林可霉素　　　　　　　　　　D. 甲硝唑
    E. 红霉素

66. 肺脓肿主要应与下列哪些疾病相鉴别
    A. 支气管扩张并感染　　　　　　B. 细菌性肺炎
    C. 空洞性肺结核继发感染　　　　D. 支气管肺癌
    E. 肺囊肿继发感染

67. 血源性肺脓肿常见致病菌是
    A. 表皮葡萄球菌　　　　　　　　B. PC

C. 链球菌
D. 金黄色葡萄球菌
E. 冠状病毒

68. 诱发吸入性肺脓肿的因素是
    A. 身体其他部位感染
    B. 昏迷状态下呛吸感染物
    C. 熟睡时误吸感染性分泌物
    D. 口腔手术
    E. 肺癌

69. 在许可条件下做体位引流排痰对哪组疾病有益
    A. 支气管扩张合并感染
    B. 肺结核空洞形成
    C. 肺脓肿
    D. 大叶性肺炎
    E. 胸腔积液

70. 肺脓肿的诊断依据是
    A. 突然起病,畏寒
    B. 咳大量脓痰,伴有咯血
    C. 白细胞总数及中性粒细胞增多
    D. X线胸片有大片浓密阴影,中有空洞形成,伴液平面
    E. 高热

71. 慢性肺脓肿与慢性纤维空洞性肺结核的区别是前者常有
    A. 急性发病史
    B. 杵状指
    C. 痰常有臭味
    D. 痰结核杆菌阴性
    E. 消瘦

三、共用题干题：以下每道考题有2～6个提问,每个提问有5个备选答案,请选择1个最佳答案

(72～74题共用题干)

男性,50岁,3周前无明显诱因下出现发热,最高达39℃,在外院诊断为上呼吸道感染。经头孢替安和利巴韦林治疗后好转,后又反复发热,体温为38～39℃,2周前出现左下肢疼痛,查体：左肺可闻少许湿啰音,左下肢有局限性红肿结痂区。胸片检查见左肺舌叶、右下心缘旁及右下后基底段处有多个片状密度增深影。胸部CT示左舌叶密度增深影内见透亮区。血常规示白细胞计数 $18.1 \times 10^9/L$,中性粒细胞0.90。

72. 该患者最可能的诊断是
    A. 非典型肺炎
    B. 吸入性肺脓肿
    C. 病毒性肺炎
    D. 血源性继发性肺脓肿
    E. 社区获得性肺炎

73. 对该患者最适用的抗生素是
    A. 万古霉素
    B. 阿奇霉素
    C. 克拉霉素
    D. 环丙沙星
    E. 丁胺卡那

74. 该患者血培养最可能得到的病原体是
    A. 肺炎球菌
    B. 铜绿假单胞菌
    C. 金黄色葡萄球菌
    D. 肺炎克雷伯杆菌

E. 厌氧菌

(75~77题共用题干)

男性,53岁,寒战、高热1日。体温在39~40℃,乏力,纳差,右上胸痛,咳少量黏液痰。曾用复方新诺明及庆大霉素治疗3日,体温未降,咳嗽加重,咳出大量脓臭痰。查体:肺部无阳性体征,胸片如图。

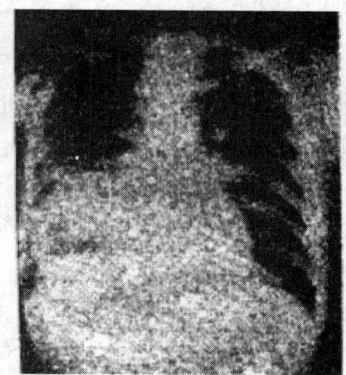

75. 最可能的致病菌是
    A. 支原体为主
    B. 病毒
    C. 厌氧菌为主
    D. 真菌为主
    E. 大肠埃希菌

76. 最可能的诊断是
    A. 急性肺脓肿   B. 肺炎球菌肺炎
    C. 克雷伯杆菌肺炎   D. 病毒性肺炎
    E. 支原体肺炎

77. 根据你的诊断,上述患者的治疗方案应为
    A. 青霉素80万U肌内注射,q 6 h,退热后3日停药
    B. 选用庆大霉素控制感染,退热后争取及早手术
    C. 选用链霉素、利福平、异烟肼强化治疗
    D. 可用多黏菌素治疗
    E. 青霉素200万~1 000万U/日,静脉滴注4~6周,症状减轻后减半,维持至少2周

(78~80题共用题干)

女性,54岁。缓起发热、咳嗽,痰呈脓性,伴腥臭味,每日约150 ml。病程已10日,多种抗生素治疗不见改善。X线示右下肺叶后基底段团块状影,伴空洞和液平。2周前曾有拔牙史。

78. 本例诊断以下哪种疾病最为可能
    A. 空洞性肺结核   B. 阻塞性肺脓肿
    C. 支气管肺囊肿继发感染   D. 吸入性肺脓肿
    E. 肺隔离症

79. 病原学诊断最可能的细菌当属
    A. 铜绿假单胞菌   B. 金黄色葡萄球菌
    C. 混合性(需氧菌、厌氧菌等)感染   D. 大肠埃希菌
    E. 草绿色链球菌

80. 为了解有无气道阻塞,宜选择下列哪项检查
    A. MRI   B. 支气管体层摄片
    C. CT   D. HRCT(高分辨率CT)
    E. 肺功能测定

(81~83题共用题干)

男性,51岁。因患胃癌行胃大部切除,手术后2日起咳嗽,痰呈黄脓性,体温39℃,呈稽

留热型。X线胸部摄片示右中肺野大片浸润阴影,并见空洞和液平。痰培养多次为金黄色葡萄球菌。曾应用青霉素、苯唑西林、头孢呋辛、头孢噻肟、头孢他啶、阿米卡星等,病情不见改善。

81. 本例肺脓肿应考虑是下列哪型金黄色葡萄球菌引起
    A. 耐甲氧西林金黄色葡萄球菌(MRSA)　　B. 产青霉素酶金黄色葡萄球菌
    C. 凝固酶阴性金黄色葡萄球菌　　　　　　D. 凝固酶阳性金黄色葡萄球菌
    E. 溶血性葡萄球菌

82. 为确定耐药类型,本例菌株药物敏感试验必须包括
    A. 红霉素　　　　　　　　　　　　　　　B. 青霉素
    C. 头孢唑林　　　　　　　　　　　　　　D. 妥布霉素
    E. 苯唑西林

83. 本例抗菌治疗应当调整为下列哪一组比较适当
    A. 红霉素联合氯霉素　　　　　　　　　　B. 万古霉素联合环丙沙星
    C. 头孢哌酮联合妥布霉素　　　　　　　　D. 氯唑西林联合庆大霉素
    E. 氨曲南联合甲硝唑

(84~87题共用题干)

女性,36岁,受凉后出现高热,咳嗽,咳大量脓臭痰2周。查体:右下肺叩诊浊音,可闻及湿啰音。实验室检查WBC 20×10⁹/L,中性粒细胞92%。胸片示右下叶背段大片阴影并有厚壁空洞。

84. 最可能的诊断
    A. 肺结核　　　　　　　　　　　　　　　B. 肺癌
    C. 肺囊肿　　　　　　　　　　　　　　　D. 肺脓肿
    E. 支气管扩张

85. 较合理的治疗应包括
    A. 气管插管　　　　　　　　　　　　　　B. 单用青霉素
    C. 抗感染及体位引流　　　　　　　　　　D. 青霉素+甲硝唑
    E. 口服异烟肼、乙胺丁醇、利福平

86. 积极抗感染治疗后停用抗生素的指征是
    A. 体温恢复正常　　　　　　　　　　　　B. 咳嗽和咳臭脓痰停止
    C. 胸痛消失　　　　　　　　　　　　　　D. 胸片显示病灶消失,有纤维条索影
    E. 血常规恢复正常

87. 患者经内科治疗4个月后,症状有所改善,但仍有3 cm大小脓腔未闭合,进一步治疗应考虑
    A. 手术治疗　　　　　　　　　　　　　　B. 局部给药
    C. 体位引流　　　　　　　　　　　　　　D. 继续应用抗生素
    E. 皮质激素

(88~91题共用题干)

女性,76岁。一周前牙痛肿胀未治疗,2日来出现高热,体温40℃,头痛,咳嗽,咳黄脓痰,痰量逐渐增多有臭味,实验室检查:白细胞23×10⁹/L,中性粒细胞90%,X线胸片右上肺大片浓密阴影,边缘不清中央有2 cm×2 cm脓腔及液平。

88. 应首先考虑的诊断是
    A. 肺结核   B. 支气管扩张
    C. 慢性支气管炎   D. 肺栓塞
    E. 吸入性肺脓肿

89. 本病多为哪种病原体感染
    A. 厌氧菌   B. 链球菌
    C. 阿米巴原虫   D. 葡萄球菌
    E. PCP

90. 一般情况下首选药物为
    A. 青霉素类   B. 氨基糖类
    C. 喹诺酮类   D. 磺胺类
    E. 两性霉素 B

91. 本病应与哪种疾病相鉴别
    A. 支气管肺癌   B. 支原体肺炎
    C. 肺念珠菌病   D. 病毒性肺炎
    E. 真菌性肺炎

四、案例分析题：每个案例至少有 3 个提问,每个提问有多个备选答案,其中正确答案有 1 个或几个

(92~99 题共用题干)

病历摘要：男性,36 岁,一周前醉酒后出现畏寒、发热,体温最高达 39.8℃,伴有咳嗽、咳较多黏液脓性痰,感右侧胸痛,与呼吸有关。在当地医院经静脉输液治疗无效,昨日出现咯血 3 次,为小口鲜血,每次量约 10 ml,并感全身乏力,食欲减退明显,精神萎靡不振,遂住院进一步诊治。

92. 患者初步诊断主要应考虑哪些疾病
    A. 细菌性肺炎   B. 肺癌
    C. 肺脓肿   D. 支气管扩张
    E. 肺结核

93. 为明确诊断,门诊接诊医师应首先完善哪些辅助检查
    A. 血常规   B. 痰培养 + 药敏
    C. 血培养 + 药敏   D. 痰涂片 + 细菌分类
    E. 胸部 X 线检查   F. 胸部 CT
    G. 心电图
    H. 肝、肾功能,及血糖、血清电解质和凝血功能检查

94. 该病例入院后最好采取以下哪些治疗措施(提示：血白细胞 2×10^9/L,中性粒细胞 0.91,胸片见右上肺团片状浓密阴影,其间见有小空腔,伴气液平面)
    A. 静注地塞米松   B. 冰袋物理降温
    C. 补液   D. 静注立止血
    E. 营养支持   F. 抗生素
    G. 抗结核治疗

95. 对该病例,可选用的抗生素有哪些(提示：痰涂片革兰染色见大量革兰阴性杆菌)

A. 头孢呋辛 B. 头孢曲松
C. 甲硝唑 D. 红霉素
E. 头孢哌酮 F. 喹诺酮类
G. 阿米卡星

96. 关于肺脓肿，以下哪些是正确的
   A. 根据感染途径不同，肺脓肿可分为吸入性、继发性和血源性三种类型，其中以血源性肺脓肿最为常见
   B. 吸入性肺脓肿的发病部位与体位有关，仰卧位时好发于右上叶后段或下叶背段
   C. 血源性肺脓肿的致病菌以金黄色葡萄球菌和厌氧菌多见
   D. 肺部邻近器官的化脓性病变可引起肺脓肿
   E. 血源性肺脓肿肺部多无阳性体征
   F. 纤维支气管镜检查对肺脓肿的诊断与治疗意义有限

97. 肺脓肿需和哪些疾病鉴别
   A. 细菌性肺炎 B. 支气管肺癌
   C. 支气管扩张 D. 空洞性肺结核继发感染
   E. 肺囊肿继发感染 F. 肺曲霉病

98. 肺脓肿的主要治疗措施有哪些
   A. 抗生素治疗 B. 手术治疗
   C. 支气管舒张药 D. 祛痰药
   E. 体位引流 F. 雾化吸入生理盐水
   G. 经纤维支气管镜冲洗及吸引

99. 对肺脓肿的治疗以下不正确的有哪些
   A. 血源性肺脓肿可选用耐β-内酰胺酶的青霉素类或头孢菌素类，也可选用万古霉素
   B. 抗生素疗程一般为4～8周，直至X线胸片空洞和炎症消失，或仅有少量的残留纤维化为止
   C. 肺脓肿病程超过3个月，经内科治疗脓腔不缩小者可考虑行手术治疗
   D. 吸入性肺脓肿多为厌氧菌感染，一般均对青霉素敏感
   E. 对脓腔直径超过5 cm估计不易闭合者，可首选经胸壁插入导管引流

(100～105题共用题干)

男性，58岁。发热、咳嗽1周，咳黄脓性痰，有臭味，每日约50 ml就诊。X线胸片示右下肺近心缘处大片浓密阴影，距膈约1.5 cm处有一3.5 cm×3.0 cm空洞伴液平，内壁光整，空洞不偏心，侧位病灶位于下叶前段和内侧段，近似三角形，尖端指向肺门，主动脉窗模糊。既往体健。有30年吸烟史，每日半包。

100. 最经济和最有助于诊断的影像学检查是
   A. CT B. 支气管体层摄片（右侧后倾斜位）
   C. 病灶体层摄片 D. 肺门体层摄片
   E. MRI

101. 下列痰液检查项目除哪一项外都应尽快进行
   A. 涂片Gram染色镜检 B. 涂片抗酸染色镜检
   C. 普通培养和厌氧菌培养 D. 嗜肺军团菌培养

E. 病理细胞检查

102. 经验性抗菌治疗最好选择
    A. 第三代头孢菌素　　　　　　B. 青霉素联合甲硝唑
    C. 林可霉素　　　　　　　　　D. 红霉素
    E. 万古霉素

103. 若经上述治疗无效,进一步诊断措施首先考虑
    A. 纤维支气管镜检查　　　　　B. 经皮肺穿刺活检
    C. 核素肺扫描　　　　　　　　D. 诊断性抗结核治疗
    E. 诊断性抗真菌治疗

104. [假设信息] 如果纤维支气管镜检查见右肺下叶支气管前内段口有肉芽样突起,黏膜高度充血水肿,管腔狭窄,有脓性分泌物溢出。活检病理检查示炎症性改变。追询病史,患者2个月前曾有鱼骨梗喉、呛咳,当时喉科检查未见异物。此时的正确诊断应是
    A. 吸入性肺脓肿　　　　　　　B. 支气管异物、继发性肺脓肿
    C. 阻塞性肺脓肿　　　　　　　D. 慢性肺脓肿
    E. 坏死性肺脓肿

105. 根据上题假设信息的诊断,正确的治疗选择应是
    A. 调整和加强抗菌治疗　　　　B. 手术治疗
    C. 有效控制感染并行手术治疗　D. 抗生素雾化吸入
    E. 经鼻支气管插管注入抗生素

参考答案与解析

1. A	2. E	3. E	4. D	5. A	6. D	7. B	8. E	9. C
10. A	11. C	12. C	13. C	14. D	15. A	16. C	17. D	18. E
19. E	20. C	21. C	22. E	23. E	24. B	25.	26. B	27. E
28. D	29. C	30. D	31. C	32. D	33. D	34. A	35. C	36. D
37. C	38. C	39. D	40. D	41. A	42. D	43.	44. A	45. D
46. D	47. D	48. E	49. A	50. C	51. E	52. C		
53. AC		54. AC		55. ABCD		56. BCDE		
57. ABE		58. BC		59. ABCDE		60. ABC		
61. BCDE		62. ABC		63. ABCE		64. ABE		
65. ACD		66. ABCDE		67. ACD		68. BCD		
69. AC		70. ABCDE		71. ABCD				
72. D	73. A	74. C	75. C	76. A	77. E	78. D	79. C	80. B
81. A	82. E	83. B	84. D	85. C	86. D	87. A	88. E	89. A
90. A	91. A							
92. AC		93. ABCDEH		94. BCDEF		95. ABCEFG		
96. BDEF		97. ABCDEF		98. ADEG		99. DE		
100. B		101. D		102. B		103. A		
104. B		105. C						

1. 解析：肺脓肿中毒症状重，咳大量黄色脓痰，故选 A。

4. 解析：吸入性肺脓肿常为吸入口咽分泌物携带的细菌感染所致，主要是多种化脓性细菌的混合感染，由于口腔内多数为厌氧菌，所以多为厌氧菌感染，长期的肺脓肿可出现肺组织的损伤，出现大咯血，故选 D。

9. 解析：由于患者是左下背段肺脓肿，所以应该头高脚低，仰卧位稍偏向左侧，让左下背段接触更多抗生素。故选 C。

15. 解析：患者有高热的症状，胸片发现占位性病变，说明有感染，从图可看到肺内有气液平面，可考虑为左下肺肺脓肿。故选 A。

19. 解析：肺脓肿的抗菌治疗的要求是：大剂量青霉素一般对厌氧菌也敏感，厌氧菌对青霉素不敏感时用甲硝唑和（或）克林霉素，一般不少于 8 周，以免复发，临床症状及 X 线检查病变完全消失后停药，故选 E。

25. 解析：肺脓肿用导管经鼻腔行气管内滴药一般是在全身情况稳定，感染比较局限时才可用。而 ABCD 都是感染较重的时候应该静脉给药，故选 E。

30. 解析：急性肺脓肿一般情况比较重，应严格治疗，必须完全控制病灶方可，胸片示病灶吸收，留有纤维条索说明已经变成陈旧的病灶，可停用抗生素。而时间、症状和体征都不是停抗生素的指征。故选 C。

34. 解析：经支气管镜取痰培养是金标准，其他部位取痰都易被污染，故选 A。

42. 解析：皮肤创伤、疖痈、骨髓炎、亚急性细菌性心内膜炎等所致的败血症和脓毒血症时，病原菌（多数为金葡菌）、脓毒栓子，经血循环带至肺，引起小血管栓塞、肺组织发炎和坏死，形成脓肿，故常见菌是金黄色葡萄球菌。故选 D。

46. 解析：患者住院治疗 3 个月，经静点足量抗生素后，仍咳嗽、咯血，说明脓肿非常大，不易吸收，而手术指征是：经内科常规治疗 3 个月以上仍咳脓痰、脓腔无明显改变者，或合并威胁生命的大咯血，故本患者应该手术治疗。故选 D。

50. 解析：患者给予足量青霉素、链霉素、积极支持疗法，治疗 2 周，痰量减少，但高热不退，白细胞持续增高，说明对抗生素是敏感的，痰量减少说明有效，但中毒症状仍很重，可推测抗生素到达不到感染的部位，所以需纤维支气管镜吸引并滴注抗菌药，故选 C。

57. 解析：急性肺脓肿痰菌培养为脆弱类杆菌且对青霉素不敏感时，可选择甲硝唑、克林霉素、林可霉素。故选 ABE。

65. 解析：合并厌氧菌感染者可加大青霉素 G 剂量或加用林可霉素，甲硝唑口服。严重者可静滴头孢西丁等。故选 ACD。

70. 解析：肺脓肿的诊断依据：有口腔手术、昏迷呕吐、异物吸入的病史，急性起病，寒战、高热，伴全身虚弱乏力、多汗、食欲差、消瘦等。咳嗽、胸痛，于发病第 5~15 日咳出大量脓痰，有异味或恶臭味。X 线胸片有大片浓密阴影，中有空洞形成，伴液平面，故选 ABCDE。

72. 解析：患者左下肢有局限性红肿结痂区，很可能说明这是原发灶，胸片检查见左肺舌叶、右下心缘旁及右下后基底段处有多个片状密度增深影。胸部 CT 示左舌叶密度增深影内见透亮区。血常规示白细胞计数 $18.1 \times 10^9/L$，中性粒细胞 0.90，是感染中毒症状，很可能是血源性继发性肺脓肿，故选 D。

73. 解析：常见的化脓性菌是金黄色葡萄球菌，反复发作，很可能是耐药菌，首选万古霉素。故选 A。

74. 解析：下肢有局限性红肿结痂区，又继发肺脓肿，反复发作，考虑是耐药的金黄色葡萄球菌可能性大。故选 C。

84. 解析：患者受凉后出现高热、咳嗽、咳大量脓臭痰 2 周。查 WBC 20×10^9/L，中性粒细胞 92%。胸片示右下叶背段大片阴影并有厚壁空洞。其中脓臭痰和厚壁空洞是肺脓肿的特征性表现，故选 D。

85. 解析：肺脓肿一般的处理就是抗感染及体位引流，如果内科治疗 3 个月无效，可考虑手术。故选 C。

86. 解析：肺脓肿的治疗必须严格控制住病情、完全稳定后方可停用抗生素，不是看症状或者胸片的脓腔消失，应该是胸片显示病灶消失，有纤维条索影，说明完全治愈方可停药，故选 D。

87. 解析：经内科常规治疗 3 个月以上仍咳脓痰、脓腔无明显改变者，或合并威胁生命的大咯血，应选择手术治疗。故选 A。

92. 解析：一周前醉酒后出现畏寒、发热，体温最高达 39.8℃，伴有咳嗽、咳较多黏液脓性痰，感右侧胸痛，与呼吸有关。醉酒可能受寒，导致大叶性肺炎，或者误吸导致肺部感染，结合咯血，考虑可能是 AC。

93. 解析：有严重肺部感染入院后常规给予血常规、痰培养 + 药敏、血培养 + 药、痰涂片 + 细菌分类、胸部 X 线检查及肝、肾功能，血糖、血清电解质和凝血功能检查。故选 ABCDEH。

94. 解析：患者出现咯血 3 次，每次量约 10 ml，并感全身乏力、食欲减退明显，精神萎靡不振且血白细胞 2×10^9/L，中性粒细胞 0.91，胸片见右上肺团片状浓密阴影，其间见有小空腔，伴气液平面。考虑有感染性休克的可能，应先冰袋物理降温，同时抗生素抗感染、补液、静注立止血、营养支持。故选 BCDEF。

95. 解析：痰涂片革兰染色见大量革兰阴性杆菌，头孢曲松、头孢呋辛、甲硝唑、头孢哌酮、喹诺酮类、阿米卡星均可。故选 ABCEFG。

96. 解析：一般来说，吸入性肺脓肿的发病部位与体位有关，仰卧位时好发于右上叶后段或下叶背段，血源性肺脓肿的致病菌以金黄色葡萄球菌和厌氧菌多见，肺部邻近器官的化脓性病变可引起肺脓肿，纤维支气管镜检查对肺脓肿的诊断与治疗意义有限。故选 BDEF。

97. 解析：肺脓肿需要和与其症状体征相似，或者检查结果相似的疾病相鉴别：细菌性肺炎、支气管肺癌、支气管扩张、空洞性肺结核继发感染、肺囊肿继发感染、肺曲霉病等。故选 ABCDEF。

98. 解析：肺脓肿的主要治疗措施有：抗生素治疗、祛痰药、体位引流、经纤维支气管镜冲洗及吸引，只有内科治疗 3 个月无效时，方考虑手术治疗，故选 ADEG。

99. 解析：吸入性肺脓肿多为厌氧菌感染，一般对青霉素不敏感，主要考虑甲硝唑等，即使对脓腔直径超过 5 cm 以上估计不易闭合者，也不可首选经胸壁插入导管引流，应首选抗生素治疗，抗生素治疗无效时再考虑经胸壁插入导管引流。故选 DE。

第 17 章　肺真菌病

一、单选题：以下每道考题有 5 个备选答案，请选择 1 个最佳答案
1. 真菌检测最重要的手段是
   A. 动物试验　　　　　　　　B. 形态学检查
   C. PCR　　　　　　　　　　D. 核酸杂交

E. 免疫学检查

2. 男性,43 岁,有支气管扩张病史 20 年。平时痰多,脓性。但近半月来痰少,频频咳嗽,并反复咯血。X 线胸片显示右下肺有一空洞,内有一团球影,其可能的诊断是
   A. 肺脓肿
   B. Wegener 肉芽肿
   C. 曲霉肿
   D. 侵袭性曲霉病
   E. 球形肺炎

3. 有关肺曲霉病,以下影像学表现哪一项不是正确的
   A. 侵袭性肺曲霉病——X 线胸片以胸膜为基底的多发的楔形阴影或空洞
   B. 肺曲霉肿——慢性空洞内有一团球影,随体位改变而在空腔内移动
   C. 变应性支气管肺曲霉病——中央支气管扩张及壁增厚征象如"戒指征"和"轨道征"
   D. 侵袭性肺曲霉病——胸部 CT 可表现为晕轮征
   E. 侵袭性肺曲霉病——胸部 CT 早期可表现为新月体征

4. 除外下面哪一种情况,患者常并发真菌性肺病
   A. 长期使用广谱抗生素
   B. 正在治疗中的活动性系统性红斑狼疮患者
   C. 正在化疗的肿瘤患者
   D. 正在化疗的活动性肺结核患者
   E. HIV 感染者

5. 一养鸽女性,48 岁,发热、咳嗽、咳脓痰带血半月余,请结合 CT,选出最可能的诊断

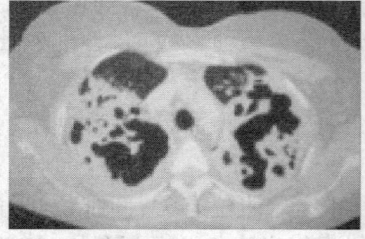 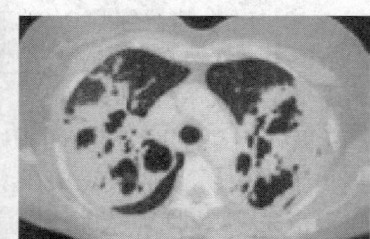

   A. 原发型肺结核
   B. 肺曲菌病
   C. 肺癌
   D. 间质性肺炎
   E. 支气管扩张

6. 男性,32 岁,咳嗽、咳脓痰伴发热、胸痛 1 月余,抗感染治疗不见好转,PPD(-),结合 CT 图像,最可能的诊断是

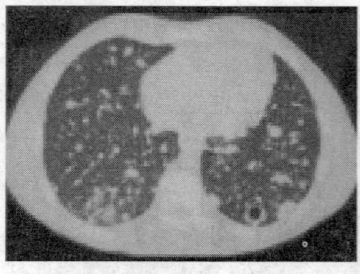 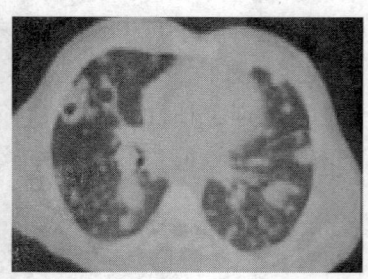

   A. 肺炎
   B. 肺结核
   C. 肺脓肿
   D. 肺癌
   E. 肺放射菌病

7. 治疗肺曲霉病下列药物哪一种效果最不理想

A. 伊曲康唑　　　　　　　　　B. 两性霉素 B 脂质复合体
C. 伏立康唑　　　　　　　　　D. 卡泊芬净
E. 氟康唑

8. 男性,48 岁,发热,咳嗽,咳痰,咯血,PPD(－),请结合图,最可能的诊断是

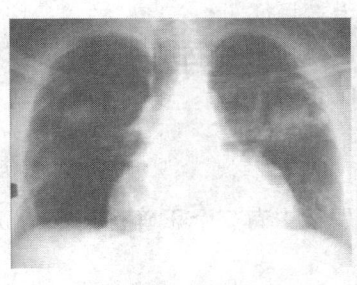
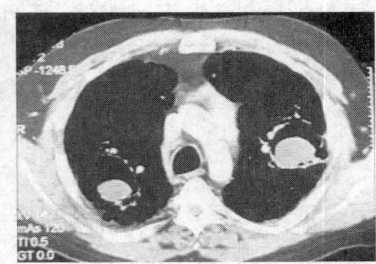
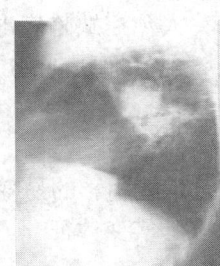
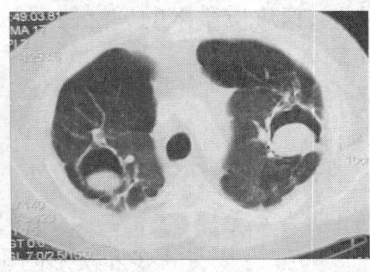

A. 肺癌　　　　　　　　　　　B. 肺曲菌病
C. 肺结核　　　　　　　　　　D. 肺炎
E. 肺脓肿

9. 男性,32 岁,外出旅游 1 个月后,咳嗽 1 周,CT 检查如图,最可能的诊断为

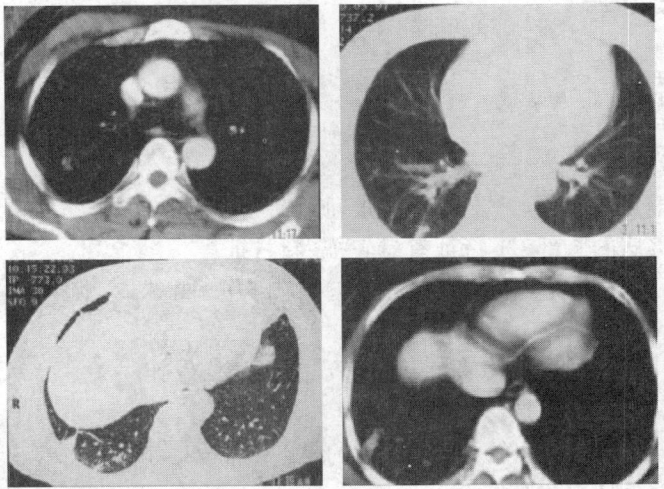

A. 肺部真菌感染　　　　　　　B. 肺结核
C. 肺类风湿病　　　　　　　　D. SLE 肺部浸润
E. 肺癌

10. 对变应性支气管肺曲菌病(ABPA)诊断最有提示意义的是
    A. 胸闷、气急

B. 血 IgE 增高

C. 痰中可见大量嗜酸性粒细胞和曲菌菌丝

D. 肺部游走性阴影

E. 糖皮质激素治疗效果好

11. 下列哪种疾病早期胸部 CT 为晕轮征,后期为新月征
    A. 细菌性肺炎
    B. 肺炎衣原体肺炎
    C. 肺曲霉病
    D. SARS
    E. 肺炎支原体肺炎

二、多选题:以下每道考题有 5 个备选答案,每题至少有 2 个正确答案

12. 肺部真菌感染增多与哪些因素有关
    A. 广谱抗生素、糖皮质激素的广泛使用
    B. 人免疫缺陷病毒感染
    C. 有慢性疾病者
    D. 免疫抑制剂的广泛使用
    E. 艾滋病患者增多

13. 侵袭性曲霉病影像学特征性表现为
    A. 后期为新月征
    B. X 线阴影的易变形
    C. 胸部 CT 早期为晕轮征
    D. 肺实变体征
    E. X 线胸片以胸膜为基底的多发楔形阴影

14. 变应性支气管肺曲菌病的主要临床特征
    A. 哮喘样发作
    B. 喘息、畏寒、发热、乏力
    C. X 线显示磨玻璃影及肺实变影
    D. 刺激性咳嗽、咳棕黄色脓痰
    E. 典型 X 线胸片为上叶短暂性实变或不张

15. 真菌致病的决定因素
    A. 真菌的数量
    B. 侵入途径
    C. 真菌的毒力
    D. 免疫功能低下的患者
    E. 感染的时间

16. 肺曲霉病的特点
    A. 曲菌球常继发于肺囊肿、支气管扩张、肺脓肿和结核空洞
    B. 侵袭性曲霉病的胸部 CT 特征有晕轮征、新月征等
    C. 曲菌球的 X 线表现是原有的慢性空洞内有一团球影,随着体位改变在空腔内移动
    D. 变应性支气管肺曲菌病患者症状可表现为哮喘样发作
    E. 曲霉病的治疗药物首选氟康唑

17. 下列关于肺部真菌感染的治疗方案正确的是
    A. 隐球菌肺炎首选氟康唑
    B. 侵袭性肺曲菌病可选择两性霉素 B、伊曲康唑、伏立康唑及卡泊芬净等
    C. 毛霉菌肺炎选择两性霉素 B + 手术治疗
    D. 肺孢子菌肺炎首选 SMZ - TMP
    E. 光滑念珠菌感染首选氟康唑

18. 关于肺部真菌感染的影像学特征,以下说法正确的是

A. 曲霉菌感染可表现为靠近肺门分布的新浸润影,可出现"晕征"和空洞形成
B. 肺孢子菌肺炎主要表现为间质性肺炎
C. ABPA 表现为上叶短暂性实变或不张,可有"戒指征"及"轨道征"
D. 念珠菌肺炎可表现为融合的均匀大片浸润,自肺门向周边扩展,可形成空洞
E. 肺隐球菌病表现为胸膜下结节,也可表现为肺炎、多发结节、空洞等

三、共用题干题:以下每道考题有 2~6 个提问,每个提问有 5 个备选答案,请选择 1 个最佳答案

(19~20 题共用题干)

男性,56 岁,因反复咳嗽 5 月余,发热伴血痰 2 个月,加重 1 个月就诊。既往有高血压 10 年。查体:右呼吸音低,叩诊呈实音改变。曾穿刺抽出黄色胸液,按结核性胸膜炎治疗有效,抗结核过程中曾服用泼尼松 2 月余。过程中病情发生恶化,出现咳嗽加重,同时咳血痰,伴发热。痰真菌涂片可见孢子以及假菌丝。患者胸部影像学表现早期为晕轮征,后期为新月征。

19. 根据以上临床资料,可能诊断为下列哪种疾病
   A. 细菌性肺炎   B. 肺曲霉病
   C. 肺炎衣原体肺炎   D. SARS
   E. 肺炎支原体肺炎

20. 肺部真菌感染近年来有增多的趋势,与下列哪项无关
   A. 艾滋病患者增多   B. 人群普遍易感
   C. 糖皮质激素广泛使用   D. HIV 感染
   E. 广谱抗生素的广泛使用

四、案例分析题:每个案例至少有 3 个提问,每个提问有多个备选答案,其中正确答案有 1 个或几个

(21~25 题共用题干)

女性,42 岁,发作性咳嗽 5 年余,春秋季易发作,每次发作持续 1 个月,当地医院诊断为"慢性支气管炎",给予抗菌、镇咳、平喘治疗后可缓解。近 2 年病情加重,全年均有症状,当地医院诊断"哮喘",给予"沙美特罗替卡松粉吸入剂 50/250 μg,2 次/日"治疗,患者自觉效果不佳未规律使用。

21. 病情控制不佳的可能原因包括(提示:体检 T 36.7℃,P 75 次/分,R 24 次/分,P 110/78 mmHg。听诊双肺呼吸音粗糙,可闻及散在的干鸣音。胸片显示双下肺纹理重。肺功能检查:FEV_1 占预计值的 72%,使用短效支气管舒张剂后,FEV_1 可达预计值的 87%)
   A. 药物治疗不充分
   B. 是否有持续存在的变应性诱因,如某些变应原或职业因素
   C. 没有联合使用抗菌药物
   D. 诊断错误
   E. 依从性不佳

22. 需要进行的检查是(提示:患者职业为教师,变应原检测结果为猫、狗皮毛中度过敏,但患者及亲属家中未饲养宠物。追问病史,患者因为顾虑激素的不良反应未规律使用,且

吸入药物的使用方法错误。经过医师的解释和药物吸入方法的传授后,患者开始规律吸入沙美特罗替卡松粉吸入剂 50/250 μg,2 次/日,1 个月后复查,自述症状有改善,肺功能 FEV_1 占预计值的 77%,但仍述间断喘息,患者追述近 2 年间断咳脓痰,有时痰为棕色)

A. 痰细菌培养＋药物敏感试验 B. 诱导痰细胞分类计数
C. 胸部 CT D. 支气管镜检查
E. 痰涂片找抗酸杆菌

23. 针对此症状,处理方法是(提示:痰细菌培养、痰涂片找抗酸杆菌均无阳性发现,胸部 CT 示左侧肺门区可见多处囊性透亮区。痰中嗜酸性粒细胞比例 >32%)
A. 静脉滴注抗菌药物
B. 外周血嗜酸性粒细胞计数
C. 血清总 IgE 和烟曲菌特异性 IgE 水平检测
D. 痰真菌培养和痰涂片找真菌
E. 支气管镜检查

24. 此疾病的主要治疗药物包括(提示:患者外周血嗜酸性粒细胞比例 14%,血清总 IgE > 2 500 μg/L,烟曲菌特异性 IgE 576 μg/L,痰涂片见真菌菌丝)
A. 吸入糖皮质激素 B. 口服抗菌药物
C. 口服糖皮质激素 D. 口服伊曲康唑
E. 免疫抑制剂

25. 该疾病最可能的诊断是
A. 变应性支气管肺曲菌病 B. 侵袭性肺曲菌病
C. 肺结核 D. 支气管哮喘
E. 支气管扩张

参考答案与解析

1. B 2. C 3. E 4. D 5. B 6. E 7. E 8. B 9. A 10. C
11. C 12. ABDE 13. ACE 14. ABCDE 15. ABC
16. ABCD 17. ABCD 18. BCDE 19. B 20. B
21. ABDE 22. ABCE 23. BCD 24. CD 25. A

2. 解析:曲霉肿又称曲霉球,常继发于支气管囊肿、支气管扩张、肺脓肿和肺结核空洞。主要表现为反复咯血,甚至大咯血,或伴有刺激性干咳。X 线胸片显示右下肺有一空洞,内有团球影,是其特征性表现。侵袭性曲霉病胸片表现为以胸膜为基底的多发性楔形阴影或空洞;胸局限性肺不张,肺体积缩小,胸部 CT 早期有晕轮征,即结节影周围环绕低密度影,后期为新月征。故选 C。

3. 解析:X 线检查侵袭性曲霉病表现为以胸膜为基底的多发性楔形阴影或空洞;胸局限性肺不张,肺体积缩小,胸部 CT 早期有晕轮征,即结节影周围环绕低密度影,后期为新月征。故选 E。

8. 解析:X 线胸片以胸膜为基底的多发性楔形阴影或空洞,胸部 CT 早期有晕轮征,即结节影周围环绕低密度影,考虑为肺曲菌病。故选 B。

12. 解析：肺部真菌感染增多和人体的免疫力下降有很大关系，而广谱抗生素、糖皮质激素的广泛使用，人免疫缺陷病毒感染，免疫抑制剂的广泛使用，艾滋病患者增多等都会导致免疫力降低。故选 ABDE。

21. 解析：患者发作性咳喘 5 年余，春秋季易发作，每次发作持续 1 个月，给予抗菌、镇咳、平喘治疗后可缓解，给予"沙美特罗替卡松粉吸入剂 50/250 μg，2 次/日"治疗。病情控制不佳的可能原因包括：① 首先考虑药量不够；② 其次患者的依从性不佳；③ 如诊断为哮喘，需脱离过敏原；④ 有误诊的可能。故选 ABDE。

22. 解析：激素治疗对该患者效果较好，如果为单纯的哮喘，应该可以治愈，但是反复发作，应确定是否为单纯哮喘，确定是否有感染及感染的种类，需查：痰细菌培养＋药物敏感试验，诱导痰细胞分类计数，胸部 CT，痰涂片找抗酸杆菌，考虑是否有结核的可能。故选 ABCE。

23. 解析：患者培养都是阴性排除细菌等感染，现需要检查真菌：血清总 IgE 和烟曲菌特异性 IgE 水平检测、痰真菌培养和痰涂片找真菌、支气管镜检查等。故选 BCD。

24. 解析：由于患者外周血嗜酸性粒细胞比例 14%，血清总 IgE＞2 500 μg/L，烟曲菌特异性 IgE 576 μg/L，痰涂片见真菌菌丝，可诊断有真菌感染，故可选择口服伊曲康唑，但患者有过敏症状，所以应合并糖皮质激素治疗。故选 CD。

25. 解析：患者存在支气管哮喘，曾有肺部浸润，外周血嗜酸性粒细胞增多，血清抗曲霉特异性 IgE、IgG 抗体增高，血清总 IgE 浓度增高，可诊断为变应性支气管肺曲菌病。故选 A。

第 18 章　肺结核及非肺结核分枝杆菌性肺病

一、单选题：以下每道考题有 5 个备选答案，请选择 1 个最佳答案
1. 原发型肺结核应与哪些疾病相鉴别
   A. 非典型肺炎　　　　　　　　　B. 纵隔和肺门疾病
   C. 阻塞性肺疾病　　　　　　　　D. 肺炎
   E. 继发性肺结核

2. 男性，52 岁。因咳嗽、咳痰、偶有咯血及午后自觉潮热 2 周就诊。X 线检查见右上肺浓密阴影，内有 2 cm×3 cm 不规则空洞，放射科报告肺结核伴空洞形成。PPD 试验阴性，2 周后重复试验仍阴性。应选择下列哪项处理
   A. 抗结核治疗　　　　　　　　　B. 磁共振检查
   C. 高分辨 CT（HRCT）检查　　　 D. 纤维支气管镜检查
   E. 结核杆菌培养

3. 女性，35 岁，患肺结核已 3 年，治疗不规则，2 日前受凉后发热，38℃，体检无明显异常。胸片示两上肺斑片状阴影，伴不规则透亮区，为判断肺结核是否活动，下列哪项最有意义
   A. 痰结核杆菌阳性　　　　　　　B. 胸片上有空洞病变
   C. 胸片上浸润性病变　　　　　　D. 发热等结核中毒症状
   E. 血流增强

4. 女性，25 岁。3 年前患胸膜炎，经抽液、异烟肼加利福平加吡嗪酰胺治疗 2 个月，胸腔积液吸收。近发热、咳嗽、痰血 2 周就诊。X 线检查示右上肺浸润性阴影，痰抗酸杆菌

(+)。抗结核治疗方案宜采用
    A. 异烟肼、链霉素、乙胺丁醇
    B. 异烟肼、利福平、吡嗪酰胺、链霉素、乙胺丁醇
    C. 异烟肼、利福定、乙胺丁醇
    D. 异烟肼、利福平、吡嗪酰胺、氧氟沙星
    E. 异烟肼、利福平、吡嗪酰胺(原来方案)

5. 结核病的病原菌是
    A. 非结核性分枝杆菌　　　　　B. 抗酸杆菌
    C. 肺炎克雷伯杆菌　　　　　　D. 嗜血杆菌
    E. 结核分枝杆菌

6. 下列哪项检查能清晰显示各型肺结核病变特点和性质
    A. 色谱技术检测　　　　　　　B. 胸部X线检查
    C. 正侧位胸片　　　　　　　　D. 胸部CT
    E. 支气管肺活检

7. 粟粒性结核并发下列哪种情况时应做腰穿
    A. 双下肢有结节性红斑　　　　B. 白细胞明显增多
    C. 脉络膜结核　　　　　　　　D. 脾肿大
    E. 肝功能异常

8. 男性,30岁。患右上肺结核已5年,不规则治疗,除第一线药物外,第二线药物中卷曲霉素、丙硫异烟胺、环丙沙星等亦均应用过。胸片示右上肺结核,厚壁空洞。痰菌仍阳性。下一步治疗应选择
    A. 右上肺叶切除　　　　　　　B. 加用新药利福喷丁和阿米卡星
    C. 肺导管局部给药　　　　　　D. 中医药治疗
    E. 免疫治疗

9. 结核性渗出性胸膜炎的最佳强化治疗方案是
    A. 异烟肼、链霉素、对氨基水杨酸
    B. 异烟肼、链霉素、对氨基水杨酸、乙胺丁醇
    C. 异烟肼、利福平
    D. 异烟肼、链霉素、对氨基水杨酸、抽液治疗
    E. 异烟肼、链霉素、对氨基水杨酸、糖皮质激素

10. 结核菌素试验强阳性结果应为
    A. 红晕直径≥15 mm　　　　　B. 硬结直径≥20 mm
    C. 硬结直径≥10 mm　　　　　D. 硬结直径≥12 mm
    E. 红晕直径≥20 mm

11. 关于血行播散型肺结核,错误的是
    A. 多由原发型肺结核发展而来
    B. 患者免疫力下降时易发病
    C. 大量结核菌在较短时间内多次侵入血循环
    D. 结核菌进入肺间质、侵入肺实质后形成粟粒大小的结节
    E. 急性血行播散型肺结核多见于老年人,儿童和青少年少见

12. 下列哪种药物能杀灭巨噬细胞内的结核菌
    A. 乙胺丁醇　　　　　　　　　B. 氨硫脲

C. 吡嗪酰胺 D. 链霉素
E. 对氨基水杨酸

13. 男性,24岁,低热、盗汗、乏力6个月,咳嗽痰中带血,诊断考虑
    A. 支气管扩张 B. 慢性支气管炎
    C. 肺结核 D. 肺炎
    E. 结节病

14. 关于原发型肺结核,下列哪项描述是错误的
    A. 结核菌初次侵入机体,在肺内形成病变
    B. 病灶好发于胸膜下通气良好的部位
    C. 原发病灶吸收快
    D. 原发综合征包括原发病灶、淋巴管炎和肺门淋巴结炎
    E. 原发型肺结核多见于老年人

15. 下列哪项是肺结核痰菌阳性者短程化疗的最好方案
    A. 异烟肼、利福平、乙胺丁醇2个月,然后异烟肼、利福平7个月
    B. 异烟肼、链霉素、对氨基水杨酸1年
    C. 异烟肼、对氨基水杨酸、氨硫脲1年
    D. 异烟肼、利福平、链霉素2个月,然后利福平、异烟肼3个月
    E. 利福平、乙胺丁醇,对氨基水杨酸1年

16. 结核菌素试验假阴性应排除
    A. 重症结核病 B. 重度营养不良
    C. 接种BCG后4~8周 D. 急性传染病后
    E. 使用激素后

17. 结核病好发于下叶的哪个肺段
    A. 背段 B. 内段
    C. 外段 D. 前段
    E. 后段

18. 关于PPD皮试,下列哪项错误
    A. 于前臂掌侧中下1/3交界处注射 B. 一般注射0.1 ml,5个结核菌素单位
    C. 皮丘直径必须>6 mm D. 注射后48~72小时看结果
    E. 测量局部红晕直径判断反应强度

19. 关于结核菌素试验的结果,下列哪项不正确
    A. 阴性结果可排除结核病
    B. 年龄越小,阳性反应的意义越大
    C. 机体免疫反应受抑制时,可表现为假阴性
    D. 强阳性反应表示体内有活动性结核病
    E. 儿童呈阳性反应并不代表体内有活动性结核病灶

20. 关于原发型肺结核,下列哪项正确
    A. 好发生于双肺锁骨上下 B. 多发生明显结核中毒症状
    C. 极少发生血行播散 D. 原发灶及淋巴结不会发生干酪样坏死
    E. 肺门或纵隔淋巴结结核较原发综合征更为常见

21. 下列哪项检查可提高血行播散型结核的诊断率
    A. 普通 X 线胸片　　　　　　　　B. 胸部超声
    C. 高分辨率 CT　　　　　　　　　D. 肺通气灌注扫描
    E. 肺弥散功能测定

22. 原发型肺结核最少见的症状是
    A. 低热　　　　　　　　　　　　B. 纳差、乏力
    C. 盗汗、消瘦　　　　　　　　　D. 咳嗽
    E. 咯血

23. 继发性肺结核不同于原发型肺结核的特点是
    A. 起病急　　　　　　　　　　　B. 常有高热、乏力
    C. 青少年多见　　　　　　　　　D. 一般不排菌
    E. 常有空洞或干酪样坏死

24. 肺结核大咯血抢救时需特别注意的是
    A. 血压监测　　　　　　　　　　B. 测出血时间,预防 DIC
    C. 慎用镇咳、镇静剂　　　　　　D. 保持呼吸道通畅
    E. 患侧卧位

25. 下列哪种抗结核药物可通过血脑脊液屏障
    A. 利福平　　　　　　　　　　　B. 链霉素
    C. 异烟肼　　　　　　　　　　　D. 利福布丁
    E. 乙胺丁醇

26. 女性,27 岁。突然大咯血,已妊娠 5 个月,胸片显示右上肺结核,下列哪种药物不能使用
    A. 安络血　　　　　　　　　　　B. 垂体后叶素
    C. 抗血纤溶芳酸　　　　　　　　D. 云南白药
    E. 6－氨基己酸

27. 血行播散型肺结核起病的特点是
    A. 低热、关节痛　　　　　　　　B. 乏力
    C. 盗汗、胸闷　　　　　　　　　D. 消瘦、体重下降明显
    E. 起病急,有高热等中毒症状

28. 女性,55 岁。糖尿病 12 年,经常咳嗽半年,无发热,1 日前突然咯血,胸片右上肺斑片状影,内有空洞一个,直径 1 cm 左右,最可能是
    A. 肺癌　　　　　　　　　　　　B. 肺囊肿
    C. 肺结核　　　　　　　　　　　D. 肺炎
    E. 支气管扩张合并感染

29. 一肺结核患者抗结核治疗 3 个月,出现视力减退、视野缩小,应停用下列哪种药物
    A. 利福平　　　　　　　　　　　B. 异烟肼
    C. 乙胺丁醇　　　　　　　　　　D. 链霉素
    E. 吡嗪酰胺

30. 女性,20 岁。近 2 个月胸闷、乏力、咳嗽。查体:颈部淋巴结肿大,心肺(-)。胸片:肺门及纵隔淋巴结肿大,WBC 7.2×10^9/L,结核菌素试验(1:10 000)48 小时观察(＋＋＋),诊断应首先考虑

A. 胸内淋巴结结核 B. 肺结节病
C. 淋巴细胞白血病 D. 支气管肺癌
E. 淋巴肉瘤

31. 女性,30岁。右上肺结核治愈后一年半,出现右肺结核性渗出性胸膜炎,治疗应选
    A. 异烟肼、链霉素、对氨基水杨酸 B. 异烟肼、链霉素、青霉素
    C. 异烟肼、链霉素 D. 利福平、对氨基水杨酸
    E. 利福平、异烟肼、乙胺丁醇

32. 女性,19岁。低热、咳嗽1个月。查体:消瘦,右颈部可触及绿豆大小淋巴结,稍硬、活动、无压痛,右肺呼吸音稍弱,胸片见右上肺钙化灶,右肺门淋巴结肿大。诊断首先考虑的是
    A. 原发型肺结核 B. 浸润型肺结核
    C. 结核性渗出性胸膜炎 D. 慢性纤维空洞型肺结核
    E. 血行播散型肺结核

33. 某肺结核患者大咯血致血压突然下降,首选治疗是
    A. 输血、补液
    B. 垂体后叶素 5~10 U + 25% 葡萄糖 40 ml,缓慢静脉注射
    C. 立即血压监测
    D. 氨甲苯酸 200 mg + 25% 葡萄糖 20 ml,静脉注射
    E. 间羟胺 10 mg + 多巴胺 20 mg + 0.85% 生理盐水 1 500 ml 静滴

34. 菌阴性肺结核是指
    A. 3次痰涂片及1次痰培养为阴性 B. 6次痰涂片阴性
    C. 3次痰涂片阴性 D. 3次痰培养为阴性
    E. 1次痰培养为阴性

35. 需常规加用激素治疗的结核病有
    A. 继发性肺结核 B. 支气管淋巴结结核
    C. 结核性脑膜炎 D. 肾结核
    E. 原发型肺结核

36. 患者,26岁,右上肺结核,用异烟肼、链霉素、PAS 治疗半年,停药6个月后,X线胸片发现左锁骨下浸润性病灶,此时治疗应首选(注:INH:异烟肼,SM:链霉素,KM:卡那霉素,EMB:乙胺丁醇,PZA:吡嗪酰胺,TB:氨硫脲,CPM:卷曲霉素)
    A. INH + SM + EMB B. INH + KM + PZA
    C. RFP + SM + EMB D. CPM + EMB + TB
    E. INH + RFP + EMB

37. 有关慢性纤维空洞型肺结核,下列哪项是错误的
    A. 病情迁延,症状起伏,可有结核中毒症状
    B. X线有纤维厚壁空洞,胸膜增厚,气管纵隔移位及肺门上提
    C. 常并发肺气肿、肺心病及支气管扩张
    D. 痰结核菌常阳性
    E. 随着免疫力增高,病灶可完全吸收而不复发

38. 下列抗结核药哪种不属于杀菌剂

A. 乙胺丁醇 B. 利福平
C. 链霉素 D. 吡嗪酰胺
E. 异烟肼

39. 肺结核的增殖性病变表现为
    A. 充血 B. 结核结节
    C. 干酪样坏死 D. 水肿
    E. 钙化

40. 男性,25 岁,低热、咳嗽 2 个月。胸部 CT 见图,最可能的诊断是
    A. 急性血行播散型肺结核
    B. 肺结核球
    C. 肺癌
    D. 肺脓肿
    E. 支气管扩张

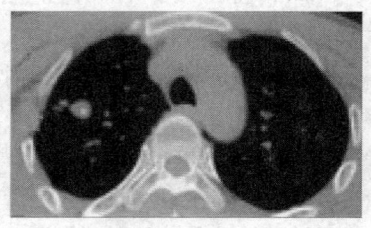

41. 关于肺结核的临床类型描述正确的是
    A. 干酪性肺炎属于原发型肺结核 B. 结核性胸膜炎属于肺外结核
    C. 浸润型肺结核属于继发性肺结核 D. 血行播散型肺结核均为慢性病变
    E. 结核球属于慢性纤维空洞型肺结核

42. 关于结核菌,下列哪项是错误的
    A. 生长快,难培养
    B. 涂片染色具有抗酸性,亦称抗酸杆菌
    C. 对外界抵抗力较强,不易死亡
    D. 结核菌分为人型、牛型、鼠型,其中人型、牛型是人类结核病的主要病原菌
    E. 70% 乙醇接触 2 分钟,或煮沸 1 分钟被杀灭

43. 继发性肺结核的临床特点,不正确的是
    A. 不易反复 B. 空洞长期不愈,经常排菌
    C. X 线表现呈多态性 D. 可能伴代偿性肺气肿
    E. 胸膜肥厚

44. 男性,54 岁。近 2 年来反复咯血和咳黏稠痰,低热、消瘦,活动后感气短、乏力,胸片左上肺有片状及条索状阴影,其中并有透光区,胸廓下陷,气管左移。继发性肺结核左上肺慢性纤维空洞病变可能性大,下一步最重要的检查是
    A. 胸部 CT B. 肺功能测定
    C. 痰细菌培养 + 药物敏感试验 D. 痰找结核菌
    E. 支气管镜

45. 关于亚急性或慢性血行播散型肺结核正确的是
    A. 由于少量结核菌一次入血引起 B. 症状具有反复性和阶段性特点
    C. 病情发展较快 D. X 线表现大小不等、新旧不一的病灶
    E. 病灶多在两肺中下肺野

46. 肺结核合并糖尿病时,其 X 线病变特点
    A. 纤维结节病灶多见 B. 干酪渗出为主

C. 不易液化形成空洞
D. 钙化较多见
E. 不易伴有支气管播散

47. 肺结核患者,用 INH + SM + PAS 治疗中,出现耳鸣、重听、痰菌仍阳性,治疗方案宜改用
    A. INH + EMB
    B. INH + KM + PZA
    C. INH + RFP + PZA
    D. PZA + TB
    E. INH + 1 314 TH

48. 下列哪项不是结核病变态反应的表现
    A. 多发性关节炎
    B. 皮肤结节性红斑
    C. 贫血
    D. 疱疹性角膜结合膜炎
    E. 发热、乏力、食欲减退

49. 男性,32 岁。咳嗽、咯血 10 日,确诊为肺结核。医生的忠告下列哪项最重要
    A. 绝对休息
    B. 去疗养院疗养
    C. 尽量加强营养
    D. 禁止剧烈活动
    E. 坚持正规抗结核化疗

50. 关于肺结核疗效评价,不恰当的是
    A. 痰菌转阴为评估疗效的主要指标
    B. 结核菌素试验由阴转阳,提示抵抗力增强,病情好转
    C. 临床治愈时,空洞仍可存在
    D. 临床治愈时,病灶内可残留结核菌
    E. 临床治愈时,则不会再有咯血发生

51. 肺结核复治病例选择抗结核药物的常用方法为
    A. 根据结核菌培养及药物敏感试验
    B. 采用耐药发生较晚的对氨基水杨酸钠
    C. 选用患者以前未用或曾规则联合用过的药物 2~3 种
    D. 常用的药物选用 4~5 种,等待培养及药物敏感试验报告
    E. TMP 以增加药物疗效

52. 对接种卡介苗的认识哪项是错误的
    A. 卡介苗是活的无毒力牛型结核杆菌疫苗
    B. 接种卡介苗能预防结核菌感染
    C. 接种对象是未受结核菌感染的人
    D. 接种后使人体产生特异性免疫力
    E. 接种卡介苗可减轻感染后的病情

53. 有关肺结核的临床分型,下列哪项是错误的
    A. 支气管淋巴结核属于原发型肺结核
    B. 结核球属于浸润型肺结核
    C. 干酪性肺炎属于浸润型肺结核
    D. "毁损肺"是继发性肺结核的后遗表现
    E. 慢性血行播散型肺结核,病灶多在中下肺

54. 哪种首选的抗结核药物在复治肺结核患者中仍可续用
    A. 对氨基水杨酸钠
    B. 链霉素
    C. 异烟肼
    D. 氨硫脲
    E. 乙胺丁醇

55. 关于继发性肺结核,下列哪项不正确
    A. 一般发生在曾受结核感染过的成年人
    B. 可通过内源性感染而来
    C. 可通过外源性感染而来
    D. 肺内局部组织炎症反应较轻
    E. 病灶多在肺尖

56. 男性,25岁,渗出性胸膜炎治愈后2年,右锁骨下发现浸润性病灶,痰找抗酸杆菌阳性。治疗最佳选择为
    A. INH + SM + EMB
    B. INH + TB + RFP
    C. INH + SM + PZA
    D. EMB + PAS + KM
    E. EMB + PAS + RFP

57. 有关急性粟粒性肺结核正确的是
    A. 是少量结核菌一次入血而引起
    B. 病初胸片可无明显粟粒影
    C. 全身中毒症状轻,可有低热、呼吸困难
    D. 极少并发结核性脑膜炎
    E. 胸部X线两肺布满大小不均匀的粟粒状阴影

58. 结核病患者治疗时使用糖皮质激素的指征应除外
    A. 胸膜增厚粘连
    B. 结核患者体温不降
    C. 结核性胸膜炎胸腔积液量多
    D. 干酪性肺炎
    E. 急性粟粒性肺结核

59. 成年肺结核最常见的类型是
    A. 原发型肺结核
    B. 亚急性血行播散型肺结核
    C. 继发性肺结核
    D. 结核性胸膜炎
    E. 肺外结核

60. 当前我国原发型肺结核的好发人群是
    A. 糖尿病患者
    B. 儿童
    C. 年老体弱者
    D. 长期生活在都市的成年人
    E. 接种过卡介苗的中年人

61. 浸润型肺结核的发生最主要是由于
    A. 内源性感染复燃
    B. 与排菌患者密切接触,再感染
    C. 饮用排菌病牛的牛奶
    D. 在不卫生环境中吸入带菌飞尘
    E. 未接种卡介苗

62. 浸润型肺结核自然演变过程中,下列哪种情况最常见
    A. 血行播散
    B. 空洞形成和病灶沿支气管播散
    C. 干酪性肺炎形成
    D. 慢性纤维空洞型肺结核
    E. 结核球形成

63. 原发型肺结核
    A. 多见于儿童,预后不良
    B. 病灶极少有吸收钙化
    C. 多可形成干酪样坏死
    D. 少数可发展为血行播散型肺结核
    E. 临床症状较重

64. 结核预防性化疗适用于

A. HIV 感染者 B. 涂阳肺结核患者的密切接触者
C. 肺部硬结、纤维病灶（无活动性） D. PPD 皮试阴性者
E. PPD 皮试阳性、硬结平均直径≤10 mm

65. 以下哪一项不属于肺结核的并发症
A. 脓胸 B. 气胸 C. 肺癌 D. 肺气肿 E. 肺心病

66. 常规剂量下在体内不能杀灭结核菌的药物是
A. RFP B. INH C. EMB D. SM E. PZA

67. 耐药肺结核的治疗哪一项是正确的
A. 实施全程督导 B. 至少 2~3 种敏感药
C. 强化期应用 5 种药联合治疗 D. 总疗程 18~24 个月
E. 以上都对

68. 女性,45 岁,午后低热 2 个月,咳嗽,咳少量白痰,痰结核菌阳性,X 线胸片发现左上肺结核,用链霉素+乙胺丁醇+对氨基水杨酸治疗 1 个月后症状明显改善,但出现耳鸣、听力下降、血沉 45 mm/h,肝功能正常,胸片示右上肺结核空洞形成。拟改选的最佳治疗方案为
A. 利福平+乙胺丁醇+异烟肼 B. 异烟肼+链霉素+利福平
C. 异烟肼+链霉素+吡嗪酰胺 D. 利福平+异烟肼+卡那霉素
E. 异烟肼+链霉素+乙胺丁醇

69. 判断肺结核患者有无传染性最主要的依据是
A. X 线见空洞性病灶 B. 结核菌素试验阳性
C. 血沉降率明显增快 D. 反复咯血
E. 以上都不是

70. 原发型肺结核,其最常见的自然演变过程是
A. 病灶溶解、坏死形成空洞 B. 发展为肺门淋巴结结核
C. 自然吸收或钙化 D. 血行播散
E. 发展为胸膜炎

71. 浸润型肺结核与慢性纤维空洞型肺结核分型的依据是
A. 结核中毒症状 B. 胸部 X 线片改变
C. 痰菌检查 D. 肺实变体征
E. 血沉

72. 结核病在人群中的传播,最主要原因是
A. 具备传染源、传播途径、易感人群的传播条件
B. 具备患者大量排菌为前提
C. 存在糖尿病
D. 在工作、生活中存在着和排菌患者密切接触状况
E. 经常和排菌患者共同进餐

73. 痰结核菌检查的意义为
A. 痰菌阳性不是确诊肺结核的依据 B. 痰菌阳性说明病灶是开放性的
C. 痰菌阴性可否定肺结核 D. 痰菌阴性肯定已无传染性
E. 痰菌阴性可放弃抗结核治疗

74. 继发性肺结核是
    A. 较少见的一个临床类型
    B. 此型不包括干酪样肺炎
    C. 是临床上最常见的一个类型
    D. 此型不会出现咯血
    E. 结核球不是此型的表现

75. 下列哪项为结核过敏表现
    A. 低热、盗汗、面颊潮红
    B. 疱疹性结膜炎、结节性红斑、一过性游走性关节痛
    C. 盗汗、面颊潮红、疱疹性结膜炎
    D. 结节红斑、长期低热、盗汗
    E. 脉络膜结核结节、结节性红斑、面颊潮红

76. 肺结核化疗联合用药的最重要的意义是
    A. 延缓或防止耐药性的产生,发挥药物的协同作用
    B. 提高药物的血药浓度
    C. 减少药物的副作用
    D. 缩短化疗疗程
    E. 降低药物的血药浓度

77. 结核病的变态反应可引起
    A. 多发性关节炎
    B. 大咯血
    C. 呼吸困难
    D. 患侧胸痛
    E. 以上都错

78. 诊断肺结核最可靠的依据是
    A. 结核中毒症状
    B. X线呈浸润性改变
    C. 结核菌素试验阳性
    D. 痰中找到结核分枝杆菌
    E. 血沉降率增快

79. 确诊肺结核病的最可靠方法的顺序,依次为
    A. 典型的结核中毒症状 > 有明确的结核病接触史 > 胸部 X 线检查 > 痰结核分枝杆菌检查 > 结核菌素试验
    B. 有明确的结核病接触史 > 胸部 X 线检查 > 痰结核分枝杆菌检查 > 结核菌素试验 > 典型的结核中毒症状
    C. 胸部 X 线检查 > 痰结核分枝杆菌检查 > 典型的结核中毒症状 > 结核菌素试验 > 有明确的结核病接触史
    D. 痰结核分枝杆菌检查 > 胸部 X 线检查 > 典型的结核中毒症状 > 结核菌素试验 > 有明确的结核病接触史
    E. 结核菌素试验 > 胸部 X 线检查 > 痰结核分枝杆菌检查 > 有明确的结核病接触史 > 典型的结核中毒症状

80. 下列哪项可作为血行播散型肺结核确诊依据
    A. 稽留热
    B. 头孢菌素类抗感染治疗无效
    C. 发热而白细胞正常或偏低
    D. 眼底检查可见脉络膜结核结节
    E. 双肺可见粟粒状结节影

81. 关于原发型肺结核,哪项是错误的

A. 结核菌初次感染而在肺内发生的病变 B. 病灶局部反应轻微
C. 原发灶及淋巴结不会发生干酪样坏死 D. 可血行播散至各器官
E. 结核菌常经淋巴管到达肺门淋巴结

82. 单一抗结核药物中,早期杀菌力最强的药物是
    A. 利福平   B. 吡嗪酰胺
    C. 链霉素   D. 异烟肼
    E. 乙胺丁醇

83. 利福平会引起
    A. 末梢神经炎、肝功能异常   B. 过敏反应、肝功能异常
    C. 皮疹、肝功能异常、粒细胞减少 D. 听力障碍
    E. 视神经炎

84. 女性,21 岁,低热,轻咳少痰,多次痰结核分枝杆菌涂片阴性,其经典的治疗方案是
    A. 2 HRZ/4 HR   B. 2 HRZ/2 HR
    C. 2 HS/4 HZ   D. 2 HVP/4 HR
    E. 3 HRZ

85. 肺结核病化学药物治疗,判断疗效最主要的指标是
    A. 病灶吸收好转   B. 痰结核菌转为阴性
    C. 结核菌素试验阴性   D. 结核菌素试验阳性
    E. 体温恢复正常,体重增加

86. 关于结核菌群不正确的是
    A. A 群存在于细胞外,异烟肼效果最好 B. B 群存在于细胞内
    C. C 群对利福平敏感   D. D 群为休眠菌
    E. A 群为复发的根源

87. 有关 PPD 试验下列哪一项是正确的
    A. 要在 48~72 小时内判断
    B. 要在 24 小时内判断
    C. 要在 12 小时内判断
    D. 经 48 小时测量皮肤硬结直径为 5 mm 为阳性
    E. 经 24 小时测量皮肤硬结直径为 5 mm 为阳性

88. 对于肺结核的诊断意义较大的体征有
    A. 听诊呼吸音减弱或湿啰音   B. 锁骨上下、肩胛间区咳嗽后闻及湿啰音
    C. 纵隔气管向一侧移位   D. 局部叩诊呈浊音
    E. 出现代偿性肺气肿

89. 抗结核治疗疗效的主要指标是
    A. 临床症状减轻   B. 胸部 X 线病变吸收
    C. 体温正常   D. 咯血停止
    E. 痰菌转阴

90. 下列哪型肺结核最易导致肺心病
    A. 原发型肺结核   B. 血行播散型肺结核
    C. 慢性纤维空洞型肺结核   D. 浸润型肺结核

E. 结核性胸膜炎

91. 在下列肺结核化疗方案中应警惕肾功能损害的是
    A. 异烟肼、链霉素、吡嗪酰胺　　　　B. 异烟肼、吡嗪酰胺、利福平
    C. 异烟肼、吡嗪酰胺、利福平、乙胺丁醇　　D. 异烟肼、利福平、乙胺丁醇
    E. 异烟肼、利福平

92. 诱发皮肤变态反应的结核菌菌体部分为
    A. 类脂质　　B. 蛋白质　　C. 多糖　　D. 脂质　　E. 脂肪酸

93. 浸润型肺结核的临床表现
    A. 一般在初期时,中毒症状即很明显　　B. 有发热、消瘦、咳嗽,但无咯血
    C. 锁骨上下区或肩胛间区可听到湿啰音　　D. 不能依据 X 线检查确定此型
    E. 不会出现胸痛

94. 肺结核的传染源主要是
    A. 排菌的患者　　　　　　　　　　B. 所有活动性肺结核患者
    C. 肺内有空洞型病变的患者　　　　D. 血行播散型肺结核患者
    E. 对抗结核化疗效果不明显的患者

95. 肺结核患者痰结核菌检查连续 2 个月由阳性转为阴性,表示
    A. 痊愈　　　　　　　　　　　　B. 不必休息
    C. 病变静止　　　　　　　　　　D. 无传染性
    E. 可停用抗结核药物

96. 新发现肺结核的患者,胸片示左上肺云雾状淡薄阴影,有空洞形成,痰涂片查到结核杆菌。拟采用短程抗结核化疗药物治疗,下列哪种方案最为合适(注：H：异烟肼,S：链霉素,P：对氨基水杨酸,R：利福平,E：乙胺丁醇,Z：吡嗪酰胺)
    A. 2 HSP/7 HP　　　　　　　　　B. 2 HRE/7 HR
    C. 2 HREZ/7 HR　　　　　　　　D. 2 HESZ/7 HR
    E. 2 HSE/7 HE

97. 急性血行播散型结核病合并有 ALT 中度升高(80 U/L)时,下列哪项处理是正确的
    A. 不能应用抗结核药物,保肝治疗
    B. 只能应用 SM 抗结核治疗,保肝治疗
    C. 常规抗结核治疗,密切观察,每周复查肝功能,如进一步恶化停用 RFP 和 PZA,保肝治疗
    D. 以 EMB、SM 抗结核治疗,保肝治疗
    E. 以喹诺酮、EMB、SM 抗结核治疗,保肝治疗

98. 结核结节的病理改变与结核杆菌哪种成分有关
    A. 糖蛋白　　　　　　　　　　　B. 蛋白质
    C. 类脂质　　　　　　　　　　　D. 矿物质
    E. 糖

99. 男性,21 岁,诊断为肺结核 1 个月,对利福平、吡嗪酰胺过敏,如需采用含氨基糖苷类药物治疗,正确的选择应是
    A. 先链霉素,后卡那霉素或阿米卡星(丁胺卡那霉素)
    B. 先丁胺卡那霉素,后链霉素

C. 先卡那霉素,后丁胺卡那霉素
D. 同时卡那霉素和丁胺卡那霉素
E. 先用卷曲霉素,后链霉素

100. 口服 INH 预防结核病(化学预防)主要适用于
    A. 体质衰弱、抵抗力差者
    B. 学龄儿童
    C. 凡使用皮质激素的患者
    D. 患过肺结核已纤维钙化,但 OT 试验阳性者
    E. 开放性肺结核患者家族中有结核菌素试验阳性,且与患者密切接触

101. 肺结核传染的主要途径与方式为
    A. 饮用未经消毒的病牛牛奶
    B. 吸入患者咳嗽、喷嚏时排出的带菌飞沫
    C. 皮肤外伤
    D. 泌尿生殖道损伤
    E. 吸入带菌的干燥痰液碎末

102. 肺结核大咯血最危急的并发症是
    A. 出血性休克   B. 广泛结核菌播散
    C. 肺不张   D. 合并肺感染
    E. 窒息

103. 关于浸润型肺结核,哪项是错误的
    A. 是最常见的继发性肺结核   B. 多见于成人
    C. 病灶多在锁骨上下(指 X 线胸片) D. 包括"结核球"
    E. 不包括干酪性肺炎

104. 肺结核痰菌阳性患者的短期化疗方案最好的是
    A. 异烟肼、链霉素加对氨基水杨酸 1 年
    B. 异烟肼、对氨基水杨酸加氨硫脲 1 年
    C. 利福平、异烟肼 3~5 个月,前 2 个月用链霉素或乙胺丁醇强化
    D. 利福平、乙胺丁醇加对氨基水杨酸 1 年
    E. 利福平、异烟肼 6~9 个月,前 2 个月用乙胺丁醇和吡嗪酰胺强化

105. 结核菌素试验反应的原理是
    A. 结核菌素引起的局部炎症反应   B. Ⅰ 型变态反应
    C. 迟发型变态反应   D. 抗原抗体复合物反应
    E. 非特异性炎症

106. 女性,23 岁,患肺结核 3 年,低热、咳嗽、痰中带血,2 小时前突然大咯血不止,急诊抢救措施首选为
    A. 吸氧   B. 镇静剂
    C. 输血、补液   D. 呼吸兴奋剂
    E. 血管升压素(垂体后叶素)

107. 下列不是二线抗结核药物的是
    A. 阿米卡星   B. 乙胺丁醇

C. 对氨基水杨酸钠 D. 氧氟沙星
E. 丙硫异烟胺

108. 浸润型肺结核与慢性纤维空洞型肺结核分型的最主要鉴别依据是
    A. 结核中毒症状 B. 血沉
    C. 痰菌检查 D. 肺实变征
    E. X线胸片所见

109. 成人结核菌素试验阳性,只说明
    A. 结核菌感染 B. 活动性肺结核
    C. 非活动性肺结核 D. 原发型肺结核
    E. 继发性肺结核

110. 哪种首选的抗结核药物在复治肺结核中仍可继续使用
    A. 对氨基水杨酸 B. 链霉素
    C. 异烟肼 D. 氨硫脲
    E. 乙胺丁醇

111. 感染结核菌后而获得的免疫力主要是
    A. 细胞免疫 B. 体液免疫
    C. 变态反应 D. 细胞和体液免疫
    E. 以上都错

112. 慢性纤维空洞型肺结核的X线表现不包括
    A. 广泛纤维组织增生,空洞壁较厚 B. 肺门上提,肺纹呈垂柳状
    C. 支气管播散病灶 D. 肺气肿,胸膜肥厚,并发支气管扩张
    E. 病变周围有毛刺

113. 对结核分枝杆菌有抑菌作用的药物是
    A. 对氨基水杨酸钠 B. 乙胺丁醇
    C. 两者均是 D. 两者均非
    E. 两者均为一线杀菌药

114. 女性,30岁,咳嗽3周,结核菌素试验1:2 000阳性,你认为
    A. 可排除结核杆菌感染 B. 曾有结核杆菌感染
    C. 现正患活动性结核病 D. 需用抗结核药物治疗
    E. 需做胸部CT

115. 肺结核特点为
    A. 急性起病,畏寒高热,咳大量脓臭痰
    B. 反复咳嗽、咳脓痰,时有咯血,杵状指
    C. 低热、盗汗,湿啰音位于锁骨上下、肩胛间区
    D. 反复咳白泡沫痰,以冬春季节交替时明显
    E. 刺激性咳嗽,反复发生或持续痰中带血,伴胸痛、恶病质

116. 下列哪项是肺结核的基本病变
    A. 渗出性病变、增殖性病变、球形病变
    B. 渗出性病变、空洞样病变、球形病变
    C. 增殖性病变、干酪样坏死、空洞样病变

D. 渗出性病变、增殖性病变、空洞样病变

E. 渗出性病变、增殖性病变、干酪样坏死

117. 女性,40 岁,确诊为继发性肺结核,最重要的治疗是
    A. 卧床休息   B. 加强营养
    C. 合理化疗   D. 预防咯血
    E. 肝脏保护

118. 女性,25 岁,因低热、乏力、轻咳少痰、右上肺斑片状阴影和痰结核分枝杆菌阳性而确诊为肺结核,经异烟肼、利福平、吡嗪酰胺、乙胺丁醇治疗 2 个月,上述症状消失,痰菌阴转,各项化验指标正常。但出现极少量右胸腔积液,应考虑
    A. 肺结核恶化进展   B. 出现类赫反应
    C. 伴发新感染   D. 患结核性胸膜炎
    E. 低蛋白血症

119. 早期发现肺结核的有效方法是
    A. 结核菌素试验   B. 痰液找结核杆菌
    C. 纤维支气管镜检查   D. X 线检查
    E. 胸部 CT

120. 54 岁家庭妇女,半年多来几次胸片显示左上肺有一不规则增大的浸润灶。最近的 X 线片示该部可能存在空洞。结核菌素皮肤试验 48 小时出现 8 mm 的硬结,痰培养有非典型分枝杆菌第三菌落形成,可能是胞内分枝杆菌。现在应该采用下列哪项治疗方案
    A. 异烟肼和乙胺丁醇治疗,疗程 1 年
    B. 对潜在的恶性情况进行临床与放射学观察
    C. 建议患者行左上肺切除术
    D. 在药敏试验结果未报告前,即开始用 3 种或 4 种抗结核药治疗
    E. 开始化疗并劝告患者不要与儿童或其他易感人群接触,直到痰培养转阴为止

二、多选题:以下每道考题有 5 个备选答案,每题至少有 2 个正确答案

121. 下列肺结核患者具有手术指征的有
    A. 内科抗结核治疗无效   B. 大块干酪病灶
    C. 结核性脓胸   D. 支气管胸膜瘘
    E. 大咯血无效者

122. 肺结核化学治疗的原则
    A. 早期   B. 足量   C. 联合   D. 全程   E. 规律

123. 聚合酶链反应(PCR)技术用于检测结核菌的优点
    A. 敏感性高   B. 特异性强
    C. 比培养法时间缩短   D. PCR 阳性可以确诊结核病
    E. 阳性率高于涂片与培养

124. 耐药结核病的发生包括下列原因
    A. 医师方面   B. 患者方面
    C. 药物方面   D. 规律治疗
    E. 出国

125. 肺结核化疗的效果，主要表现在
    A. 痰菌阴转   B. 病灶吸收、缩小
    C. 症状消失   D. 血沉率正常
    E. 体温下降
126. 组成原发综合征的是
    A. 肺内原发病灶   B. 肺门淋巴结肿大
    C. 淋巴管炎   D. 肺内钙化灶
    E. 锁骨上淋巴结肿大
127. 对活动性肺结核治疗必须坚持下列哪些原则
    A. 联合用药   B. 早期治疗
    C. 足量用药   D. 全程治疗
    E. 规律用药
128. 抗结核药物中杀菌药有
    A. 乙胺丁醇   B. 异烟肼
    C. 利福平   D. 吡嗪酰胺
    E. 链霉素
129. 活动性肺结核的X线可表现为
    A. 渗出性病灶   B. 渗出增殖性病灶
    C. 纤维钙化病灶   D. 干酪性肺炎
    E. 不断缩小的空洞
130. 急性血行播散型肺结核的特点是
    A. 高热起病
    B. 进行性呼吸困难
    C. 多有咳嗽、咳大量白色泡沫痰
    D. 早期（<2周）X线肺野透光度下降未见明确病灶
    E. PPD皮试均是强阳性
131. 原发型肺结核的临床特点是
    A. 症状轻微而短暂   B. 大多发生于成人
    C. 绝大多数病灶自行吸收或钙化   D. 较少引起血行播散
    E. 常表现为肺门淋巴结肿大
132. 继发性肺结核的病变特点是
    A. 多发生于儿童   B. 细菌很少侵入局部淋巴结
    C. 局部易发生干酪性坏死和空洞形成   D. 病灶局部反应轻微
    E. 常位于上叶尖后段
133. 关于继发性肺结核，哪组是正确的
    A. 局部病变反应轻微，不易形成空洞   B. 不易发生血行播散
    C. 常伴肺门淋巴结病变   D. 多由内源性感染所致
    E. 无发热、盗汗症状
134. 肺结核患者咯血时，忌用垂体后叶素止血的是
    A. 合并心肌梗死   B. 合并青光眼

C. 合并妊娠 D. 合并冠心病
E. 合并高血压

135. 肺结核的辅助检查包括
    A. 血 ADA B. 抗结核抗体
    C. PPD D. 痰结核杆菌检查
    E. CEA

136. 痰结核菌检查是
    A. 诊断肺结核的主要依据 B. 制订化疗方案的依据
    C. 考核疗效的重要指标 D. 对临床诊治无帮助价值
    E. 随访病情的主要指标

137. 关于结核免疫正确的是
    A. 结核病的免疫主要是细胞免疫 B. 获得性免疫强于自然免疫
    C. 结核蛋白与变态反应有关 D. 结核菌的多肽、多糖与免疫反应有关
    E. 变态反应出现在结核菌感染后 2~4 周

138. 关于原发型肺结核,下列描述不正确的是
    A. 在人体免疫力低下时,潜伏的结核菌在肺部形成的渗出灶
    B. 多发于成人
    C. 大多数预后良好
    D. 包括原发病灶、淋巴管炎、肺门淋巴结肿大
    E. 可形成继发结核灶

139. 对初治肺结核的描述哪项是正确的
    A. 初次发现肺结核 B. 尚未开始抗结核治疗的患者
    C. 不规律化疗未满 1 个月的患者 D. 青少年患者
    E. 正进行标准化疗方案用药而未满疗程的患者

140. 引起弥散量降低的有
    A. 肺出血 B. 肺结核
    C. 气胸 D. 肺间质纤维化
    E. 红细胞增多症

141. 判断结核菌素反应的结果,下列哪项正确
    A. 皮肤硬块直径 5~9 cm 为(+) B. 皮肤硬块直径≤4 cm 为(-)
    C. 皮肤硬块直径 10~19 cm 为(++) D. 皮肤硬块直径≥20 mm 为(+)
    E. 皮肤硬块直径≥20 cm 或伴水疱为(+++)

142. 急性粟粒性肺结核的特征是
    A. 多由肺或肺外干酪样病灶破溃到血管引起
    B. 常无全身中毒症状
    C. 常可并发结核性脑膜炎
    D. 肺内病灶细小如粟粒,均匀分布于两肺野
    E. 起病急,有全身中毒症状

143. WHO 推荐的结核病控制策略的主要内容包括
    A. 政府承诺 B. 经费投入

C. 发现并督导治疗传染性肺结核患者　　D. 建立完善的药品供应制度
E. 建立完善的监测评价制度

144. 结核病的基因技术快速诊断新方法包括
   A. PCR
   B. cDNA 探针
   C. BACTEC460 自动快速法
   D. 光敏生物素 DNA 探针
   E. 地高辛 DNA 探针

145. 结核患者在下列何种情况下需加用激素治疗
   A. 重症血行播散型肺结核
   B. 抗结核治疗 2 个月病灶吸收不明显
   C. 结核性腹膜炎伴肠粘连、肠梗阻者
   D. 结核性脑膜炎、颅内压高、脑脊液蛋白升高时
   E. 急性结核性心包炎早期,心包大量积液

146. 继发性肺结核好发生在
   A. 下叶基底段
   B. 上叶前段
   C. 中叶
   D. 上叶尖后段
   E. 下叶背段

147. 结核菌素试验结果硬结直径在 10 mm 以内,表示下述哪些情况
   A. 营养不良
   B. HIV 感染
   C. 重症结核病
   D. 结核分枝杆菌感染 8 周以内
   E. 结核病治疗强化期结束时

148. 具有潜在肝毒性作用的抗结核药物有
   A. 异烟肼
   B. 利福平
   C. 丙硫异烟胺
   D. 吡嗪酰胺
   E. 链霉素

149. 菌阴肺结核的诊断标准包括
   A. 典型肺结核临床症状和胸部 X 线表现
   B. PPD 强阳性,血清抗结核抗体阳性
   C. 有结核病接触史
   D. 痰结核 PCR 和探针检查呈阳性
   E. 无痰

150. 结核菌素试验呈阴性反应提示
   A. 没有结核菌感染
   B. 变态反应的前期
   C. 应用肾上腺皮质激素
   D. 严重结核病和各种危重患者
   E. 原发型肺结核

151. 1/2 000 结核菌素试验阴性,可见于
   A. 严重结核患者
   B. 结核菌感染在 4 周以内者
   C. 应用肾上腺皮质激素及免疫抑制剂者
   D. 结节病和淋巴瘤
   E. 无结核病

152. 耐药肺结核主要由哪些因素所致
    A. 依据药物敏感检测
    B. 不规律用药
    C. 无任何治疗管理措施
    D. 不合理用药
    E. 间歇用药
153. 结核分枝杆菌的生物学特性是
    A. 多形性
    B. 抵抗力强
    C. 菌体结构复杂
    D. 生长缓慢
    E. 抗酸性
154. 肺结核大咯血的处理包括
    A. 应用止血剂
    B. 患者头低脚高位,促进血块和痰液的排出,保持呼吸道通畅
    C. 应用吗啡镇静
    D. 缓慢静脉注射血管升压素
    E. 反复大咯血不能控制者,可考虑手术
155. 肺结核的 X 线表现
    A. 斑点、条索、结节状
    B. 密度较高、浓淡不一,片状影
    C. 大片均匀致密影,上缘弧形向上
    D. 团块影,有分叶,有短毛刺
    E. 蜂窝状或卷发样阴影
156. 继发性肺结核的常见 X 线表现是
    A. 病灶一般在肺的上部,单侧或双侧
    B. 病灶存在时间较长
    C. 多种性质不同的病灶混合存在
    D. 肺内播散灶
    E. 病灶多发生在下肺
157. 肺结核化学治疗的主要作用
    A. 杀菌作用
    B. 抗菌
    C. 抑菌
    D. 防止耐药产生
    E. 灭菌
158. 糖尿病肾病合并肺结核宜选用的抗结核药物
    A. INH
    B. RFP
    C. SM
    D. PZA
    E. 卷曲霉素
159. 菌阴肺结核诊断标准
    A. 典型肺结核临床症状和胸部 X 线表现
    B. 抗结核治疗有效
    C. 肺外组织病理证实结核病变
    D. 临床可排除其他非结核性肺部疾病
    E. BAL 液中检出抗酸分枝杆菌
160. 肺结核的化疗方法是
    A. 标准   B. 短程   C. 间歇   D. 两阶段   E. 督导
161. 结核菌素试验广泛应用于
    A. 检出结核分枝杆菌的感染

B. 检出结核病

C. 便于国际上结核感染率的比较

D. 对儿童、少年和青年的结核病诊断有参考意义

E. 区别自然感染还是免疫反应

162. 下列哪些是治疗结核病时应首先选用的药物
    A. 异烟肼
    B. 对氨基水杨酸钠
    C. 利福平
    D. 乙胺丁醇
    E. 氨硫脲

163. 结核病的化疗方案包括下列哪些
    A. 长程化疗
    B. 间歇化疗
    C. 短程化疗
    D. 超短程化疗
    E. 直接面视短程化疗

164. 结核分枝杆菌 D 菌群的特点是
    A. 不繁殖
    B. 生物学特性不明显
    C. 处于休眠状态
    D. 处于半静止状态
    E. 数量很少

165. 下列抗结核药物中有细胞内杀菌作用的是
    A. 吡嗪酰胺
    B. 左氧氟沙星
    C. 利福平
    D. 异烟肼
    E. 对氨基水杨酸钠

166. 抗结核药物的正确使用是
    A. 早期合理用药(应考虑病灶性质和化疗效果)
    B. 联合用药
    C. 选用敏感药物
    D. 坚持按计划有规律地用药(规律、足量、全程)
    E. 大量

167. 人体感染结核菌后,与结核病发生、发展及转归有关的因素是
    A. 结核菌的数量
    B. 结核菌的毒力
    C. 机体的免疫力
    D. 变态反应
    E. 感染部位

三、共用题干题:以下每道考题有 2～6 个提问,每个提问有 5 个备选答案,请选择 1 个最佳答案

(168～169 题共用题干)

女性,16 岁,乏力、盗汗、咳嗽、间断咯血 20 日,胸片示右肺尖后段斑片状阴影,诊断为肺结核,其母亲患肺结核多年未愈。

168. 最需要做的处理是
    A. 摄 X 线胸片、胸部 CT
    B. 痰结核分枝杆菌培养
    C. 给予含异烟肼、吡嗪酰胺、利福平为核心的化疗方案治疗

D. 痰结核分枝杆菌培养加药物敏感试验,同时予以吡嗪酰胺、利福平、链霉素

E. 等待药物敏感试验结果制订方案给予治疗

169. 经正确合理化疗,如病情仍不能控制并出现恶化,最应考虑的原因是

A. 出现耐药、耐多药,或非结核分枝杆菌感染

B. 因未接种卡介苗

C. 因未提高药物剂量

D. 未住院治疗

E. 未加用激素治疗

(170~171题共用题干)

男性,23岁,近1个月出现咳嗽、无痰,近1周体温38℃左右,口服抗感染药物效果不佳,胸片见右肺门团块状密度增高影。

170. 该患者可能的诊断是

A. 肺门淋巴结结核　　　　　　B. 肺癌

C. 淋巴瘤　　　　　　　　　　D. 淋巴结炎

E. 结节病

171. 为进一步明确诊断,首选做哪项检查

A. PPD皮试　　　　　　　　　B. 胸部CT

C. 支气管镜　　　　　　　　　D. 经皮肺活检

E. 痰病理检查

(172~174题共用题干)

男性,50岁,高血压病5年,血压180/100 mmHg,1年前发现肺结核,以HR间断抗结核治疗1年,1日前出现咯血,量约100 ml,复查胸片病灶较前有明显增多。

172. 对于该患者目前为进一步治疗,最需要做的检查为

A. 结核菌培养+药物敏感试验　　B. 痰涂片检查

C. 痰PCR　　　　　　　　　　　D. 胸部CT检查

E. PPD

173. 对于该患者目前较适宜的治疗方案是

A. 2 HRZE/4 HR　　　　　　　　B. 2 $H_3R_3Z_3E_3$/4 H_3R_3

C. 2 HRZSE/4~6 HRE　　　　　　D. 2 HRE/4 HR

E. 2 $H_3R_3Z_3$/4 H_3R_3

174. 对于该患者止血治疗,禁用的是

A. 卡巴克络　　　　　　　　　B. 垂体后叶素

C. 氨基己酸　　　　　　　　　D. 酚磺乙胺

E. 氨基苯酸

(175~177题共用题干)

女性,57岁,有系统性红斑狼疮史2年,一直服用泼尼松治疗。近1个月来,高热、咳嗽、咳痰伴有呼吸困难,胸片示双肺粟粒性阴影,大小密度分布均匀。

175. 最可能的诊断是系统性红斑狼疮合并

A. 急性血行播散型肺结核　　　B. 肺癌

C. 肺炎　　　　　　　　　　　D. 肺脓肿

E. 肺间质纤维化

176. 下列病例特点中,哪项是不符合的
   A. 结核菌阳性率较继发性肺结核高　　B. PPD 可阴性
   C. 抗结核抗体(+)　　D. 多合并胸腔积液
   E. 可出现肺间质纤维化

177. 需采取的治疗是
   A. 激素治疗的同时抗结核治疗　　B. 抗感染治疗
   C. 激素治疗　　D. 抗结核治疗
   E. 免疫治疗

(178~180题共用题干)
女性,23岁,干咳无痰、乏力2个月。胸片示肺门淋巴结肿大;OT(1/2 000,5 U)试验,肿结直径16 mm,伴水疱。

178. 最可能的诊断是
   A. 肺结核　　B. 结节病
   C. 淋巴瘤　　D. 肺癌
   E. 硅沉着病

179. 对该患者如采取短程化疗,最佳方案是
   A. INH + SM + PAS,12个月
   B. INH + PAS + TBSL,9个月
   C. RFP + INH,6个月,前2个月联用 RFP + INH + PZA
   D. RFP + EMA + PAS,12个月
   E. RFP + PAS,6个月,前2个月加用 INH + EMB 强化

180. 用何种方式来判断疗效
   A. 痰菌转阴　　B. 血沉正常
   C. 胸片病灶消失　　D. 结核菌素试验阴性
   E. 体温正常

(181~183题共用题干)
女性,50岁。糖尿病8年,发热5日,咳痰少量带血,肺部未闻及啰音,胸片右上肺野密度较淡的浸润影,似有透光区,血 WBC 9.5×10^9/L。

181. 应首先考虑哪项诊断
   A. 肺癌　　B. 金黄色葡萄球菌肺炎
   C. 肺结核　　D. 克雷伯杆菌肺炎
   E. 肺囊肿继发感染

182. 下列检查对诊断有意义的是
   A. 痰细菌培养　　B. 血沉
   C. 血培养　　D. 痰抗酸杆菌检查
   E. 纤维支气管镜

183. 采取的治疗措施是
   A. 抗结核药 + 胰岛素　　B. 抗结核药 + 口服降糖药
   C. 万古霉素　　D. 广谱抗生素

E. 氨基糖苷类抗生素

(184～185题共用题干)

女性,45岁。因SLE口服糖皮质激素近2年,发热2周伴咳嗽、痰中带血丝,查肺部无异常体征,胸片右上肺野多发片状结节影伴空洞,血沉40 mm/h,PPD 5 U(-)。

184. 诊断首先考虑
 A. SLE肺部表现　　　　　　　　B. 结节病
 C. 浸润型肺结核　　　　　　　　D. 慢性纤维空洞型肺结核
 E. 支气管肺癌

185. 对该患者PPD试验结果的解释错误的是
 A. 强阳性可支持结核诊断　　　　B. 阴性可排除结核
 C. 阳性表示结核感染　　　　　　D. 弱阳性提示卡介苗交叉反应
 E. 免疫抑制者诊断价值受影响

(186～188题共用题干)

男性,55岁。喉结核不规则服用异烟肼半年,2周前突发言语不清,右侧肢体肌力下降,胸片两肺弥漫性小结节影,上中部较多部分有融合,颅脑CT示脑梗死。

186. 诊断首先考虑
 A. 继发性肺结核　　　　　　　　B. 血行播散型肺结核
 C. 肺内转移癌　　　　　　　　　D. 细支气管肺泡癌
 E. 特发性肺含铁血黄素沉着症

187. 其治疗方案为
 A. 2 HRE/4 HR　　　　　　　　B. 2 HRS/4 HR
 C. 4 HRE/2 HE　　　　　　　　D. 顺铂+长春碱酰胺
 E. 顺铂+异环磷酰胺

188. 患者治疗后出现口周麻木、头晕,应停用
 A. 异烟肼　　　　　　　　　　　B. 链霉素
 C. 利福平　　　　　　　　　　　D. 顺铂
 E. 吡嗪酰胺

(189～190题共用题干)

男性,21岁,因低热、咳嗽、咯血而就诊,并有肺结核密切接触史,医师疑为活动性肺结核。

189. 进行下列检查时,需要经患者知情同意的是
 A. 胸部物理诊断　　　　　　　　B. 拍摄X线胸片
 C. 痰涂片找抗酸杆菌　　　　　　D. 取血查WBC和ESR
 E. 纤维支气管镜取痰检验

190. 该患者最后确诊为菌阳肺结核,须经患者本人或家属同意的是
 A. 填写传染病报卡　　　　　　　B. 与其他患者隔离
 C. 将患者转往结核病防治专业机构　D. 四联抗结核治疗
 E. 向同病房医护人员告知

(191～193题共用题干)

男性,52岁,因咳嗽、痰中带血,伴体重减轻2个月就诊,检查发现右肺上叶空洞性病变,

洞壁光整,疑为结核。

191. 结核病空洞的特征应是
    A. 好发肺上叶和下叶背段,洞壁光整,很少有液平
    B. 空洞周围炎症病变多
    C. 空洞内壁不平整
    D. 空洞偏心
    E. 空洞内液平高

192. 肺结核空洞与肺结核所致肺大疱在X线上的区别在于后者特征是
    A. 有卫星灶
    B. 有钙化
    C. 化学治疗后出现,壁薄,多位于胸膜下
    D. 纤维化成分多
    E. 有播散

193. 肺结核空洞经治疗期望获得最好的转归应当是
    A. 关闭或净化空洞   B. 形成纤维包裹干酪灶
    C. 形成结核球   D. 长期保持不变
    E. 肺野完全清晰

(194~195题共用题干)
男性,60岁,反复咳嗽2年,伴低热、消瘦。查体:气管左移,左上肺可闻及湿啰音。胸片示左上肺多个厚壁空洞,左肺门上移。

194. 诊断首先考虑
    A. 肺脓肿   B. 癌性空洞
    C. 真菌性脓肿   D. 慢性纤维空洞型肺结核
    E. 阿米巴肺脓肿

195. 确诊的首选检查是
    A. 痰培养+药敏   B. 胸部CT
    C. 结核菌素试验   D. 血沉
    E. 痰找抗酸杆菌

(196~197题共用题干)
男性,37岁,检查发现右上肺球形阴影,边缘光滑,内有钙化灶,病灶周边可见小斑片影。

196. 最可能的诊断是
    A. 球形肺炎   B. 结核球
    C. 肺癌   D. 肺脓肿
    E. 畸胎瘤

197. 首先应做的检查是
    A. PPD皮试   B. 胸CT
    C. 支气管镜   D. 经皮肺活检
    E. 胸部核磁共振

(198~200题共用题干)
女性,35岁,乏力、低热2月余,疑有结核。

198. 其早期发现最有意义的是
    A. 痰检查
    B. 结核菌素试验
    C. 血沉测定及结核抗体(抗 PPD - IgG)测定
    D. 支气管镜检查
    E. 胸部 X 线检查
199. 该患者最近反复发生大咯血,最危急的并发症是
    A. 结核播散　　　　　　　　B. 贫血性心脏病
    C. 出血性休克　　　　　　　D. 肺不张
    E. 窒息
200. 为进一步确定诊断,最重要的检查是
    A. 胸部 CT 检查　　　　　　B. 支气管镜检查
    C. 痰菌检查　　　　　　　　D. 痰细胞学检查
    E. 胸片

(201~203 题共用题干)

女性,15 岁,学生,午后发热,伴有咳嗽、少痰、乏力 2 个月。经用抗生素治疗 3 周无效。体检:白细胞 $11 \times 10^9/L$,中性粒细胞 70%,X 线胸片表现为右肺上部哑铃形阴影。

201. 最可能的诊断是什么
    A. 支原体肺炎　　　　　　　B. 非典型肺炎
    C. 浸润型肺结核　　　　　　D. 链球菌肺炎
    E. 原发型肺结核
202. 确诊的检查应是
    A. 血沉　　　　　　　　　　B. 胸部 CT
    C. 痰结核分枝杆菌检查　　　D. 药敏试验
    E. 痰细菌培养
203. 药物治疗方案分为
    A. 强化和巩固两个阶段　　　B. 预防和治疗
    C. 提高治愈率　　　　　　　D. 痰菌迅速转阴
    E. 规律和全程用药两个阶段

(204~205 题共用题干)

女性,26 岁,刺激性咳嗽,伴间断发热半年余,胸片示双肺中下斑片状密度增高影,气管镜示左主支气管可见大量干酪样坏死物覆盖。

204. 该患者最可能的诊断
    A. 双肺结核,支气管内膜结核　B. 肺癌,双肺转移
    C. 血行播散型肺结核　　　　D. 吸入性肺炎
    E. 金黄色葡萄球菌肺炎
205. 为进一步诊断最需要做的检查
    A. PPD
    B. 血抗结核抗体检查
    C. 胸部 CT 检查

D. 支气管内膜活检

E. 痰普通细菌培养

(206~208题共用题干)

女性,37岁。1周前发热、咳嗽,并有过2次痰血就诊。X线示右上肺密度不均的浓密病变,呈"多形性"。痰结核杆菌(-)。

206. 为确诊肺结核,还需具备下列哪项主要特征

    A. 症状　　　　　　　　　　　B. 结核菌素反应阳性

    C. 体征　　　　　　　　　　　D. CT影像学特征

    E. 血沉增高

207. 目前诊断痰菌阴性肺结核特异性和敏感性较高的方法主要是

    A. 纤维支气管镜检查和经支气管肺活检(TBLB)

    B. 痰结核杆菌PCR检测阳性

    C. 结核菌素皮试

    D. 结核杆菌血清抗体检测

    E. 结核杆菌抗原检测

208. 本病例确诊为肺结核,其正确处理应当是

    A. 给予异烟肼、链霉素和对氨基水杨酸钠标准化学治疗(18个月)

    B. 不治疗,作为医学观察对象

    C. 给予异烟肼、利福平和乙胺丁醇短程化学治疗(6~9个月)

    D. 免疫治疗

    E. 休息和加强营养

(209~211题共用题干)

男性,27岁。咳嗽、痰血6日,伴低热就诊。胸片示右上肺炎性病变,伴空洞形成。结核菌素试验硬结直径为1.5 mm×18 mm。

209. 关于结核菌素阳性的形成机制应是

    A. 体液介导的免疫反应　　　　B. Ⅰ型变态反应

    C. Ⅱ型变态反应　　　　　　　D. Ⅲ型变态反应

    E. Ⅳ型变态反应

210. 本例结核菌素阳性反应的意义在于

    A. 结核杆菌感染,支持结核病诊断　　B. 确定活动性肺结核

    C. 提示非结核分枝杆菌感染　　　　　D. 卡介苗接种出现的免疫反应

    E. 应进一步寻找有无肺外结核

211. 用于测定结核感染的结素抗原应优先选择

    A. PPD-B　　　　　　　　　　B. PPD-Y

    C. PPD-A　　　　　　　　　　D. PPD-RT23

    E. OT

(212~214题共用题干)

女性,35岁。因发热、咳嗽、少量咯血1周就诊。X线摄片检查右上肺结核,痰抗酸杆菌检查报告(++)。

212. 在下列治疗方案中应选择

A. 2 HRZ(E)/4 HR
B. 2 SHRZE/4 HR
C. 3 HRZ(E)/6 HR
D. 3 SH/15 HE
E. 3 HRZ/1 SHR

213. 疗效考核应主要依据
    A. X线摄片
    B. 痰菌
    C. 症状
    D. 血沉
    E. 结核菌素试验

214. 对患者的宣传与忠告最重要的应是
    A. 注意休息
    B. 加强营养
    C. 家中饮食、起居隔离
    D. 最好住入疗养院
    E. 服从治疗,全程规律用药

(215~217题共用题干)

男性,40岁。体检发现右上肺2.5 cm×3 cm球形病灶。既往体健,3年前X线透视未报告肺部有病变。无吸烟及饮酒嗜好。

215. 病灶体层摄片,下列哪组征象有助于结核球的诊断
    A. 病灶边界清楚,密度不均,有散在卫星灶
    B. 有胸膜凹陷征
    C. 病灶周围较多纤维化病灶
    D. 肺门有钙化淋巴结
    E. 水平裂略有上移

216. 下列哪项检查最有确诊价值
    A. 在纤维支气管镜下经支气管活检(TBB)
    B. 在纤维支气管镜下经支气管肺活检(TBLB)
    C. 支气管肺泡灌洗(BAL)
    D. 痰结核杆菌检查
    E. 结核菌素试验

217. 本例经检查确诊结核球,其治疗选择应为
    A. 手术切除
    B. 加强抗结核化学治疗
    C. 医学观察
    D. 局部吸入治疗
    E. 口服异烟肼1年

(218~220题共用题干)

男性,23岁,近1个月常有低热,2日前咯血数口,胸片显示有模糊阴影伴有空洞。

218. 确诊肺结核的重要依据,哪一项最重要
    A. 胸片显示肺部有阴影
    B. PPD阳性
    C. 痰结核菌阳性
    D. 血沉增快
    E. 痰中带血

219. 此患者找到结核菌应诊断为
    A. 原发型肺结核
    B. 继发性肺结核
    C. 血行播散型肺结核
    D. 支气管内膜结核
    E. 非结核分枝杆菌病

220. 初治肺结核,病变活动,其疗程最好的是
    A. 4 个月
    B. 6 个月
    C. 9 个月
    D. 12 个月
    E. 18 个月

(221~223 题共用题干)

男性,73 岁,肺结核患者,咳血痰 2 日,突然大咯血,鲜血从口鼻涌出。患者极力屏气压制咯血,随即出现烦躁不安、极度呼吸困难、颜面青紫、大汗淋漓、双眼上翻。

221. 该患者可能发生了何种并发症
    A. 气胸
    B. 休克
    C. 呼吸衰竭
    D. 窒息
    E. 肺栓塞

222. 抢救最关键的措施是
    A. 立即鼻导管给氧,注射呼吸兴奋剂
    B. 立即进行人工呼吸
    C. 立即胸穿抽气
    D. 立即采取体位引流、气管切开或抽吸
    E. 立即输血、输液、注射止血剂

223. 该患者如需要输血,应根据什么
    A. 血压
    B. 脉搏
    C. 咯血量
    D. 呼吸频率
    E. 血红蛋白测定

(224~226 题共用题干)

男性,60 岁,6 年前因痰结核菌阳性而诊为继发性肺结核,当时予以 HRE 治疗 4 个月,因病情好转而自动停药。3 个月后低热、咳嗽、少量咯血,再次自行用原方案治疗,症状改善。此后不规则应用过 HRES 等药物治疗,症状时好时坏。半年前咯血 1 次再次采用上述方案治疗,体温升高,肺部病变增多,出现多个空洞,两肺门上提。

224. 此病例治疗过程中存在的最大问题为
    A. 初次治疗未采用含吡嗪酰胺方案
    B. 初次治疗时疗程不足
    C. 第一次恶化时治疗不彻底
    D. 初次治疗时联合的药物种类和疗程均不足
    E. 用药不规律

225. 末次病变恶化,应采取哪些措施
    A. 摄 X 线胸片,根据病变影像进行治疗
    B. 联合异烟肼、利福平、乙胺丁醇、吡嗪酰胺、链霉素再次系统化疗
    C. 送检痰结核分枝杆菌培养加药物敏感试验,待结果回报后酌情处理
    D. 送末梢血常规检查,根据结果进行治疗
    E. 送检痰结核分枝杆菌培养加药物敏感试验,同时采用估计敏感的药物 4~5 种组成的新方案予以治疗,及其他辅助治疗

226. 该病例出现第一次病变恶化时,应做的治疗是
    A. 按复治病例原则治疗,疗程 8 个月
    B. 采用二线抗结核药物治疗
    C. 化疗加用激素治疗
    D. 止血,抗感染治疗

E. 仍继续原方案治疗

(227~229题共用题干)

男性,18岁,发热,体温38.5~39℃,持续2周,伴头痛,胸片见双肺粟粒状均匀分布的密度增高影,双侧肋膈角钝,诊断为急性血行播散型肺结核。

227. 对于该患者为进一步明确诊断尚需要检查
   A. 胸部CT   B. 头部CT
   C. 腰椎穿刺   D. PPD
   E. 胸腔B超

228. 该患者在咳嗽后,突然出现胸闷、气短,可能出现的情况是
   A. 双侧胸腔积液增多   B. 心力衰竭
   C. 肺梗死   D. 自发性气胸
   E. 肺内病变急剧进展

229. 下列抗结核治疗方案是正确的
   A. 2 HRZS/4 HR 方案化疗   B. 2 HRZS/4 HR + 激素
   C. 2 HRZS/4 HR 抽胸腔积液   D. 激素 + 含HR的方案一年以上化疗
   E. 以HRZ为主的方案化疗一年,结核中毒症状重时可短时间应用激素

四、案例分析题:每个案例至少有3个提问,每个提问有多个备选答案,其中正确答案有1个或几个

(230~237题共用题干)

病历摘要:女性,41岁,咳嗽、咳痰1个月,咳少量黏稠痰,伴盗汗、乏力,期间曾有高热、咯血,无胸痛、气促,曾在当地医院予"阿莫西林""环丙沙星"等抗感染治疗1周,症状一度减轻。近2周来上述症状又反复,无发热,遂入院诊治。起病以来,患者精神、食欲欠佳,大小便尚正常。既往有糖尿病病史3年。血常规:WBC 9.1×10^9/L,N 0.72,RBC 3.35×10^{12}/L,Hb 97 g/L。

230. 该患者最可能的主要诊断是什么(提示:患者的胸片提示右上肺尖段见一约3 cm × 4 cm类圆形阴影,内见类圆形规则透亮区,阴影周围可见纤维条索灶)
   A. 肺脓肿   B. 肺癌
   C. Wegener肉芽肿   D. 肺真菌感染
   E. 继发性肺结核(空洞为主型)   F. 金黄色葡萄球菌肺炎

231. 为鉴别诊断该病例还需要完善哪些主要辅助检查
   A. 胸部CT   B. PPD皮试
   C. 纤维支气管镜检查   D. 痰涂片和痰培养(细菌、真菌和结核杆菌)
   E. 血浆ADA检测   F. 肺功能检测
   G. 心电图   H. 腹部B型超声
   I. 肝、肾功能检查

232. 以下不是确诊肺结核的方法有哪些
   A. 结核菌素试验   B. 胸部CT
   C. 痰结核分枝杆菌检查   D. 胸片
   E. ADA检测

233. 结核病的传染源主要是以下哪类人群
    A. PPD 皮试强阳性者　　　　　　　　B. 开放性肺结核患者
    C. 血浆 ADA 大于 45 U/L 者　　　　　D. 肺部有较多纤维硬结病灶者
    E. HIV 感染者　　　　　　　　　　　F. 药瘾或器官移植者

234. 关于 PPD 皮试,以下不正确的有哪些
    A. 一般选择左侧前臂曲侧中上部 1/3 处,0.1 ml(5 U) 皮内注射
    B. PPD 皮试后 48~72 小时观察和记录结果,测量红晕的横径和纵径,计算平均直径 =(横径 + 纵径)/2
    C. 一般来说,PPD 皮试结果阴性的儿童,可以除外结核病
    D. 结核性脑膜炎患者 PPD 皮试结果多 10 mm 以内
    E. PPD 皮试结果呈强阳性反应可确诊结核病

235. 有关"开放菌阴综合征",不正确的有哪些
    A. 表现为"净化空洞"
    B. 痰检查多阴性,故无须随访
    C. 结核空洞内仍残留有干酪组织,仍须随访
    D. 空洞壁由纤维组织或上皮细胞覆盖,无干酪组织
    E. 为空洞型肺结核经有效化学治疗后的一种表现

236. 关于肺结核化学治疗的原则,以下哪个是正确的
    A. 早期、规律、全程、适量、联合　　　B. 早期、规律、全程、足量、联合
    C. 全程督导化疗　　　　　　　　　　D. 强化与巩固结合
    E. 杀菌与灭菌药联用,顿服

237. 为全效杀菌剂,且对 C 群菌有独特杀灭作用的抗结核药物有哪些
    A. 链霉素　　　　　　　　　　　　　B. 异烟肼
    C. 乙胺丁醇　　　　　　　　　　　　D. 利福平
    E. 吡嗪酰胺　　　　　　　　　　　　F. 卡那霉素

(238~243 题共用题干)

男性,49 岁。发热、咳嗽近 2 周,痰少,色偶黄,伴胸闷。2 日来出现咯血就诊,多为满口鲜血,每日约 450 ml。体检:右上肺叩浊,呼吸音低,闻及湿啰音。胸片示右肺上叶实变伴空洞形成,空洞直径约 2.5 cm,洞壁光整,未见液平。

238. 本病例初步诊断首先考虑
    A. 真菌性肺炎伴脓肿形成　　　　　　B. 肺脓肿
    C. 肺癌伴癌性空洞　　　　　　　　　D. 肺囊肿继发感染
    E. 肺结核　　　　　　　　　　　　　F. 金葡菌肺炎

239. 若怀疑肺结核,对本例诊断有价值的辅助检查是(提示:本病考虑为肺结核,但仍有怀疑)
    A. 痰找抗酸杆菌　　　　　　　　　　B. 防污染样本毛刷采样标本
    C. 结核菌素反应　　　　　　　　　　D. 支气管肺泡灌洗液
    E. 经支气管肺活检标本　　　　　　　F. 结核杆菌 PCR 检测

240. 临床处理应采取(提示:经上述检查,如果仍没有确诊证据,但倾向于肺结核,而肺癌不能排除)

A. 不做特殊处理,严密医学观察
B. 试验性抗结核治疗不短于 3 个月
C. 试验性抗结核治疗 1 月,随访胸片和有关检查
D. 手术治疗
E. 抗结核化学治疗联合小剂量抗癌化学治疗
F. 抗结核化学治疗联合放射治疗

241. 肺结核的化疗方法有(提示:患者最终确诊为肺结核,给予抗结核化学治疗)
    A. 标准   B. 短程
    C. 间歇   D. 两阶段
    E. 督导   F. 联合

242. 此患者化疗方案选择
    A. 2 HRZE/4 HR   B. 3 SH/15 HE
    C. 2 SHREE/4 HS   D. 3 HRZ/1 SHR
    E. 4 HRZ(E)/2 HR   F. 2 HSP/10 HP

243. 患者经治疗病情好转,要求出院,对患者的宣传与忠告最重要的应是
    A. 注意休息   B. 加强营养
    C. 家中饮食、起居隔离   D. 服从治疗,全程规律用药
    E. 最好住入疗养院   F. 预防感冒

(244~249 题共用题干)

女性,21 岁,发热伴咳嗽、咳痰带血 3 周,有夜间盗汗、下肢关节痛。查体:体温 38℃,胸骨右侧第 2 肋间可闻及少许湿啰音。胸片:右肺上叶斑片状浸润影。血常规提示白细胞 9.0×10^9/L,中性粒细胞 79%。

244. 该患者最可能的诊断是
    A. 浸润型肺结核   B. 急性粟粒性肺结核
    C. 肺炎   D. 肺癌
    E. 支气管扩张   F. 慢性阻塞性肺疾病

245. 确诊该病的主要方法是
    A. 经皮肺活检   B. 纤维支气管镜检查
    C. 痰脱落细胞检查   D. 痰结核分枝杆菌检查
    E. 结核菌素试验   F. 胸部 CT

246. 关于结核菌素试验描述正确的是
    A. 阴性可排除结核病
    B. 重症患者多为强阳性
    C. 硬结直径≤4 mm 为阴性
    D. 硬结直径 10~19 mm 为阳性
    E. 局部出现淋巴管炎为强阳性
    F. 硬结为非特异性变态反应,红晕为特异性反应
    G. 以测量所得红晕直径为依据
    H. 卡介苗接种者可为阳性
    I. 结核分枝杆菌感染后 2 周可呈阳性

247. 下列哪些药物对治疗该病有效
    A. 卡那霉素   B. 阿米卡星
    C. 万古霉素   D. 亚胺培南
    E. 氟康唑   F. 莫西沙星
    G. 加替沙星   H. 美罗培南
    I. 阿奇霉素

248. 下列哪些药物属于抑菌剂
    A. 异烟肼   B. 利福平
    C. 吡嗪酰胺   D. 卡那霉素
    E. 卷曲霉素   F. 乙胺丁醇
    G. 链霉素

249. 若痰中查到抗酸杆菌,且该患者为初治病例,则最佳治疗方案为
    A. 2 HRZSE/4~6 HRE   B. 2 HRZE/4 HR
    C. 2 HRZ/4 HR   D. 3 HRZE/4 HR
    E. 1 HRZE/4 HR   F. 1 SHRZ/4 HRS

(250~255题共用题干)

男性,32岁。因慢性肾炎、肾功能衰竭于5个月前行同种异体肾移植,手术后维持抗排斥治疗。近2周来发热38.5~39℃,轻咳伴气急。X线胸片示两肺弥漫性细小结节状影,约0.8mm大小,分布比较均匀,其中部分融合。拟诊血行播散型肺结核。

250. 为确诊,下列哪项检查最有价值
    A. 结核菌素试验   B. 细菌学和(或)病理学检查
    C. 血沉   D. CT或MRI
    E. 肺功能测定

251. 该患者做结核菌素试验,预计可能出现下列不同情况,哪一项解释是错误的
    A. 阳性表示结核感染   B. 强阳性可以支持结核病诊断
    C. 阴性在本例可以排除结核病 D. 弱阳性可能表示卡介苗交叉反应
    E. 本例因免疫抑制剂影响,其诊断价值有限

252. 本例抗结核治疗,宜选择下列哪一方案
    A. 异烟肼、链霉素、乙胺丁醇联合,总疗程1年半(链霉素3个月)
    B. 异烟肼、利福平、吡嗪酰胺、乙胺丁醇联合,疗程6个月,根据病情和免疫抑制剂使用情况可适当延长(吡嗪酰胺2个月)
    C. 异烟肼、链霉素、利福平、乙胺丁醇联合,6~9个月
    D. 异烟肼、利福平、乙胺丁醇联合,6~9个月
    E. 异烟肼、利福平、链霉素、吡嗪酰胺6个月

253. [假设信息]假定经检查不能确定血行播散型肺结核,应首先考虑下列哪一疾病
    A. 其他病原体感染   B. 肺泡细胞癌
    C. 肺泡蛋白沉着症   D. 特发性含铁血黄素沉着症
    E. 排斥反应

254. [假设信息]如果各种辅助检查仍不能确诊,临床考虑细菌性感染,但不能除外结核,下列哪项处理比较合理

A. 先针对细菌感染,经验性应用抗生素治疗
B. 因为抗结核治疗高效、特异,故应先试抗结核治疗
C. 选择抗菌和抗结核双重作用的药物链霉素和利福平
D. 抗结核与抗细菌化学治疗同时进行
E. 因为免疫抑制和应用抗生素容易并发真菌感染,故抗生素应用同时联合抗真菌药物

255. 从结核病预防角度来说,在器官移植前应该对受者和供者做下列哪项必要的而目前又被忽视的检查
A. 受、供者双方都做 X 线胸部摄片
B. 受、供者双方痰、尿标本结核杆菌检查
C. 受、供者双方结核菌素试验,阳性则手术后受者应接受预防性化学治疗
D. 受、供者双方接(补)种卡介苗
E. 受、供者双方常规预防性化学治疗

(256~261 题共用题干)

女性,48 岁,5 年前患右上肺结核,痰菌阳性,经异烟肼、链霉素和乙胺丁醇治疗 6 个月,痰菌转阴,病灶明显吸收,自行停药,未再随访。近 1 个月来感乏力,2 日前起咳嗽、痰中带血就诊。X 线胸片示右上肺大片密影,边缘不清,密度不均,高密度病灶部分隐约见有钙化。侧位病变位于肺上叶尖后段,呈团块状,约 4 cm×4.5 cm 大小,边界毛糙。家庭中近期有人患肺结核。

256. 本例最可能的诊断是
A. 肺癌　　　　　　　　　　B. 肺结核恶化
C. 肺结核外源性再感染　　　　D. 肺结核复发
E. 肺结核合并细菌性感染

257. 经检查痰菌阳性,确诊肺结核,在药敏测定结果报告之前化学治疗方案拟定应主要参考
A. 既往治疗史　　　　　　　B. 病变范围
C. 病变的组织破坏程度　　　D. 痰菌菌量
E. 毒血症症状

258. 本例治疗方案拟定在下列组合中以哪一组比较适合
A. 异烟肼、链霉素和乙胺丁醇原方案不变
B. 利福平、吡嗪酰胺与氟嗪酸 3 种新药联合
C. 异烟肼、利福平、吡嗪酰胺和乙胺丁醇联合
D. 异烟肼、链霉素和乙胺丁醇原方案再加环丙沙星
E. 利福喷丁、吡嗪酰胺与阿米卡星联合

259. [假设信息] 如果痰菌阴性,此时应考虑下列哪种疾病
A. 支气管结核　　　　　　　B. 肺癌
C. 支气管腺瘤　　　　　　　D. 肺曲菌球
E. 原发性支气管淀粉样变性

260. [假设信息] 如果该患者既往治疗极不规则,而肺结核复发,则复治方案必须做到
A. 全部应用未曾用过的新药
B. 保留异烟肼,再联合至少 2 种预计敏感药物
C. 原方案再加利福平或利福喷丁

    D. 异烟肼、利福平、吡嗪酰胺联合
    E. 原方案加利福平、环丙沙星
261. 上例患者结核杆菌培养阳性,药物敏感试验对主要抗结核药物均耐药,其治疗应考虑
    A. 手术   B. 增加药物组合品种
    C. 增加药物剂量   D. 改用静脉给药途径
    E. 局部给药(雾化吸入或滴注)

(262~267题共用题干)

男性,63岁。慢性咳嗽、咳痰近20年,每年秋冬发作,至翌年春暖季节方有缓解。偶有痰血。年轻时患肺结核,经异烟肼、链霉素和对氨基水杨酸钠治疗近2年,以后胸片随访为两肺散斑片结节影伴少量纤维条索状病灶。5年前发现高血压,心电图示左心室高电压。重度吸烟(每日超过40支)已经30余年。

262. 本病例慢性支气管炎诊断能否成立有下列不同意见,你认为哪种意见是正确的
    A. 诊断成立,因为符合目前公认诊断标准
    B. 不能成立,因为有肺结核,不能确定症状与原来肺结核之间的关系
    C. 不能成立,因为有高血压心脏病的可能
    D. 需要做胸部X线摄片和肺功能检查方能确定
    E. 需要检查痰结核杆菌,排除活动性肺结核

263. 患者肺功能检查示肺活量占预计值94%,第一秒用力呼气量占肺活量56%,残气/肺总量为48%,最大通气量占预计值68%。动脉血气分析在正常范围。其诊断应是
    A. 混合性通气功能损害   B. 限制性通气功能损害
    C. 小气道功能损害   D. 换气功能损害
    E. 阻塞性通气功能损害,通气功能代偿

264. 患者胸部X线摄片检查,下列哪一项对诊断肺气肿最有价值
    A. 两肺野透亮度增高   B. 肋间隙增宽,肋骨平行
    C. 横膈低平和胸骨后间隙增宽   D. 局限性肺透亮度增高
    E. 心脏呈垂直位,心影狭长

265. 患者痰结核杆菌涂片阴性,而临床上有喘息、肺部闻及哮鸣音。关于是否应用激素下列哪种意见比较合理
    A. 禁忌应用激素,因为有肺结核史
    B. 应用支气管舒张剂,尽可能不用激素
    C. 选择表面激素吸入,注意肺结核的定期随访
    D. 应用口服激素,注意肺结核的定期随访
    E. 短期(1~2周)应用表面激素吸入

266. [假设信息]如果患者病情进展或有继发感染,预计其对气体交换的影响最先出现的应是
    A. 低氧血症   B. 高碳酸血症
    C. 低氧血症伴高碳酸血症   D. 低氧血症伴乳酸血症
    E. 高碳酸血症伴失代偿性呼吸性酸中毒

267. 患者呼吸道感染被证实,经验性抗菌治疗以下哪一种比较合理
    A. 青霉素   B. 红霉素

C. 青霉素联合链霉素 D. 第二代头孢菌素,或喹诺酮类
E. 林可霉素或磷霉素钠

参考答案与解析

1. B　　2. D　　3. A　　4. E　　5. E　　6. D　　7. C　　8. A　　9. D
10. B　　11. E　　12. C　　13. C　　14. E　　15. A　　16. C　　17. A　　18. E
19. A　　20. E　　21. C　　22. E　　23. E　　24. D　　25. C　　26. B　　27. E
28. C　　29. C　　30. A　　31. E　　32. A　　33. B　　34. A　　35. C　　36. E
37. E　　38. A　　39. B　　40. B　　41. C　　42. A　　43. A　　44. B　　45. D
46. B　　47. C　　48. C　　49. E　　50. E　　51. D　　52. B　　53. E　　54. C
55. D　　56. C　　57. BD　　58. A　　59. C　　60. D　　61. B　　62. B　　63. D
64. A　　65. C　　66. C　　67. E　　68. A　　69. E　　70. C　　71. B　　72. A
73. B　　74. C　　75. B　　76. A　　77. A　　78. D　　79. D　　80. E　　81. C
82. D　　83. B　　84. A　　85. B　　86. E　　87. A　　88. B　　89. E　　90.
91. A　　92. B　　93. C　　94. A　　95. D　　96. C　　97. C　　98. C　　99. A
100. E　　101. B　　102. E　　103. E　　104. C　　105. C　　106. C　　107. B　　108. E
109. A　　110. C　　111. A　　112. E　　113. C　　114. B　　115. C　　116. E　　117. C
118. B　　119. D　　120. D
121. ABCD　　122. ABCDE　　123. ABCE　　124. ABC
125. ABC　　126. ABC　　127. ABCDE　　128. BCDE
129. ABDE　　130. AD　　131. ACE　　132. BCE
133. BD　　134. ABCDE　　135. BCD　　136. ABCE
137. ABCD　　138. AB　　139. ABCE　　140. BCD
141. ABCE　　142. ACDE　　143. ABCDE　　144. ABCDE
145. ADE　　146. DE　　147. ABCD　　148. ABCD
149. ABD　　150. ABCD　　151. ABCDE　　152. BCD
153. ABCDE　　154. ABDE　　155. AB　　156. ABCD
157. ADE　　158. ABD　　159. ABCDE　　160. ABCDE
161. ABD　　162. ACD　　163. ABCDE　　164. ACE
165. ABCD　　166. ABCD　　167. ABCD
168. D　　169. A　　170. A　　171. A　　172. A　　173. C　　174. B　　175. A　　176. A
177. A　　178. A　　179. C　　180. C　　181. C　　182. D　　183. A　　184. C　　185. B
186. B　　187. B　　188. B　　189. E　　190. D　　191. A　　192. C　　193. A　　194. D
195. E　　196. B　　197. A　　198. E　　199. E　　200. C　　201. E　　202. C　　203. A
204. A　　205. D　　206. B　　207. A　　208. E　　209. E　　210. A　　211. D　　212. A
213. B　　214. E　　215. A　　216. B　　217. C　　218. C　　219. D　　220. C　　221. D
222. D　　223. C　　224. D　　225. E　　226. A　　227. C　　228. D　　229. E
230. E　　231. ABCD　　232. ABDE　　233. B
234. BE　　235. BD　　236. B　　237. BD

238. E		239. ABCDEF		240. C		241. ABCDEF	
242. A		243. D		244. A		245. D	
246. CDEH		247. ABFG		248. DEF		249. B	
250. B							
251. C	252. B	253. E	254. A	255. C	256. D	257. A	258. C	259. B
260. B	261. A	262. A	263. E	264. C	265. C	266. A	267. D

1. 解析：原发型肺结核的症状有：初染结核病灶，好发于上叶下部和下叶上部或中部靠肺的边缘部位；支气管淋巴结结核；初染病灶至淋巴结之间的淋巴管炎，所以有以上特点的疾病都很难鉴别。如支气管肺癌、霍奇金淋巴瘤（系淋巴系统恶性肿瘤）、结节病、硅沉着病（又称为矽肺）、肺门疾病等。故选 B。

4. 解析：抗结核药物的化疗原则为早期、规律、全程、足量、联合。短程化疗 6~9 个月。该患者目前只治疗 2 个月，应继续原治疗方法。故选 E。

8. 解析：肺结核的外科治疗适应证是：经合理化疗后无效多重药物的厚壁空洞、大块干酪灶、结核性脓胸、支气管胸膜瘘、大咯血治疗无效者。故选 A。

19. 解析：结核菌素试验（OT 试验）用于检出结核分枝杆菌的感染，而非检出结核病。对儿童、少年、青少年的结核病诊断有参考意义。凡是阴性反应的儿童，一般来说，表明没有受过结核分枝杆菌的感染，但不能完全排除结核病。故选 A。

23. 解析：继发性肺结核常伴有空洞或干酪样坏死，原发型肺结核常伴有原发综合征（原发灶、结核性淋巴管炎、肺门淋巴结结核）。故选 E。

26. 解析：垂体后叶素可收缩小动脉，使肺循环血量减少而达到较好的止血效果，但冠心病、高血压、心力衰竭患者和孕妇禁用。故选 B。

30. 解析：患者有胸闷、乏力、咳嗽等症状，结核菌素试验（＋＋＋）。胸片表现为肺门部有肿大淋巴结或纵隔淋巴肿大，可诊断为胸内淋巴结结核。故选 A。

40. 解析：患者低热、咳嗽，胸部 CT 示肺的上叶有一直径约 2 cm 的球形块状影，轮廓清楚，密度不均可含有钙化灶或透光区，周围有散在的纤维增殖性病灶，常称为"卫星灶"。可诊断为肺结核球。故选 B。

42. 解析：结核杆菌涂片染色具有抗酸性，亦称抗酸杆菌。抗酸杆菌生长缓慢，无运动能力，性情懒惰，对外界抵抗力较强，不易死亡。可分为人型、牛型、鼠型，其中人型、牛型是人类结核病的主要病原菌。故选 A。

48. 解析：结核病变态反应常伴有发热、乏力、食欲减退，有时表现为多发性关节炎、皮肤结节性红斑、疱疹等，不会出现贫血的表现。故选 C。

51. 解析：肺结核复治病例选择抗结核药物的常用方法为：常用的药物选用 4~5 种，等待培养及药物敏感试验报告。故选 D。

56. 解析：渗出性胸膜炎复发首选的治疗方案是 INH＋SM＋PZA。故选 C。

62. 解析：浸润型肺结核自然演变过程中最常见的情况是空洞形成和病灶沿支气管播散。故选 B。

70. 解析：原发型肺结核最常见的自然演变过程是自然吸收或钙化。故选 C。

76. 解析：肺结核化疗联合用药的最重要的意义是延缓或防止耐药性的产生，发挥药物的协同作用。故选 A。

80. 解析：双肺可见粟粒状结节影可作为血行播散型肺结核确诊的依据。故选 E。

83. 解析：利福平会引起过敏反应、肝功能异常，链霉素会引起听力障碍，乙胺丁醇会引起视神经炎。故选 B。

87. 解析：PPD 试验时，若受试者感染过结核杆菌，则注射后在 48～72 小时内，局部出现红肿硬节的阳性反应。若受试者未感染过结核杆菌，则注射后局部无变态反应发生。故选 A。

96. 解析：肺结核的患者首选的治疗方案为 2 HREZ/7 HR。故选 C。

105. 解析：结核菌素试验是基于Ⅳ型变态反应（迟发型变态反应）原理的一种皮肤试验，用来检测机体有无感染过结核杆菌。故选 C。

108. 解析：X 线对各类结核病变的透过度不同，通过 X 线检查大致能估计结核病灶的病理性质，并能早期发现肺结核，以及判断病情发展及治疗效果，有助于决定治疗方案。故选 E。

118. 解析：结核病在应用强力抗结核药物如 H、R 中出现暂时恶化，临床多表现为结核病治疗过程中，症状缓解或消失，痰菌阴转，但肺结核病灶暂时增多，突然再次出现咳嗽、咯痰、发热、胸闷、胸腔积液等症状，称为类赫反应。故选 B。

121. 解析：慢性纤维空洞型肺结核的 X 线显示单侧或双侧，单发或多发的厚壁空洞，常伴有支气管播散性病灶和胸膜肥厚。由于病灶纤维化收缩，肺门上吊，纹理呈垂柳状，纵隔移向病侧，邻近肺组织或对侧肺呈代偿性肺气肿，常伴发慢性气管炎、支气管扩张，继发肺感染、肺源性心脏病等。严重者肺广泛破坏、纤维增生，导致肺叶或单侧肺收缩而成"毁损肺"。故选 ABCD。

126. 解析：原发型肺结核常伴有原发综合征（原发灶、结核性淋巴管炎、肺门淋巴结核）。故选 ABC。

133. 解析：内源性复发是继发性肺结核的主要发病原因，多数患者有发热、咳嗽、咳痰等症状，不易发生血行播散。原发型肺结核局部病变反应轻微，不易形成空洞，常伴肺门淋巴结病变。故选 BD。

134. 解析：垂体后叶素可收缩小动脉，使肺循环血量减少而达到较好的止血效果，但冠心病、高血压、心力衰竭、青光眼患者和孕妇禁用。故选 ABCDE。

138. 解析：原发型肺结核为原发结核感染所引起的病症，包括原发病灶、淋巴管炎、肺门淋巴结肿大，大多数预后良好，也可形成继发结核灶。原发型肺结核是指结核菌飞沫在空气中被吸入的初次感染，发病率仅为 10% 左右。感染者如果机体抵抗力强，可能在数年甚至数十年内不发生临床结核病。此型肺结核多见于儿童，成人和老年人少见。故选 AB。

142. 解析：急性粟粒性肺结核常是全身粟粒性结核病的一部分，起病急，有全身中毒症状，多由肺或肺外干酪样病灶破溃到血管引起，肺内病灶细小如粟粒，均匀分布于两肺野，常可并发结核性脑膜炎。故选 ACDE。

145. 解析：结核患者需加用激素治疗的情况有：重症血行播散型肺结核，结核性脑膜炎、颅内压高、脑脊液蛋白升高时，急性结核性心包炎早期，心包大量积液。故选 ADE。

154. 解析：肺结核大咯血时首选应用止血剂，缓慢静脉注射血管升压素，同时患者头低脚高位，促进血块和痰液排出，保持呼吸道通畅。当患者反复大咯血不能控制时，可考虑手术。故选 ABDE。

163. 解析：结核病的化疗方案包括：长程化疗、间歇化疗、短程化疗、超短程化疗、直接面视短程化疗。故选 ABCDE。

165. 解析：异烟肼、利福平是细胞内外杀菌剂，吡嗪酰胺是细胞内杀菌剂，对氨基水杨酸钠是抑菌剂。故选 ABCD。

168．解析：根据患者其母亲患肺结核多年未愈，对其最需要的处理应是痰结核分枝杆菌培养加药物敏感试验，同时予以吡嗪酰胺、利福平、链霉素。故选 D。

169．解析：患者经正确合理化疗、病情仍不能控制并出现恶化，最应考虑的原因是出现耐药、耐多药，或非结核分枝杆菌感染。故选 A。

178．解析：根据患者干咳无痰、乏力 2 个月症状及胸片示肺门淋巴结肿大，OT 试验阳性，可诊断为肺结核。故选 A。

179．解析：对该患者如采取短程化疗，最佳方案是 RFP + INH，6 个月，头 2 个月联用 RFP + INH + PZA。故选 C。

180．解析：肺结核应以胸片病灶消失来判断疗效。故选 C。

189．解析：选项中只有纤维支气管镜取痰检验为有创检查，需经患者知情同意。故选 E。

190．解析：菌阳肺结核治疗应选择四联抗结核治疗，须经患者本人或家属同意。故选 D。

201．解析：X 线胸片表现为右肺上部哑铃形阴影，为原发型肺结核的典型表现。故选 E。

202．解析：确诊原发型肺结核的检查应是痰结核分枝杆菌检查。故选 C。

203．解析：原发型肺结核的药物治疗方案分为强化和巩固两个阶段。故选 A。

215．解析：病灶边界清楚，密度不均，有散在卫星灶是结核球的典型 X 线表现。故选 A。

216．解析：结核球最有确诊价值的检查是在纤维支气管镜下经支气管肺活检（TBLB）。故选 B。

217．解析：结核球的治疗选择应为医学观察。故选 C。

230．解析：患者的胸片提示右上肺尖段见一约 3 cm×4 cm 类圆形阴影，内见类圆形规则透亮区，阴影周围可见纤维条索灶。此胸片为继发性肺结核（空洞为主型）的典型表现。故选 E。

231．解析：为鉴别诊断该病例还需要完善的辅助检查有胸部 CT、PPD 皮试、纤维支气管镜检查、痰涂片和痰培养（细菌、真菌和结核杆菌）。故选 ABCD。

232．解析：确诊肺结核的主要方法是痰结核分枝杆菌检查，故结核菌素试验、胸部 CT、胸片、ADA 检测均不是确诊肺结核的方法。故选 ABDE。

233．解析：结核病的传染源主要是开放性肺结核患者。故选 B。

234．解析：PPD 皮试取 0.1 ml 注射于左前臂掌侧前 1/3 中央皮内（注意：左手），A 选项正确。72（48～96 小时）小时检查反应情况，应注意局部有无硬节，不可单独以红晕为标准，B 选项不正确。阳性反应表明机体对结核杆菌有变态反应，过去曾感染过结核，但不表示有病，因接种过卡介苗的人也呈阳性反应。强阳性反应则表明可能有活动性感染，应进一步检查是否有结核病，E 选项不正确。故选 BE。

235．解析：空洞性肺结核患者空洞还残留一些干酪组织，长期多次查痰阴性，临床上诊断为"开放菌阴综合征"，仍须随访。故选 BD。

236．解析：肺结核化学治疗的原则是早期、规律、全程、足量、联合。故选 B。

237．解析：异烟肼、利福平为全效杀菌剂，且对 C 群菌有独特的杀灭作用。故选 BD。

第19章 支气管哮喘

一、单选题：以下每道考题有5个备选答案，请选择1个最佳答案

1. 对支气管平滑肌有稳定膜电位作用，能抑制生物活性物质释放的是
   A. 三磷酸鸟苷 B. 环磷酸腺苷
   C. 三磷酸腺苷 D. 环磷酸鸟苷
   E. 腺苷环化酶

2. 下面关于支气管哮喘说法错误的是
   A. 是由多种细胞和细胞组参与的气道慢性炎症性疾病
   B. 多数患者可自行缓解或经治疗缓解
   C. 常常在夜间和(或)清晨发作
   D. 出现广泛多变的可逆性气流受限
   E. 多伴有气短和胸痛

3. 男性，20岁，因重度哮喘急性发作住院治疗缓解，平时亦有哮鸣音存在。出院时医生嘱其坚持抗感染治疗。下列药物中目前最有效和推荐长期应用的抗炎剂是
   A. 抗生素 B. 泼尼松
   C. 酮替芬 D. 沙丁胺醇
   E. 吸入用表面激素

4. 支气管哮喘的临床表现特点为
   A. 反复发作性的吸气性呼吸困难
   B. 反复发作性混合性呼吸困难
   C. 反复发作性呼气性呼吸困难伴两肺哮鸣音
   D. 反复发作性胸痛伴咯血
   E. 反复发作性胸闷伴干咳

5. 我国的支气管哮喘患病率是
   A. 2%~6% B. 1%~13%
   C. 0.5%~2% D. 1%~4%
   E. 3%~5%

6. 有关茶碱的作用机制说法不正确的是
   A. 抑制环核苷酸磷酸二酯酶(PDE)而实现支气管扩张作用
   B. 茶碱能增强膈肌的力量，增强低氧呼吸的驱动
   C. 还有强心、利尿、扩张冠状动脉的作用
   D. 中等剂量的茶碱才有免疫调节作用
   E. 低剂量的茶碱可有免疫调节作用

7. 提示哮喘未控制的ACT为
   A. 20~24分 B. 25分
   C. <20分 D. >25分
   E. <21分

8. 男性，15岁。自5岁起每年春季发作喘息。花粉、螨虫等多种抗原皮肤试验均呈阳性，

为进一步探究病因,下列哪项检查最有帮助
A. 支气管舒张剂肺功能试验
B. 支气管高反应性测定
C. 痰嗜酸性粒细胞检查
D. 血清特异性 IgE 抗体测定
E. 支气管镜检查

9. 对支气管哮喘急性发作患者进行血气分析,其中 $PaCO_2$ 增高提示
A. 病情好转   B. 出现呼吸性碱中毒
C. 病情恶化   D. 出现心力衰竭
E. 无临床意义

10. 支气管哮喘患者以哪种呼吸困难为主
A. 吸气性呼吸困难   B. 呼气性呼吸困难
C. 混合性呼吸困难   D. 劳力性呼吸困难
E. 静息呼吸困难

11. 典型支气管哮喘发作时的临床表现是
A. 吸气性呼吸困难及双肺哮鸣音   B. 呼气性呼吸困难及双肺哮鸣音
C. 混合性呼吸困难及双肺哮鸣音   D. 混合性呼吸困难及双肺湿啰音
E. 咳嗽及双肺哮鸣音

12. 哮喘持续状态患者经补液、大量糖皮质激素和氨茶碱治疗 2 日后,突感左胸痛,呼吸困难加重。体检:左肺哮鸣音较前明显减少,心率 134 次/分。为明确诊断首先必需的检查是
A. 心电图   B. 血气分析
C. 肺功能   D. X 线胸透或 X 线胸片检查
E. 中心静脉压

13. 下列哪一项在支气管哮喘的诊断中最有意义
A. 血气分析   B. 血常规检查
C. 临床症状和体征   D. 肺功能检查
E. 胸部 X 线检查

14. 关于气道高反应性(AHR),下列说法错误的是
A. 常受遗传因素的影响
B. 病毒性上呼吸道感染时可出现
C. 是支气管哮喘患者的共同病理生理特征
D. 与长期吸烟无关
E. 与气道炎症有关

15. 患者,40 岁。支气管哮喘发作 2 日,大汗,发绀,端坐呼吸,有奇脉。应用糖皮质激素应选用
A. 大剂量静脉注射或滴注   B. 大剂量吸入
C. 小剂量长疗程   D. 小剂量逐渐递增
E. 小剂量口服

16. 男性,35 岁,患慢性哮喘近 20 年,严重影响工作和生活。下列治疗中不妥当的是

A. 吸入表面激素 B. 茶碱缓释片(或控释片)
C. 应用抗生素控制炎症 D. 适当联合β受体激动剂
E. 有选择性联合抗过敏药物

17. 支气管哮喘患者,交感神经β受体功能低下可导致
   A. 细胞内环磷酸腺苷(c-AMP)水平升高
   B. 磷酸二酯酶活性升高
   C. 细胞内环磷酸鸟苷(c-GMP)水平升高
   D. 细胞内环磷酸鸟苷(c-GMP)水平下降
   E. 细胞内环磷酸腺苷(c-AMP)水平下降

18. 抑制哮喘气道炎症的首选药物是
   A. 拟肾上腺素类药物 B. 黄嘌呤类药物
   C. 色甘酸二钠 D. 糖皮质激素
   E. 酮替芬

19. α受体兴奋可能引起哮喘发作的机制是
   A. 对抗环磷酸腺苷的作用 B. 加强磷酸二酯酶的活性
   C. 抑制腺苷环化酶的活性 D. 使三磷酸腺苷分解为环磷酸腺苷
   E. 加强鸟苷环化酶的活性

20. 哮喘持续状态如果动脉血气分析提示患者有CO_2潴留,其治疗应选择
   A. 应用呼吸兴奋剂如尼可刹米,增加呼吸驱动,改善通气
   B. 应用碱性药物,纠正酸中毒
   C. 立即气管插管,机械通气
   D. 尽快缓解支气管痉挛,恢复通气代偿。若仍无效则应用气管插管机械通气
   E. 应用碳酸酐酶抑制剂,抑制CO_2形成碳酸,防止酸中毒

21. 男性,42岁,有哮喘病史,本次哮喘发作已持续1日。查体:大汗、发绀、张口呼吸;PaO_2 6 kPa(45 mmHg),$PaCO_2$ 8.7 kPa(65 mmHg)。下列立即处理措施何项错误
   A. 输氧 B. 静脉途径给予糖皮质激素和(或)氨茶碱
   C. 气管插管 D. 补液
   E. 静脉途径给予抗生素

22. 关于支气管哮喘发作时的下列检查,哪项不正确
   A. X线检查缓解期可无异常 B. 中度哮喘时可出现呼吸性碱中毒
   C. 严重发作时可出现奇脉 D. 肺功能异常改变为不可逆性
   E. 病情越严重,哮鸣音反而减少

23. 女性,23岁,反复气促、咳嗽、咳痰10年,近5年发作较频,每次发作数小时至数周不等。近日搬进新居后感胸闷,继出现喘息,且咳嗽、咳少许白黏液泡沫痰。查体:双肺散在干啰音,两下肺少许细湿啰音。其诊断最可能是
   A. 慢性阻塞性肺疾病急性发作 B. 慢性纤维空洞型肺结核
   C. 支气管哮喘 D. 支气管扩张
   E. 支气管肺癌

24. 危重哮喘患者如果动脉血气分析提示有CO_2潴留,其治疗应选择
   A. 应用呼吸兴奋剂如尼可刹米,增加呼吸驱动,改善通气

B. 尽快缓解支气管痉挛,恢复通气代偿。若仍无效则应用气管插管机械通气

C. 立即气管插管,机械通气

D. 应用碱性药物,纠正酸中毒

E. 应用碳酸酐酶抑制剂,抑制 CO_2 形成碳酸,防止酸中毒

25. 女性,42 岁,呼气性呼吸困难持续 6 小时,既往无高血压病史,有支气管哮喘病史。查体:双肺满布哮鸣音,心率 130 次/分,律齐,心脏无杂音。下列哪项治疗不恰当

   A. 使用祛痰剂
   B. 毛花苷 C 静脉注射
   C. 皮质激素吸入
   D. 沙丁胺醇(舒喘灵)喷雾吸入
   E. 吸氧

26. 男性,16 岁,参加校运会进行 800 m 赛跑,跑步停止 5 分钟后,即出现呼气性呼吸困难。查体:双肺哮鸣音,心率 100 次/分,律齐,无杂音;血压正常。下列哪种诊断正确

   A. 神经精神性哮喘
   B. 急性左心衰竭
   C. 外源性哮喘
   D. 运动性哮喘
   E. 过敏性肺炎

27. 关于内源性支气管哮喘,下述哪项不正确

   A. 少有家族史及过敏史
   B. 常终年发作
   C. 发作期间血清 IgE 水平常增高
   D. 痰常为脓性
   E. 发作缓解后肺部听诊亦常有啰音

28. 哮喘发作时下列哪种药物不宜使用

   A. 地塞米松
   B. 肾上腺素
   C. 氨茶碱
   D. 色甘酸二钠
   E. 山莨菪碱

29. 女性,23 岁,反复发作性喘息 11 年,多于夏季发作。3 日前闻油漆味后出现呼吸困难,夜间不能平卧,吸入 β_2 受体激动剂呼吸困难不能缓解来诊。诊断为支气管哮喘急性发作期,了解病情最简便和客观的方法是

   A. 摄胸片
   B. 测定最大通气量
   C. 测定峰流速(PEF)
   D. 动脉血气分析
   E. 心电图

30. 女性,17 岁,自 3 岁起开始喘息,诊断为支气管哮喘。因喘息急性发作加重入院。提高下列哪项受体兴奋性最有助于缓解哮喘

   A. α 受体
   B. M 胆碱能受体
   C. N 受体
   D. H_1 受体
   E. β_2 肾上腺素能受体

31. 诱发支气管哮喘发作的因素有

   A. 交感神经兴奋
   B. β_2 受体兴奋
   C. 迷走神经兴奋
   D. α 受体抑制
   E. 磷酸二酯酶作用降低

32. 男性,23 岁,每年春季发作性呼吸困难伴咳嗽,发作前多鼻痒、打喷嚏、流鼻涕。发作期查体:双肺满布哮鸣音。缓解期哮鸣音消失。下列哪种诊断可能性大

   A. 感染性哮喘
   B. 外源性哮喘

C. 内源性哮喘
D. 混合性哮喘
E. 药物性哮喘

33. 防止哮喘最有效的方法是
    A. 加强体育锻炼
    B. 使用转移因子
    C. 脱离变应原注射卡介苗
    D. 预防性使用抗生素
    E. 脱离变应原

34. 女性,27岁,反复哮喘发作10余年,平时常有夜间憋醒,近日因重度哮喘急性发作住院治疗,好转出院时医生嘱其长期应用抗哮喘药物,应选择以下哪一种
    A. 口服抗生素
    B. 口服泼尼松
    C. 口服舒喘灵(联合吸入激素)
    D. 口服氨茶碱
    E. 单用吸入激素

35. 有关哮喘的实验室检查哪项可能错误
    A. 发作时嗜酸性粒细胞数可增高
    B. 痰液检查可见较多嗜酸性粒细胞、尖棱结晶和透明的哮喘珠
    C. 发作时呼吸功能检查有关呼吸流速的全部指标均显著下降
    D. 胸部X线检查双肺透亮度增加
    E. 血气分析均有缺氧和 $PaCO_2$ 降低

36. 关于哮喘的描述,下列哪项不正确
    A. 无菌性非特异性炎症
    B. 支气管壁增厚
    C. 交感神经兴奋性增高,血管扩张
    D. 支气管平滑肌痉挛
    E. 黏膜分泌增加

37. 男性,24岁,既往有支气管哮喘史,突发呼吸困难,烦躁不安,大汗,持续5小时,静脉滴注氨茶碱不能缓解。查体:BP 120/80 mmHg,心率130次/分,双肺满布哮鸣音,紧急处理应选择
    A. 静脉滴注甲泼尼龙
    B. 吗啡皮下注射
    C. 静脉注射呋塞米
    D. 大剂量青霉素静脉滴注
    E. 静脉注射毛花苷C

38. 内源性哮喘最常见的类型是
    A. 药物性哮喘
    B. 精神性哮喘
    C. 职业性哮喘
    D. 运动性哮喘
    E. 感染性哮喘

39. 哮喘严重发作时,下列哪项最能说明存在通气不足
    A. 动脉血 $PaCO_2$ >6.7 kPa(50 mmHg)
    B. 出现奇脉
    C. 呼气性呼吸困难
    D. 动脉血 PaO_2 <8.0 kPa(60 mmHg)
    E. 广泛哮鸣音

40. 男性,62岁,常夜间发作哮喘,伴频繁咳嗽,咳泡沫痰,有时带血丝,双肺底可闻及湿啰音。患者为下列哪种疾病所致哮喘的可能性最大
    A. 支气管哮喘
    B. 慢性阻塞性肺疾病
    C. 心源性哮喘
    D. 肺癌
    E. 过敏性肺炎

41. 引起哮喘不可逆气道阻塞的原因是
    A. 支气管平滑肌痉挛   B. 炎性细胞浸润
    C. 气道黏膜水肿   D. 气道重塑
    E. 黏液栓形成

42. 按细胞分子信息调节理论说明哮喘的发生机制,是由于
    A. AMP/ATP 变小   B. c-GMP/GMP 变小
    C. c-AMP/ATP 变小   D. c-GMP 相对增多
    E. c-AMP/c-GMP 相对变大

43. 某患者 2 岁起发生哮喘,持续近 26 年。此次因受凉诱发气喘,目前自服氨茶碱和氟哌酸无效。应加用哪种药物最合适
    A. 肾上腺素   B. 氨茶碱
    C. 地塞米松 + 静脉补液   D. 噻哌酮
    E. 沙丁胺醇(喘乐灵)

44. 外源性哮喘最容易在何时发作
    A. 春暖花开、踏青时   B. 夏季游泳后
    C. 冬季滑雪后   D. 秋游归来时
    E. 受凉感冒后

45. 男性,63 岁,肥胖哮喘患者,近 1 个月来反复发作心绞痛,用硝酸甘油治疗效果不满意。最好加用
    A. 硝苯吡啶   B. 吲哚美辛(消炎痛)
    C. 美托洛尔(美多心安)   D. 普萘洛尔(心得安)
    E. 维生素 E

46. 对钙离子拮抗剂疗效较好的哮喘是
    A. 过敏性哮喘   B. 运动性哮喘
    C. 职业性哮喘   D. 神经精神性哮喘
    E. 药物性哮喘

47. 男性,20 岁。自幼有哮喘,春游后气急 1 日,此时不宜做哪一项检查
    A. 呼气流速测定   B. 血清 IgE
    C. 皮肤过敏原试验   D. 胸部 X 线检查
    E. 血嗜酸性粒细胞检测

48. 支气管哮喘持续状态伴酸中毒时,输入碱性溶液是因为
    A. 酸中毒可降低支气管舒张剂氨茶碱的疗效
    B. 酸中毒影响糖皮质激素的疗效
    C. 酸中毒影响抗生素的疗效
    D. 酸中毒可使痰黏稠,壅滞肺部
    E. 酸中毒导致电解质紊乱

49. 关于支气管哮喘的发病机制,包括
    A. 免疫学机制   B. 气道炎症
    C. 气道高反应性   D. 神经机制
    E. 以上机制均有关

50. 女性,62岁,哮喘反复发作30年,此次因受凉再发,服氨茶碱无效,哮喘已持续20小时,现在最宜加用的药物是
    A. 肾上腺素
    B. 沙丁胺醇(舒喘灵)
    C. 氨茶碱静脉滴注
    D. 静脉滴注甲泼尼龙
    E. 硝苯地平(心痛定)

51. 女性,25岁。自10岁起发作性喘息,每逢春天易发病,尤其在花园或郊外等环境。此次发作2日,自服氨茶碱无效。下列处理哪一项是不妥当的
    A. 沙丁胺醇(喘乐宁)
    B. 吸入表面激素
    C. 应用抗生素
    D. 补液
    E. 酮替芬

52. 支气管哮喘发作患者,血气分析 $PaCO_2$ 正常或增高表示
    A. 没有临床意义
    B. 病情好转
    C. 有心血管并发症
    D. 病情严重需积极治疗
    E. 轻度发作

53. 支气管哮喘发作时,听诊两肺有普遍性哮鸣音,其原因是
    A. 支气管内黏稠分泌物增多
    B. 支气管黏膜肿胀致支气管狭窄
    C. 肺泡内分泌物增多
    D. 支气管平滑肌痉挛
    E. 肺泡间质水肿

54. 某患者因哮喘发作来诊,在诊断尚未明确时,为缓解症状应选用
    A. 强心苷
    B. 肾上腺素
    C. 异丙肾上腺素
    D. 氨茶碱
    E. 度冷丁

55. 女性,35岁,搬入新居后频繁咳嗽并气喘,查体肺部有哮鸣音,考虑诊断为
    A. 肺炎
    B. 肺梗死
    C. 胸腔积液
    D. 自发性气胸
    E. 支气管哮喘

56. 速发型哮喘反应(IAR)几乎在吸入的同时立即发生反应,一般在
    A. 15～30分钟达到高峰,5小时后逐渐恢复正常
    B. 10～30分钟达到高峰,3小时后逐渐恢复正常
    C. 15～30分钟达到高峰,2小时后逐渐恢复正常
    D. 20～60分钟达到高峰,3小时后逐渐恢复正常
    E. 5～10分钟达到高峰,2小时后逐渐恢复正常

57. 稀释哮喘持续状态患者痰液的首要方法是
    A. 应用祛痰剂
    B. 大剂量抗生素
    C. 体位引流
    D. 应用支气管扩张剂
    E. 补液纠正失水

58. 男性,50岁,因哮喘急性重度发作已持续3日,前来急诊。下列处理欠妥的是
    A. 静脉滴注氢化可的松
    B. β_2受体激动剂吸入
    C. 缓慢(不少于30分钟)静脉注射氨茶碱0.25～0.375 g,继以静脉滴注维持,24小时

不超过1.0 g
D. 大量补液,24小时4 000~5 000 ml
E. 胸片、心电图、动脉血气分析、峰流速等检查

59. 支气管哮喘发作时,肺部典型体征为
   A. 两肺密布湿啰音　　　　　　　　　B. 两肺密布干啰音
   C. 干、湿啰音同时存在　　　　　　　D. 两肺可听到支气管呼吸音
   E. 两肺语颤增强

60. 重症支气管哮喘发作时,除吸氧外,应首先采取下列哪项措施
   A. 尽可能找出过敏原,除去诱因或进行抗原脱敏疗法
   B. 采用拟交感神经药、抗生素和促肾上腺皮质激素
   C. 积极应用免疫抑制剂、色甘酸二钠,必要时用菌苗疗法
   D. 改善通气,支气管解痉,控制感染,纠正水电解质及酸碱平衡失调,应用糖皮质激素
   E. 大剂量广谱抗生素及抗原脱敏治疗

61. 对外源性支气管哮喘,下述哪项不正确
   A. 常有家族过敏史及个人过敏史　　　B. 季节性明显
   C. 缓解期哮鸣音消失　　　　　　　　D. 多在少年、儿童时发病
   E. 发作期间血清IgE水平降低

62. 拟肾上腺素药物治疗哮喘的机制在于
   A. 抑制二酯活性　　　　　　　　　　B. 直接合成环磷酸腺苷
   C. 激活腺苷环化酶　　　　　　　　　D. 稳定肥大细胞膜,抑制生物活性物质释出
   E. 抑制免疫环节

63. 与速发型哮喘关系最密切的炎症细胞是
   A. 嗜碱性粒细胞　　　　　　　　　　B. 巨噬细胞
   C. 单核细胞　　　　　　　　　　　　D. 中性粒细胞
   E. 肥大细胞

64. 引起支气管哮喘发作,释放生物活性物质的细胞是
   A. 浆细胞　　　　　　　　　　　　　B. 肥大细胞
   C. 柱状上皮细胞　　　　　　　　　　D. 肺泡Ⅰ型细胞
   E. 肺泡Ⅱ型细胞

65. 用糖皮质激素治疗重症哮喘的机制,下列哪项不正确
   A. 抑制M胆碱能受体　　　　　　　　B. 抑制炎症反应
   C. 减少组胺形成　　　　　　　　　　D. 促进β受体数量
   E. 降低气道反应性

66. 重症支气管哮喘发作伴酸中毒时,疗效最容易被减低的药物是
   A. 四环素　　　　　　　　　　　　　B. 青霉素
   C. 红霉素　　　　　　　　　　　　　D. 激素
   E. 支气管扩张剂

67. 同时对两种外源性哮喘过敏原产生反应,支气管哮喘分类正确的是
   A. 外源性,内源性　　　　　　　　　B. 外源性,内源性,感染性

C. 外源性,内源性,重症哮喘 D. 外源性,内源性,混合型
E. 外源性,内源性混合型,重症哮喘

68. 支气管哮喘发作时,下列哪种因素能降低支气管扩张剂的疗效
    A. 酸中毒 B. 缺氧未纠正
    C. 感染未控制 D. 未并用糖皮质激素
    E. 未充分补液

69. 哮喘严重发作时,下列哪项是通气不足的可靠指标
    A. 弥漫性哮鸣 B. 明显发绀
    C. 呼气性呼吸困难 D. 动脉血氧分压(PaO_2)＜60 mmHg
    E. 动脉血 CO_2 分压(PaO_2)＞50 mmHg

70. 茶碱类治疗支气管哮喘的作用机制是
    A. 肾上腺素能 β 受体兴奋剂 B. 胆碱能 M 受体阻滞剂
    C. 肾上腺素能 α 受体阻滞剂 D. 磷酸二酯酶抑制剂
    E. 过敏介质阻滞剂

71. 给予重症哮喘患者小剂量碱性药物治疗是基于此时有
    A. 呼吸性碱中毒 B. 呼吸性酸中毒
    C. 呼吸性酸中毒合并代谢性酸中毒 D. 呼吸性碱中毒合并代谢性碱中毒
    E. 以上都不是

72. 判定支气管哮喘的治疗效果,最有意义的指标是
    A. 症状和体征 B. X 线肺透亮的变化
    C. 最大呼吸流速-容量曲线 D. 血气分析
    E. 肺活量和一秒率

73. 支气管哮喘的临床特征
    A. 吸气性呼吸困难 B. 反复发作、阵发性、呼气性呼吸困难
    C. 反复发作,吸气性呼吸困难 D. 夜间阵发性呼吸困难
    E. 肺部有较多的哮鸣音伴肺底湿啰音

74. 对严重的支气管哮喘发作患者,重要的祛痰方法
    A. 补液 B. 气雾吸入
    C. 口服必嗽平 D. 体位引流
    E. 吸痰

75. 所谓内源性哮喘是
    A. 支气管哮喘与心源性哮喘同时并存 B. 重症哮喘
    C. 哮喘合并急性肺炎 D. 感染性哮喘
    E. 同时对两种外源性过敏原产生反应

76. 支气管哮喘发病的主要机制
    A. 过敏因素 + 呼吸道感染 B. 过敏因素 + 精神因素
    C. 感染 + 迷走神经兴奋性增高 D. 过敏因素 + 大脑皮质功能紊乱
    E. 以上都不是

77. 支气管哮喘应用肾上腺素药物的目的在于取得何种主要药理效应
    A. α B. β C. α、β D. $β_2$ E. $β_1$、$β_2$

78. 支气管哮喘发作禁用
    A. 麻黄素   B. 肾上腺素
    C. 吗啡   D. 氨茶碱
    E. 沙丁胺醇(舒喘灵)

79. 支气管哮喘急性发作伴窦性心动过速,不正确的治疗是
    A. 硫酸沙丁胺醇吸入   B. 鼻导管吸氧
    C. 普萘洛尔口服   D. 异丙托溴铵吸入
    E. 地塞米松静脉滴注

80. 在哮喘治疗中能起到"节约类固醇"作用的药物是
    A. β_2受体激动剂   B. 尼多酸钠
    C. 罗红霉素   D. 色甘酸钠
    E. 抗胆碱能药物

81. 男性,20岁。哮喘重度急性发作前来急诊。体检见张口、端坐呼吸、大汗淋漓,叙述病史仅能说些单词或短语而不连贯。为评价病情,下列体征中哪一项预示病情严重
    A. 两肺广泛高响度哮鸣音   B. 两肺呼吸音低,偶闻散在哮鸣音
    C. 肋间隙增宽   D. 肺叩诊过清音
    E. 心脏绝对浊音界缩小

82. 女性,20岁。因哮喘重度发作自服氨茶碱、泼尼松(强的松)已3小时不见改善来院急诊。体检见患者端坐呼吸,明显发绀,两肺呼吸音低,呼气显著延长,少量哮鸣音。下列紧急处理中哪项选择欠合理
    A. 吸氧,吸氧浓度不限于所谓"低流量"
    B. 静脉注射地塞米松
    C. 吸入β受体激动剂,剂量可以放宽;静脉滴注氢化可的松
    D. 缓慢静脉注射氨茶碱
    E. 合理补充液体

83. 哮喘重度发作经住院治疗缓解后,下列哪种药物适用于巩固治疗、预防复发
    A. 泼尼松口服   B. 丙酸倍氯米松吸入
    C. 沙丁胺醇吸入   D. 酮替芬口服
    E. 色甘酸钠吸入

84. 男性,40岁,支气管哮喘重度发作。下列处理哪项是错误的
    A. 氧疗   B. 静脉用肾上腺皮质激素
    C. 静脉滴注氨茶碱   D. 控制补液量<2 000 ml/日
    E. 雾化吸入β_2激动剂

85. 最大呼吸流量(PEF)变异率达到怎样的标准,可诊断为哮喘
    A. 日内或昼夜波动率≤10%   B. 日内或昼夜波动率≥10%
    C. 日内或昼夜波动率≥20%   D. 日内或昼夜波动率≤20%
    E. 无变化

86. 男性,20岁,患过敏性哮喘急性发作前来就诊。体检见患者严重呼吸困难伴轻度发绀,两肺满布哮鸣音,心率110次/分,下列治疗不作为首选的是
    A. 脱(减)敏治疗   B. 应用激素

C. 应用 $β_2$ 受体激动剂 D. 补液
E. 吸氧

87. 女性,37 岁。哮喘重度发作已 1 日,痰黏稠难咳出。体检:张口呼吸,大汗,发绀,双肺哮鸣音。最有效的祛痰方法是
    A. 盐酸氨溴索静脉注射 B. 抗生素
    C. 雾化吸入 D. 补充液体,纠正失水
    E. 肾上腺皮质激素

88. 男性,40 岁。哮喘急性发作 1 周,昨夜气急突然加重。体检:发绀,大汗,两肺叩诊过清音,两肺闻及哮鸣音,左肺呼吸音减弱,心率 126 次/分,律齐。用氨茶碱、激素后,哮鸣音改善,但气急无好转。病情加重的原因最可能是
    A. 严重支气管痉挛 B. 并发左心衰竭
    C. 并发气胸 D. 继发肺部感染
    E. 并发呼吸衰竭

89. 男性,30 岁。哮喘急性发作已 2 日,自服氨茶碱、吸入丙酸倍氯米松气雾剂无效而来急诊。体检:患者神志恍惚,发绀,有奇脉,两肺满布哮鸣音,心率 120 次/分。其紧急处理应当是
    A. 静脉推注氨茶碱并监测血药浓度
    B. 静脉注射地塞米松和 $β_2$ 受体激动剂
    C. 吸氧、静脉注射琥珀酰氢化可的松、雾化吸入舒喘灵溶液
    D. 静脉滴注抗生素和注射支气管舒张剂
    E. 大量补液、气管插管和机械通气

90. 变异性哮喘的特点是
    A. 缓解后数小时再次发作 B. 运动时出现胸闷、咳嗽和呼吸困难
    C. 哮喘伴有大量白色泡沫样痰 D. 咳嗽可为唯一症状
    E. 发作急、症状重

二、多选题:以下每道考题有 5 个备选答案,每题至少有 2 个正确答案

91. 哮喘患者如呼吸困难持续加重,哮鸣音反而减轻或消失时,表示有以下可能
    A. 衰竭、呼吸无力 B. 痰栓堵塞细支气管
    C. 合并自发性气胸或纵隔气肿 D. 急性左心衰竭
    E. 病情有好转

92. 支气管哮喘急性发作期,呼吸困难加重时,肺内哮鸣音反而减轻或消失的原因可能是
    A. 并发自发性气胸 B. 黏液栓阻塞细支气管
    C. 并发肺源性心脏病 D. 并发电解质紊乱
    E. 呼吸肌疲劳

93. 确定支气管哮喘前必须排除的是
    A. 喘息性慢性支气管炎 B. 支气管肺癌
    C. 心源性哮喘 D. 过敏性肺炎
    E. 肺纤维化

94. 哮喘中度急性发作患者,用糖皮质激素和支气管舒张剂治疗,仍未缓解。X 线胸片双肺过度充气。导致哮喘发作不缓解的原因可能与下列哪些因素有关

A. 过敏原未清除　　　　　　　　B. 痰栓阻塞小支气管
C. 感染未控制　　　　　　　　　D. 足量补充液体
E. 精神紧张

95. 哮喘可能引起
A. 呼吸性酸中毒并代谢性酸中毒　　B. 气胸
C. 肺气肿　　　　　　　　　　　D. 肺不张
E. 纵隔气肿

96. 支气管哮喘发作时动脉血气分析 PaO_2 降低，$PaCO_2$ 正常或升高，最可能的表示是
A. 病情好转　　　　　　　　　　B. 呼吸肌疲劳
C. 需要给呼吸兴奋剂　　　　　　D. 有心血管并发症
E. 病情较为严重

97. 内源性哮喘与下列哪些因素有关
A. cAMP/cGMP 比值减少　　　　B. 交感神经 β 受体功能低下
C. 迷走神经兴奋性相应增高　　　D. 血清 PGF_2 增加
E. 吸入过敏原,通过淋巴细胞传递到特异的 IgE 型浆细胞,产生 IgE 抗体

98. 支气管哮喘的预防措施有
A. 去除原因和诱因　　　　　　　B. 用色甘酸二钠或噻呱酮
C. 抗原脱敏　　　　　　　　　　D. 免疫抑制剂
E. 应用抗生素

99. 下列哪些与哮喘气流受限机制有关
A. 支气管平滑肌收缩　　　　　　B. 支气管壁水肿
C. 管腔内黏液栓阻塞　　　　　　D. 气道壁重塑
E. 肺泡过度充气

100. 支气管哮喘发作时可出现下列哪些临床表现
A. 强迫端坐位呼吸　　　　　　　B. 呼吸动度增大,呈吸气位
C. 出现严重呼气性呼吸　　　　　D. 语音震颤增强
E. 大汗淋漓伴发绀

101. 支气管哮喘的并发症有
A. 支气管肺癌　　　　　　　　　B. 纵隔气肿
C. 肺不张　　　　　　　　　　　D. 自发性气胸
E. 肺源性心脏病

102. 氨茶碱静脉注射速度过快或浓度过高时,可产生哪些危险
A. 心律失常　　　　　　　　　　B. 恶心、呕吐
C. 血压下降　　　　　　　　　　D. 突然死亡
E. 双手颤抖

103. 支气管哮喘发作时,患者呈
A. 胸廓胀满呈吸气状态　　　　　B. 呼气时两肺有哮鸣音
C. 呼吸幅度小　　　　　　　　　D. 所有呼吸辅助肌均参加呼吸运动
E. 呼吸幅度大

104. 心源性哮喘不同于支气管哮喘之点为

A. 肺有喘鸣音 B. 有相应的心血管病史及体征
C. 发病急骤 D. 咳嗽频繁,血性泡沫痰
E. 肺有捻发音

105. 支气管哮喘发病原理涉及
 A. 过敏因素 B. 神经因素
 C. 诱因(生物、物理、化学因素) D. 遗传因素
 E. 疲累

106. 关于哮喘持续状态的临床表现,错误的叙述是
 A. 发绀、呼吸困难,经吸氧可缓解 B. PaO_2下降,$PaCO_2$下降
 C. 无奇脉 D. 可听到股动脉枪击音
 E. 呼吸音减弱或消失

107. 重症支气管哮喘的处理是
 A. 吸氧 B. 体位引流
 C. 静脉滴注糖皮质激素 D. 必要时机械通气
 E. 静滴氨茶碱

108. 支气管哮喘的治疗原则是
 A. 祛除病因 B. 控制发作
 C. 预防复发 D. 大剂量使用抗生素
 E. 避免使用糖皮质激素

109. 下列哪项因素可诱发哮喘发作
 A. 阿司匹林、普萘洛尔(心得安) B. 理化刺激、精神紧张
 C. 接触过敏原 D. 运动
 E. 病毒感染

110. 支气管哮喘发作的临床特点是
 A. 反复发作 B. 咳嗽可为唯一症状
 C. 两肺满布哮鸣音 D. 应用支气管解痉剂可以缓解
 E. 吸气性呼吸困难

111. 支气管哮喘的肺功能特点,不正确的是
 A. FVC 下降 B. FEV_1 下降
 C. 气道反应性下降 D. DL_{CO} 下降
 E. PEF 变异率增加

112. 引起支气管哮喘发作的因素是
 A. β受体功能低下 B. cAMP 下降
 C. $PGF_{2\alpha}$ 升高 D. cGMP 上升
 E. β受体功能亢进

113. 哮喘的发病与下列哪些因素有关
 A. 真菌 B. 花粉 C. 蟑螂 D. 尘螨 E. 猫

114. 能加速生物活性物质释放,引起哮喘发作有
 A. 迷走神经兴奋 B. 交感神经兴奋
 C. 细胞内 cGMP 浓度增高 D. 细胞内 cAMP 浓度增高

E. 细胞内 cAMP 浓度降低

115. 支气管哮喘的胸部 X 线检查的特点是
    A. 并发呼吸道感染时,可见肺纹理增加及炎性浸润阴影
    B. 或有肺不张、气胸或纵隔气肿等并发症
    C. 哮喘发作早期可见两肺透亮度增加,呈过度充气状态
    D. 缓解期多无异常
    E. 右下肺动脉扩张

116. 支气管哮喘发作患者,出现下列哪组情况提示病情严重或有并发症发生
    A. 氧疗后发绀不改善或加重   B. 神志改变
    C. 呼吸困难加重而啰音减轻或消失   D. 奇脉
    E. 哮鸣音增强

117. 支气管哮喘目前没有特效的治疗方法,治疗的目的是
    A. 尽可能地保持肺功能正常   B. 控制症状,防止病情恶化
    C. 维持正常活力   D. 避免治疗中的不良反应
    E. 防止不可逆气流阻塞

118. 影响支气管哮喘发病的危险因素有
    A. 吸烟   B. 环境因素
    C. 蛋白酶-抗蛋白酶失衡   D. 不良的饮食习惯
    E. 患者个体的变应性体质

119. 支气管性哮喘发作时,医生应注意观察哪些并发症的出现
    A. 休克   B. 自发性气胸
    C. 肺不张   D. 纵隔气肿
    E. 支气管扩张

120. 控制哮喘急性发作,正确的药物选择是
    A. 色甘酸钠   B. 抗生素
    C. α 受体兴奋剂   D. $β_2$ 受体兴奋剂
    E. 茶碱类药物

121. 支气管哮喘发作时,气道阻力增加是由于
    A. 支气管黏膜水肿、充血   B. 黏液腺肥大、分泌减少
    C. 支气管平滑肌舒张   D. 迷走神经张力亢进
    E. 支气管平滑肌收缩

122. 支气管哮喘指
    A. 易感者对各种激发因子具有呼吸道高反应性,然后产生呼吸道炎性收缩
    B. 多种炎症细胞参与的呼吸道慢性炎症性疾病
    C. 常常出现多变的可逆性气流受限,但可自行缓解
    D. 有发作期和缓解期
    E. 气流受限不可逆

123. 下列哪些是危重度支气管哮喘的表现
    A. 气急,讲话常有中断   B. 意识模糊
    C. 胸腹部矛盾呼吸   D. 奇脉

E. 两肺满布响亮哮鸣音
124. 哮喘激素局部吸入治疗常有哪些不良反应
    A. 引起糖尿病   B. 高血压
    C. 口腔真菌感染   D. 股骨头坏死
    E. 声音嘶哑
125. 引起重症支气管哮喘的原因有
    A. 酸中毒,黏液栓阻塞小支气管   B. 并发自发性气胸,电解质紊乱
    C. 感染未控制,过敏原未消除   D. 精神紧张,心肺功能不会
    E. 运用利尿药物或镇静药物
126. 符合支气管哮喘的是
    A. 肺泡上皮细胞的基底膜薄弱并有缺损
    B. 所有小的及中等的支气管充满了黏稠的分泌物
    C. 支气管收缩引起肺的过度膨胀
    D. 纤毛上皮细胞脱落,基底膜露出
    E. 肺膨胀、肺气肿、黏液栓塞局部肺不张
127. 哮喘的发病机制不完全清楚,被认为与哮喘发病关系密切的因素有
    A. 神经因素   B. 气道反应性增高
    C. 吸入有害气体   D. 变态反应
    E. 气道炎症
128. 哮喘发作时常见的体征是
    A. 咳出粉红色泡沫痰   B. 呼气音延长
    C. 胸部呈过度充气状态   D. 有广泛的哮鸣音
    E. 触觉语颤消失
129. 支气管哮喘的发病原因有
    A. 遗传因素   B. 免疫状态
    C. 变应原   D. 感染
    E. 药物
130. 下述哪些属于特殊类型的支气管哮喘
    A. 药物性哮喘   B. 运动性哮喘
    C. 星期一综合征   D. 脆性哮喘
    E. 反应性气道功能不全综合征
131. 哮喘慢性持续期病情严重度第四级的表现
    A. 经常出现夜间哮喘症状 B. 每日有症状,频繁出现
    C. 体力活动可不受限   D. PEV 或 FEV_1 变异率 >30%
    E. FEV_1 <60% 预计值

三、共用题干题:以下每道考题有 2~6 个提问,每个提问有 5 个备选答案,请选择 1 个最佳答案

(132~133 题共用题干)

女性,29 岁,反复发作性呼吸困难、胸闷 2 年。3 日前受凉后咳嗽,咳少量黄痰。接着出

现呼吸困难、胸闷,并逐渐加重。查体:无发绀,双肺广泛哮鸣音,肺底部少许湿啰音。

132. 该病例最可能的诊断是
    A. 支气管哮喘   B. 心源性哮喘
    C. 慢性喘息性支气管炎   D. 慢性阻塞性肺疾病
    E. 支气管内膜结核

133. 表明气道阻塞具有可逆性的检查结果是
    A. 第一秒用力呼气量(FEV_1)>60%预计值
    B. 最大呼气流量(PEF)60%预计值
    C. 吸入沙丁胺醇后 FEV_1 增加率>12%
    D. 吸入倍氯米松后 FEV_1 增加率>12%
    E. 支气管激发试验阳性

(134~138题共用题干)

男性,22岁。反复发作性喘息、咳嗽4年。每年春季发作,可自行缓解。1日前再次发作,症状持续加重。查体:双肺广泛哮鸣音,心率98次/分,律齐,无杂音。

134. 该患者诊断考虑为
    A. 肺栓塞   B. 支气管哮喘急性发作
    C. 急性肺水肿   D. 细菌性肺炎
    E. 急性支气管炎

135. 为判断病情严重程度,应做下列何种检查
    A. 胸片   B. 血清 IgE
    C. 血气分析   D. 血常规
    E. 肺功能

136. 治疗应首先选择
    A. 吸入β受体激动剂   B. 静脉点滴抗生素
    C. 脱敏疗法   D. 口服抗生素
    E. 静脉注射毛花苷C

137. 下列属于 $β_2$ 受体激动剂的是
    A. 沙丁胺醇   B. 异丙托溴铵
    C. 盐酸氨溴索   D. 布地奈德
    E. 氟替卡松

138. 关于沙丁胺醇的平喘作用原理,下列错误的是
    A. 主要通过激动呼吸道的 $β_2$ 受体
    B. 激活腺苷环化酶
    C. 使细胞内的环磷酸腺苷(cAMP)含量增加
    D. 降低迷走神经兴奋性
    E. 使细胞内游离钙减少

(139~140题共用题干)

男性,50岁,发作性喘憋7年,严重发作持续2日,伴尿少、痰黏。体检:呼吸困难,烦躁不安,发绀,心率128次/分,双肺呼吸音减弱,少许哮鸣音。

139. 该患者最可能的诊断是

A. 肺心病　　　　　　　　　　　B. 慢性支气管炎
C. 支气管扩张　　　　　　　　　D. 支气管哮喘
E. 自发性气胸

140. 错误的治疗是
A. 静滴葡萄糖生理盐水　　　　　B. 静滴氨茶碱
C. 静滴糖皮质激素　　　　　　　D. 抗生素预防感染
E. 应用镇静剂(如苯巴比妥等)

(141~143题共用题干)

女性,14岁,胸闷、干咳、气促1小时余。查体:呼吸30次/分,双肺可及哮鸣音。病前曾去公园游玩,出现鼻痒、打喷嚏。过去有类似发作史。

141. 应诊断为
A. 内源性哮喘　　　　　　　　　B. 混合性哮喘
C. 外源性哮喘　　　　　　　　　D. 喘息性支气管炎
E. 过敏性肺炎

142. 在病情控制后,须做哪项检查更有利于明确病因
A. 皮肤敏感试验　　　　　　　　B. 胸部X线照片
C. 肺功能　　　　　　　　　　　D. 痰培养
E. 血气分析

143. 须做哪项治疗处理
A. 抗生素 + 氨茶碱
B. 静脉注射地塞米松
C. 立即上氧,静脉输液加氨茶碱
D. 脱离接触,口服沙丁胺醇(舒喘灵)、氨茶碱
E. 抗生素 + 激素

(144~145题共用题干)

女性,25岁,公司办事员,既往体健,近2年来经常哮喘发作并咳嗽咳痰,呼吸困难,胸部体检双肺散在哮鸣音,诊断支气管哮喘,但治疗无效,且有加剧趋势并时有血痰,胸片未见明显异常。

144. 需要进行鉴别的疾病是
A. 变应性支气管肺曲菌病　　　　B. 慢性支气管炎
C. 气管、支气管结核　　　　　　D. 支气管扩张
E. 心功能不全

145. 不需要进行的检查是
A. 肺功能　　　　　　　　　　　B. 支气管舒张试验
C. 支气管镜检查　　　　　　　　D. 支气管激发试验
E. 24小时动态心电图

(146~150题共用题干)

男性,25岁,2日前不明原因地出现干咳、胸闷,继之气喘,静点氨茶碱无效。近3年来,秋季常出现发作性咳嗽、气短。体检:端坐呼吸,发绀,双肺呼吸音降低,有散在哮鸣音,心界不大,无杂音,脉搏120次/分,有奇脉。

146. 诊断首先考虑为
    A. 慢性支气管炎			B. 支气管哮喘
    C. 肺源性心脏病			D. 急性心包炎
    E. 心源性哮喘
147. 最适宜的治疗是
    A. 免疫治疗			B. 抗生素治疗
    C. 利尿剂治疗			D. 抗凝治疗
    E. β受体激动剂治疗
148. 若该患者突起胸痛,显著呼吸困难、发绀、烦躁不安,一侧胸部饱满膨隆,呼吸运动消失,语颤消失,叩诊呈鼓音,听诊呼吸音明显减弱或消失则表明该患者可能并发
    A. 气胸			B. 纵隔气肿
    C. 肺不张			D. 感染
    E. 肺心病
149. 如要明确诊断,最急需做的检查是
    A. 心电图			B. 动脉血气分析
    C. 肺 X 线检查			D. 支气管舒张试验
    E. PEF 及其变异率测定
150. 诊断明确后,适宜的治疗是
    A. 抗感染治疗			B. 排气治疗
    C. 外科手术治疗			D. 高浓度吸氧
    E. 糖皮质激素治疗

(151~153题共用题干)

男性,18岁。反复发作阵发性干咳2年,寒冷天气发作更频。今天发作时频频干咳,呼气时可闻干啰音,肺功能 $FEV_1/FVC=60\%$,IgE 水平增高。

151. 最可能的诊断是
    A. 支气管扩张			B. 肺结核
    C. 慢性支气管炎			D. 支气管哮喘
    E. 支气管内膜结核
152. 为明确诊断可采用何项检查措施
    A. 肺功能弥散试验			B. 胸部 X 线照片
    C. 血气分析			D. 支气管舒张试验
    E. 纤维支气管镜检查
153. 下列哪项治疗较为合适
    A. 氨茶碱 + 皮质激素			B. 沙丁胺醇、倍氯米松气雾吸入
    C. 抗生素 + 色甘酸钠			D. 色甘酸钠 + 倍氯米松气管吸入
    E. 氧疗 + 氨茶碱

(154~155题共用题干)

男性,30岁。呼吸困难2日就诊,发病前有鼻痒、喷嚏。既往有类似病史,体检:呼吸20次/分,双肺闻及呼气末哮鸣音,心率96次/分,律齐。

154. 最可能的诊断是

A. 心源性哮喘 B. 上呼吸道感染
C. 大叶性肺炎 D. 支气管哮喘
E. 喘息性支气管炎

155. 动脉血气分析 PaCO$_2$ 38 mmol/L, PaO$_2$ 96 mmHg, pH 7.39。根据临床表现和血气分析结果，其病情程度分级为
A. 轻度 B. 中度
C. 危重度 D. 重度
E. 不能确定为哪一级

(156~158题共用题干)

男性，22 岁，近日咳嗽，咳少许白痰，低热。前天夜间突起气促，张口呼吸，带哮鸣音，大汗淋漓，面色苍白，肢冷，脉速120 次/分，血压12/8 kPa(90/60 mmHg)，双肺满布哮鸣音，心脏无杂音。ECG 示窦性心动过速。经多次静脉注射氨茶碱后，肺部哮鸣音无变化。

156. 最可能的诊断是
A. 急性左心衰竭 B. 慢性阻塞性肺疾病
C. 支气管肺癌 D. 支气管哮喘持续状态
E. 过敏性肺炎

157. 下列哪项措施错误
A. 吸氧 B. 氨茶碱静脉滴注
C. 地塞米松静脉注射 D. 使用抗生素
E. 普萘洛尔（心得安）静脉滴注

158. 可能发生的并发症下列哪项不正确
A. 气胸 B. 心肌梗死
C. 纵隔气肿 D. 肺不张
E. 酸碱失衡

(159~161题共用题干)

女性，32 岁。门诊就诊，2 个月来干咳、胸闷憋气，心悸，呼吸困难，夜间发作明显，影响睡眠。既往有过敏性鼻炎，有类似发作病史。听诊双肺散在哮鸣音，心率110 次/分。

159. 治疗的方法是
A. 给予地西泮，使患者得到休息
B. 给予吸入糖皮质激素和支气管舒张剂，解痉平喘
C. 给予普萘洛尔及胺碘酮，改善心悸
D. 1‰肾上腺素 1 ml 皮下注射，使症状迅速缓解
E. 吸入色甘酸钠气雾剂

160. 此病例门诊治疗后病情好转，但 2 周后喘息发作，气促明显，心悸加重，急诊就医。体检：烦躁不安，端坐位，心率 120 次/分，双肺满布哮鸣音，首先考虑的诊断是
A. 心源性哮喘 B. 合并气胸
C. 急性细支气管炎 D. 支气管哮喘急性发作
E. 喘息性支气管炎急性发作

161. 此患者因病情较重收入病房，经用大剂量氢化可的松、氨茶碱等药物滴注，症状未能缓解，痰黏稠难以咳出，进食极少。查体：汗多，心率120 次/分，呼吸音低，双肺哮鸣音明

显减少,白细胞 $6.9 \times 10^9/L$,红细胞比容 56%,血气分析 $PaCO_2$ 45 mmHg,PaO_2 60 mmHg,pH 7.33。此时首选的治疗是

A. 静脉推注毛花苷 C 以减慢心率　　B. 增加激素的用量

C. 进一步积极补充液体　　D. 应用广谱抗生素

E. 气管插管,机械通气治疗

(162~164 题共用题干)

男性,72 岁。哮喘史 40 年,近 5 年来发生双下肢水肿,近 1 周哮喘加重,白天发作每周 >2 次,每日夜间均有发作,活动受限,没有急性加重症状。

162. 下列哪一项对该患者的诊断最有意义

　　A. 血气分析　　B. 血常规检查

　　C. 临床症状和体征　　D. 支气管激发试验或舒张试验

　　E. 胸部 X 线检查

163. 下列哪项检查对诊断肺源性心脏病有意义

　　A. 心电向量　　B. 血气分析

　　C. 脑电图　　D. 脑血流图

　　E. 超声心动图

164. 该患者哮喘控制水平按 2006 年 GINA 指南属于何种级别

　　A. 间歇状态　　B. 中度持续　　C. 重度持续　　D. 控制　　E. 未控制

(165~167 题共用题干)

男性,20 岁,接触油漆后发生喘息 1 日,伴轻咳少量白痰,有过敏性鼻炎史 3 年。

165. 最可能出现的体征是

　　A. 肺呼吸音增强　　B. 双下肺叩浊音

　　C. 左肺散在水泡音　　D. 两肺广泛哮鸣音

　　E. 两肺底小水泡音

166. 诊断是

　　A. 急性支气管炎　　B. 急性肺水肿

　　C. 支气管哮喘急性发作　　D. 细菌性肺炎

　　E. 肺栓塞

167. 治疗应首先

　　A. 静脉注射毛花苷 C(西地兰)　　B. 口服抗生素

　　C. 静脉点滴抗生素　　D. 抗凝治疗

　　E. 吸入 β_2 受体激动剂

(168~169 题共用题干)

男性,26 岁,农民,哮喘严重持续发作 4 小时以上。

168. 下列哪项不符合发作时的临床表现

　　A. 张口呼吸　　B. 大量出汗

　　C. 发绀明显　　D. 端坐呼吸

　　E. 四肢厥冷

169. 动脉血气分析结果显示 PaO_2 降低、$PaCO_2$ 正常或升高,表示

　　A. 病情好转　　B. 有心血管并发症

C. 病情较为严重
D. 需要给呼吸兴奋剂
E. 呼吸肌疲劳

(170~172题共用题干)

男性,72岁,反复哮喘40年,加重伴双下肢水肿5年哮喘加重1周,黄痰多1日。白天嗜睡,夜间失眠。

170. 以下检查有意义的是
    A. 脑电图
    B. 心电图
    C. 血气分析
    D. 血流图
    E. 脑CT

171. 如血气分析结果是 PaO_2 45 mmHg,$PaCO_2$ 87 mmHg,pH 7.30,患者出现夜间烦躁,以下药物忌用
    A. 地塞米松
    B. 尼可刹米
    C. 抗生素
    D. 氨茶碱
    E. 地西泮(安定)

172. 本例机械通气量调节主要根据
    A. PaO_2
    B. 患者神志
    C. 氧饱和度
    D. 随访血气
    E. 肺顺应性

(173~175题共用题干)

男性,32岁,2年前呼吸道感染后出现咳嗽、胸闷,治疗后好转。此后每于呼吸道感染后反复发作,并伴有喘鸣,2日前再次发作,体检:呼吸28次/分,口唇轻度发绀,两肺叩诊过清音,可闻及哮鸣音,心率120次/分,律齐。

173. 最可能的诊断是
    A. 慢性支气管炎急性发作
    B. 喘息性支气管炎
    C. 心源性哮喘
    D. 变态反应性肺浸润
    E. 内源性哮喘

174. 此时最急需做哪项检查
    A. 拍胸片
    B. 动脉血气分析
    C. 血白细胞计数
    D. 呼吸功能测定
    E. 血清IgE检测

175. 此患者肺功能测定,最可能出现的是
    A. 弥散功能障碍
    B. 阻塞性通气障碍
    C. 混合性通气障碍
    D. 限制性通气功能障碍
    E. 阻塞性通气功能障碍伴肺气肿

(176~177题共用题干)

男性,20岁,奔跑后出现呼吸困难,喘憋伴哮鸣音。查体:双肺满布哮鸣音。

176. 诊断考虑为
    A. 急性支气管炎
    B. 上呼吸道感染
    C. 运动性哮喘
    D. 心源性哮喘
    E. 变态反应性肺浸润

177. 为明确诊断应做何种检查
    A. 心电图
    B. 运动激发试验或舒张试验
    C. 皮肤过敏原试验
    D. B 超
    E. 胸部 X 线片

(178~179 题共用题干)

女性,32 岁,呼吸困难 2 日就诊,发病前有鼻痒、喷嚏症状。既往有类似病史。查体:呼吸 20 次/分,双肺呼气末闻及哮鸣音,心率 90 次/分,律齐。

178. 最可能的诊断是
    A. 急性上呼吸道感染
    B. 支气管扩张
    C. 喘息性支气管炎
    D. 支气管哮喘
    E. 心源性哮喘

179. 为判断病情程度,应选做哪项检查
    A. 胸部 X 线
    B. 血嗜酸性粒细胞测定
    C. 呼气流速峰值
    D. 动脉血气分析
    E. 痰培养

(180~181 题共用题干)

女性,50 岁,近 2 个月来反复发生夜间呼吸困难,加重 2 日入院。查体:心率 150 次/分,血压 24/14.7 kPa,呼吸急促,双肺散在哮鸣音,双肺底细湿啰音。

180. 此患者最需进行鉴别的是
    A. 慢性支气管还是支气管哮喘
    B. 肺气肿还是左心衰竭
    C. 心源性哮喘还是支气管哮喘
    D. 肺炎还是肺癌
    E. 肺心病还是 ARDS

181. 如在短期内无法做出鉴别,又急需尽快缓解呼吸困难时,可选用
    A. 地高辛
    B. 氨茶碱
    C. 吗啡
    D. 溴己新(必嗽平)
    E. 泼尼松

(182~183 题共用题干)

男性,16 岁,反复发作性阵发性干咳 2 年,遇到刺激性气味发作更频,今日发作时肺功能 FEV_1/FVC 为 60%,IgE 水平正常,缓解期肺部无体征,肺功能正常。

182. 最可能的诊断是
    A. 肺结核
    B. 支气管扩张
    C. 慢性支气管炎
    D. 支气管淋巴结核
    E. 支气管哮喘

183. 需明确诊断应采用何项检查措施
    A. 弥散功能测定
    B. 血气分析
    C. 支气管舒张试验
    D. 纤维支气管镜
    E. 支气管激发试验

(184~185 题共用题干)

女性,16 岁,胸闷、干咳、气促 1 小时,查体:呼吸 30 次/分,双肺哮鸣音,病前曾上公园游玩,出现鼻痒,打喷嚏,既往有类似发作史。

184. 诊断应考虑
    A. 内源性哮喘   B. 外源性哮喘
    C. 混合性哮喘   D. 喘息性支气管炎
    E. 过敏性肺炎

185. 在病情控制后需做哪项检查明确病因
    A. 胸部 X 线   B. 痰培养
    C. 血气分析   D. 肺功能
    E. 皮肤过敏试验

(186~189 题共用题干)

男性,35 岁,支气管哮喘史 20 年。2 日前出现咳嗽伴气喘,吸入沙丁胺醇症状稍缓解。今日气急加重。查体:焦虑,大汗,口唇发绀,呼吸 34 次/分,心率 130 次/分,有奇脉,两肺广泛哮鸣音。

186. 诊断首先考虑
    A. 哮喘中度发作   B. 并发气胸
    C. 哮喘重度发作   D. 急性左心功能不全
    E. 心源性哮喘

187. 应立即做哪项检查
    A. 胸部 X 线   B. 动脉血气分析
    C. 呼吸功能测定   D. 心电图
    E. 血常规

188. 此时最适宜下列哪项皮质激素制剂治疗
    A. 地塞米松静点   B. 氢化可的松静点
    C. 甲泼尼龙琥珀酸钠静点   D. 口服泼尼松
    E. 丙酸倍氯米松气雾剂

189. 患者经治疗后病情仍不能缓解,并出现意识模糊,应采取下列哪项措施
    A. 静滴呼吸兴奋剂   B. 面罩吸氧
    C. 机械通气   D. 注射肾上腺素
    E. 大剂量补液

四、案例分析题:每个案例至少有 3 个提问,每个提问有多个备选答案,其中正确答案有 1 个或几个

(190~198 题共用题干)

女性,34 岁,哮喘史 11 年,近 1 年来反复发作,午夜或清晨时易发作,春季和梅雨季节尤其好发。体检:一般可,叙述病史连贯而无气急,两肺散在哮鸣音。

190. 下列哪种药物可长期使用,并预防夜间发作
    A. 氨茶碱   B. 喘定(二羟丙茶碱)
    C. 胆茶碱   D. 茶碱缓释片
    E. 复方氨茶碱

191. 通过调节 LT 的生物活性而发挥抗炎作用,同时也具有舒张支气管平滑肌作用的药物是

A. 沙丁胺醇 B. 福莫特罗
C. 异丙托溴铵 D. 扎鲁司特
E. 布地奈德

192. β₂受体激动剂的不良反应有哪些
A. 手抖、肌颤 B. 恶心、头痛
C. 心悸 D. 失眠
E. 健忘

193. 下列哪种药物预防发作最为有效
A. 马来酸氯苯那敏(扑尔敏) B. 酮替芬(噻哌酮)
C. 氯雷他定(克敏能) D. 吸入激素
E. 西替利嗪(仙特明)

194. 哮喘防治指南明确提出哮喘治疗中激素和β受体激动剂首选给药途径是
A. 静脉给药 B. 口服给药
C. 吸入给药 D. 皮下给药
E. 以上均不对

195. 关于哮喘的吸入疗法说法正确的是
A. 吸入给药可以增加局部药物浓度
B. 吸入疗法增加疗效,减少不良反应
C. 规则地使用吸入糖皮质激素控制哮喘慢性气道炎症
D. 按需吸入β受体激动剂控制哮喘症状
E. 吸入疗法在目前临床普及率高

196. 有关糖皮质激素治疗哮喘的作用机制不正确的是
A. 激素可使外周血 EOS 数量减少和活性下降
B. 使炎性介质释放减轻,气道 EOS 浸润增加
C. 可抑制 T 淋巴细胞活化
D. 增加气管平滑肌对β₂受体激动剂的反应性
E. 减少气道毛细血管的渗出

197. 患者希望通过参加慢跑增强体质,应给患者的劝告是
A. 运动易诱发哮喘,不能参加运动 B. 可以参加,但不鼓励
C. 可参加,运动前服用氨茶碱 D. 可参加,运动前吸入异丙托溴铵(爱全乐)
E. 鼓励参加,但运动前可吸入β₂受体激动剂

198. 患者已妊娠 2~3 个月,应采取措施是
A. 继续妊娠,可用氨茶碱、丙酸倍氯米松等预防发作或控制症状
B. 劝其终止妊娠
C. 激素绝对禁忌
D. 分娩方式采取剖宫产
E. 尽量不用药,防止药物影响胎儿

(199~205 题共用题干)

男性,61 岁,20 年前始出现反复咳嗽、气喘,伴哮鸣音,多在夜间发作,闻及油烟、花粉可诱发,初可自行或服用"氨茶碱"缓解。1月前始上述症状再发,发作频率增加约 3 次/周,严

重时不能平卧及说话,伴口唇发绀、大汗淋漓。既往有食用"虾蟹"过敏史。其母患"支气管哮喘"。查体:R 26 次/分,P 118 次/分,神清,端坐呼吸,话不成句,双肺呼吸音增粗,呼气相延长,双肺满布哮鸣音。心脏未闻及杂音。双下肢不肿。

199. 该患者最可能的诊断是什么
    A. 慢性支气管炎急性发作期   B. COPD 急性加重期
    C. 支气管扩张合并感染   D. 心源性哮喘
    E. 支气管肺癌   F. 支气管哮喘

200. 对于该患者,以下哪些措施有助于进一步明确诊断
    A. 肺功能检测   B. PEF 及其变异率测定
    C. 支气管舒张试验   D. 动脉血气分析
    E. 雾化吸入沙丁胺醇做诊断性治疗   F. 静脉注射吗啡
    G. 胸片

201. 该患者的诊断是什么(提示:肺功能示 FEV_1/FVC 74%,昼夜 PEF 变异率40%)
    A. 支气管哮喘轻度持续发作   B. 支气管哮喘中度持续发作
    C. 支气管哮喘重度持续发作   D. 支气管哮喘持续状态
    E. 脆弱型哮喘   F. 激素依赖型哮喘
    G. 支气管哮喘中度急性发作

202. 防治支气管哮喘最有效的方法是
    A. 糖皮质激素吸入   B. 长效 $β_2$ 激动剂的应用
    C. 高选择性抗胆碱能药的吸入治疗 D. LT 调节剂的应用
    E. 茶碱缓释剂   F. 色甘酸钠预防应用
    G. 酮替芬   H. 脱离变应原

203. 以下为控制哮喘急性发作症状的首选药物的是哪些
    A. 氨茶碱   B. 沙丁胺醇
    C. 特布他林   D. 沙美特罗
    E. 福莫特罗   F. 异丙肾上腺素
    G. 甲泼尼龙   H. 孟鲁司特
    I. 酮替芬

204. 对于支气管舒张药物以下正确的说法有哪些
    A. 丙卡特罗具有增强气道黏液-纤毛运输功能
    B. 异丙托溴铵尤其适用于夜间哮喘及多痰患者
    C. 茶碱类除具有解痉作用外,尚可增强气道纤毛清除功能及抗感染作用
    D. 静脉注射氨茶碱日注射剂量一般不超过 1 g,静脉滴注维持量为 0.6~0.8 mg/kg
    E. 氨茶碱与红霉素、利福平合用时应酌情增加药量
    F. 糖尿病患者应用氨茶碱剂量应酌情增加

205. 重症哮喘气管插管机械通气指征
    A. 神志改变
    B. 心跳骤停
    C. 静息胸
    D. 心律失常

E. pH <7.20

F. 患者说话困难,呼吸 12 次/分,$PaCO_2$ 42 mmHg

G. $PaCO_2$ >50 mmHg

(206~208题共用题干)

男性,28 岁,自 12 岁起每年春秋季反复出现喘息发作、咳嗽,用抗生素、异丙肾上腺素吸入有效,5 日前闻油烟后又发生喘息,不能平卧。查体:大汗淋漓,发绀,脉搏细速,P 120 次/分,BP 160/100 mmHg,T 37.6℃,双肺闻散在哮鸣音。

206. 此患者最可能的诊断是

  A. 慢性喘息性支气管炎　　B. 支气管哮喘发作期

  C. 心源性哮喘　　　　　　D. 过敏性肺炎

  E. 支气管肺癌

207. 判定该患者病情严重的最主要的指标是(提示:血气 $PaCO_2$ 50 mmHg,PaO_2 50 mmHg,WBC 10.1×10^9/L)

  A. 双肺哮鸣音　　　　　　B. 血压升高

  C. 体温升高　　　　　　　D. $PaCO_2$ 升高

  E. WBC 升高

208. 该患应立即采取的治疗措施主要为(提示:一天后复查血气,$PaCO_2$ 88 mmHg,PaO_2 32 mmHg)

  A. 低流量吸氧　　　　　　B. 降压药

  C. 支气管扩张药　　　　　D. 补液

  E. 抗生素　　　　　　　　F. 呼吸机辅助通气

(209~214题共用题干)

女性,30 岁。哮喘病史近 10 年,近 2 年来反复发作,午夜或清晨时易发,春季和梅雨季节尤其好发。体检:一般情况可,叙述病史连贯而无气急,两肺散在哮鸣音。

209. 常用控制哮喘发作的糖皮质激素吸入剂是

  A. 沙丁胺醇　　　　　　　B. 福莫特罗

  C. 异丙托溴铵　　　　　　D. 扎鲁司特

  E. 布地奈德

210. 发作较重时推荐加用 β_2 受体激动剂,首选药物是

  A. 肾上腺素

  B. 去甲肾上腺素

  C. 异丙肾上腺素

  D. 沙丁胺醇(舒喘灵)或特布他林(间羟舒喘宁)

  E. 麻黄素

211. 有关支气管哮喘的病因,不正确的是

  A. 哮喘相关的基因已经完全明确

  B. 与多基因遗传有关

  C. 发病同时与遗传和环境双重因素有关

  D. 病因尚不完全清楚

  E. 环境因素是发病激发因素

212. 测定呼吸峰值流速(PEF)反映的是
    A. 闭合气量　　　　　　　　　　　B. 气道的反应性
    C. 肺泡的弥散功能　　　　　　　　D. 气道通气功能的变化
    E. 气道阻塞程度

213. [假设信息] 如果患者因合并胆石症需要手术，则应采取下列哪项措施以防止哮喘发作
    A. 测定 FEV_1，若低于预计值80%，而且近半年内曾口服过泼尼松，手术开始后静脉给予氢化可的松 100 mg，1 次/8 h，手术后 24 小时迅速减量
    B. 手术中静滴氨茶碱
    C. 手术前预防性应用激素 3 日
    D. 手术中或手术后视病情酌定应用支气管舒张剂
    E. 采用气管插管全身麻醉，手术后保留气管插管，防止发作和便于抢救

214. 支气管哮喘在发作时间上的特点是
    A. 活动时发作或加重　　　　　　　B. 夜间及凌晨发作和加重
    C. 午夜加重或发作　　　　　　　　D. 晨轻夜重
    E. 平卧时加重

(215～220 题共用题干)

女性，22 岁。自幼因麻疹后咳喘迁延不愈。近年来发作趋于频繁，程度亦趋严重。1 周前感冒后哮喘发作一直未能缓解而住院。体检：患者神志淡漠，呼吸困难，呈端坐位，吸氧下发绀不明显。两肺满布哮鸣音，心率 126 次/分，律齐，有奇脉。

215. 为了对该患者病情做出客观评估，应立即做下列哪项检查
    A. 动脉血气分析　　　　　　　　　B. 血电解质测定
    C. 痰细菌培养　　　　　　　　　　D. 过敏原皮肤试验
    E. 血清 ISE 测定

216. 该患者激素治疗问题下列哪种意见比较合理
    A. 为避免激素的不良反应，应尽可能不用
    B. 立即静脉注射地塞米松
    C. 若支气管舒张剂无效再考虑应用激素
    D. 立即给予表面激素吸入，以减少系统给药的不良反应
    E. 立即应用琥珀酰氢化可的松静脉注射，续以静脉滴注

217. 该患者是否应用和如何应用抗生素下列哪种意见比较合理
    A. 不必应用，因为缺少细菌性感染的确切证据
    B. 积极控制感染，应用第三代头孢菌素联合氨基糖苷类
    C. 选用新一代大环内酯类或第二代头孢菌素类
    D. 等待痰培养结果再做决策
    E. 作为应用激素的必要配合治疗，应当使用抗生素以预防感染

218. [假设信息] 如果动脉血气分析呈呼吸性碱中毒，进一步处理应当是
    A. 补充酸性药物如氯化铵、稀盐酸，纠正碱中毒
    B. 治疗基础疾病，舒张支气管纠正缺氧，减少其对过度通气的刺激
    C. 适当应用镇静剂，抑制过度通气
    D. 增加呼吸死腔，重复呼吸以纠正 CO_2 排出过多

E. 不予处理,过度通气表明呼吸肌仍有代偿能力

219. [假设信息] 如果动脉血气分析指示患者有 CO_2 潴留,其治疗应选择
　　A. 应用呼吸兴奋剂如尼可刹米,增加呼吸驱动,改善通气
　　B. 尽快缓解支气管痉挛,恢复通气代偿。若仍无效则应气管插管机械通气
　　C. 立即气管插管,机械通气
　　D. 应用碱性药物,纠正酸中毒
　　E. 应用碳酸酐酶抑制剂,抑制 CO_2 形成碳酸,防止酸中毒

220. 在病程中发现患者出现颈部皮下气肿,说明患者有下列哪种并发症存在
　　A. 气胸　　　　　　　　　　　　B. 纵隔气肿
　　C. 间质性肺气肿　　　　　　　　D. 肺气囊肿
　　E. 肺大疱

(221～226题共用题干)

男性,46岁,反复发作性喘憋7年,加重1周。夜间不能平卧。入院后查体:双肺散在哮鸣音,呼吸30次/分。既往有甲亢病史。入院后给予氨茶碱和沙丁胺醇(舒喘灵)等治疗。

221. 下列哪项药物应及时停用
　　A. 普萘洛尔(心得安)　　　　　B. 氨茶碱
　　C. 抗胆碱能受体阻断剂　　　　 D. 糖皮质激素
　　E. β_2肾上腺素受体激动剂

222. 关于沙丁胺醇(舒喘灵)的平喘作用原理,正确的是
　　A. 主要刺激 β_2肾上腺素能受体　　B. 激活腺苷环化酶
　　C. 阻止 cAMP 衍变成 5-AMP　　　　　 D. 与氨茶碱合用有协同作用
　　E. 提高肥大细胞内的 cAMP 浓度

223. 沙丁胺醇(舒喘灵)等β受体激动剂是由下列哪种药物发展而来
　　A. 黄芪　　　　　　　　　　　　B. 洋金花
　　C. 甘草　　　　　　　　　　　　D. 麻黄碱(麻黄素)
　　E. 冬虫夏草

224. 茶碱的平喘作用原理是
　　A. 激活腺苷环化酶,使 cAMP 形成增加
　　B. 抑制鸟苷环化酶,使 cGMP 形成减少
　　C. 抑制磷酸二酯酶,阻止 cAMP 衍变成 5-AMP
　　D. 抑制 α 肾上腺素能受体,防止 ATP 分解为 ADP
　　E. 抑制免疫过程中多个阶段,减少抗体生成

225. 患者在使用茶碱类药物应注意减量的是
　　A. 有癫痫病史　　　　　　　　　B. 发热的患者
　　C. 合并使用西咪替丁时　　　　　D. 合并使用大环内酯类抗生素时
　　E. 以上说法均是

226. 对该患者糖皮质激素的使用,下列哪项正确
　　A. 静脉使用糖皮质激素　　　　　B. 口服糖皮质激素
　　C. 吸入糖皮质激素即可　　　　　D. 吸入色甘酸钠
　　E. 吸入异丙托品

参考答案与解析

1. B　　2. E　　3. E　　4. C　　5. D　　6. D　　7. C　　8. D　　9. C
10. B　　11. B　　12. D　　13. D　　14. D　　15. A　　16. C　　17. E　　18. D
19. C　　20. D　　21. C　　22. D　　23. C　　24. B　　25. B　　26. D　　27. C
28. D　　29. C　　30. E　　31. C　　32. B　　33. E　　34. C　　35. E　　36. C
37. A　　38. E　　39. A　　40. C　　41. D　　42. D　　43. C　　44. A　　45. A
46. B　　47. C　　48. A　　49. E　　50. D　　51. C　　52. D　　53. D　　54. D
55. E　　56. C　　57. E　　58. D　　59. B　　60. D　　61. E　　62. C　　63. E
64. B　　65. A　　66. E　　67. A　　68. A　　69. E　　70. D　　71. C　　72. C
73. B　　74. A　　75. D　　76. E　　77. D　　78. C　　79. C　　80. D　　81. B
82. A　　83. B　　84. D　　85. C　　86. A　　87. D　　88. C　　89. C　　90. D
91. ABC　　92. ABE　　93. ABCD　　94. ABCE
95. ABCDE　　96. E　　97. ABCD　　98. ABC
99. ABCD　　100. ACE　　101. BCDE　　102. ABCD
103. ABC　　104. BD　　105. ABCD　　106. ABCD
107. ACDE　　108. ABC　　109. ABCDE　　110. ABCD
111. CD　　112. ABCD　　113. ABCDE　　114. ACE
115. ABCD　　116. ABCD　　117. ABCDE　　118. BE
119. BCD　　120. DE　　121. ADE　　122. ABCD
123. BCD　　124. CE　　125. ABCD　　126. BCDE
127. ABDE　　128. BCD　　129. ABCDE　　130. ABCDE
131. ABDE
132. A　　133. C　　134. B　　135. C　　136. A　　137. A　　138. D　　139. D　　140. E
141. C　　142. A　　143. D　　144. A　　145. E　　146. B　　147. E　　148. A　　149. C
150. B　　151. D　　152. D　　153. B　　154. D　　155. A　　156. D　　157. E　　158. B
159. B　　160. D　　161. C　　162. D　　163. D　　164. E　　165. D　　166. C　　167. D
168. E　　169. C　　170. C　　171. E　　172. D　　173. E　　174. B　　175. B　　176. C
177. B　　178. D　　179. C　　180. C　　181. B　　182. E　　183. C　　184. B　　185. E
186. C　　187. B　　188. C　　189. C
190. D　　191. D　　192. ABCD　　193. D
194. C　　195. ABCD　　196. B　　197. E
198. A　　199. F　　200. ABCEG　　201. G
202. A　　203. ABCE　　204. ACD　　205. ABCDEG
206. B　　207. D　　208. F　　209. E
210. D　　211. A　　212. B　　213. A
214. B　　215. A　　216. E　　217. C
218. B　　219. B　　220. B　　221. A
222. ABDE　　223. D　　224. C　　225. E

226. C

2. 解析:支气管哮喘是由多种细胞和细胞组参与的气道慢性炎症性疾病,这种慢性炎症与气道高反应性相关,通常出现广泛而多变的可逆性气流受限,导致反复发作的喘息、气促、胸闷和(或)咳嗽等症状,多在夜间和(或)清晨发作、加剧,多数患者可自行缓解或经治疗缓解。故选 E。

6. 解析:茶碱是甲基嘌呤类药物。具有强心、利尿、扩张冠状动脉、松弛支气管平滑肌和兴奋中枢神经系统等作用。茶碱能增强膈肌的力量,增强低氧呼吸的驱动,通过抑制环核苷酸磷酸二酯酶(PDE)而实现支气管扩张作用,低剂量的茶碱可有免疫调节作用。故选 D。

12. 解析:根据患者为哮喘持续状态,补液后的症状及查体表现,为明确诊断首先必须对患者行 X 线胸透或 X 线胸片检查。故选 D。

17. 解析:支气管哮喘患者,交感神经 β 受体功能低下可导致细胞内环磷酸腺苷(cAMP)水平下降。故选 E。

21. 解析:患者有自主呼吸,不属于气管插管的指征,故该患者不宜使用气管插管。故选 C。

25. 解析:患者为支气管哮喘复发,治疗时应针对支气管哮喘治疗,毛花苷 C 为快速强心药,能加强心肌收缩,减慢心率与传导,并不能减轻患者支气管哮喘发作的症状。故选 B。

29. 解析:支气管哮喘急性发作期时,了解病情最简便和客观的方法是测定峰流速(PEF)。故选 C。

34. 解析:沙丁胺醇是选择性激动支气管平滑肌上的 $β_2$ 受体,使支气管平滑肌松弛,从而解除支气管平滑肌痉挛。对支气管扩张作用较强,而对心脏的 $β_1$ 受体作用较弱,是目前较安全、最常用的平喘药。适用于防治支气管哮喘、喘息性支气管炎与肺气肿患者的支气管痉挛。故选 C。

37. 解析:重症哮喘患者,经过氨茶碱治疗仍长期反复发作时,可考虑做强化治疗。即按照严重哮喘发作处理(给予大剂量激素等治疗),待症状完全控制、肺功能恢复最佳水平和 PEF 波动率正常 2~4 日后,渐减少激素用量。故选 A。

43. 解析:支气管哮喘发作患者服用氨茶碱和氟哌酸无效时,应考虑加用激素治疗,如地塞米松 + 静脉补液。故选 C。

48. 解析:支气管哮喘持续状态伴酸中毒时,输入碱性溶液是因为酸中毒可降低支气管舒张剂氨茶碱的疗效。故选 A。

51. 解析:支气管哮喘患者的治疗药物有长效 $β_2$ 受体激动剂、缓释茶碱、白三烯调节剂、激素等。患者未见炎症反应,无需使用抗生素。故选 C。

56. 解析:IAR 几乎在吸入过敏原的同时立即发生反应,15~30 分钟达高峰,2 小时后逐渐恢复正常。LAR 约 6 小时发病,持续时间长,可达数日。而且临床症状重,常呈持续性哮喘表现,肺功能损害严重而持久。故选 C。

60. 解析:重症支气管哮喘发作时,除吸氧外,应采取改善通气、支气管解痉、控制感染、纠正水电解质及酸碱平衡失调、应用糖皮质激素治疗。故选 D。

64. 解析:引起支气管哮喘发作,释放生物活性物质的细胞是肥大细胞。故选 B。

69. 解析:哮喘严重发作时,动脉血 CO_2 分压(PaO_2)>50 mmHg 是表示通气不足的可靠指标。故选 E。

74. 解析:对严重的支气管哮喘发作患者,重要的祛痰方法是补液。故选 A。

79. 解析:普萘洛尔属于 β 受体阻滞剂,可引起支气管痉挛及鼻黏膜微细血管收缩,应禁用于支气管哮喘患者。故选 C。

84. 解析：支气管哮喘重度发作的患者应首选给予氧疗、静脉用肾上腺皮质激素、静脉滴注氨茶碱、雾化吸入 β₂ 激动剂等治疗。不应控制补液量 <2 000 ml/日。故选 D。

89. 解析：患者哮喘急性发作，服用氨茶碱、吸入丙酸倍氯米松气雾剂无效，患者此时有缺氧表现，故紧急处理应当是吸氧、静脉注射琥珀酰氢化可的松、雾化吸入舒喘灵溶液。故选 C。

92. 解析：支气管哮喘急性发作期，呼吸困难加重时，肺内哮鸣音反而减轻或消失可能是并发自发性气胸、黏液栓阻塞细支气管、呼吸肌疲劳等原因。故选 ABE。

96. 解析：支气管哮喘发作时动脉血气分析 PaO₂ 降低，PaCO₂ 正常或升高，表示肺泡通气不足，说明病情较为严重。故选 E。

99. 解析：与哮喘气流受限机制相关的有支气管平滑肌收缩、支气管壁水肿、管腔内黏液栓阻塞、气道壁重塑。肺泡过度充气与 COPD 有关。故选 ABCD。

104. 解析：心源性哮喘不同于支气管哮喘的是有相应的心血管病史及体征，并且心源性哮喘咳嗽频繁，咳血性泡沫痰。故选 BD。

109. 解析：诱发哮喘发作的因素包括阿司匹林、普萘洛尔（心得安）、理化刺激、精神紧张、接触过敏原、运动、病毒感染。故选 ABCDE。

115. 解析：支气管哮喘胸部 X 线检查的特点：病发呼吸道感染时，可见肺纹理增加及炎性浸润阴影。有肺不张、气胸或纵隔气肿等并发症。哮喘发作早期可见两肺透亮度增加，呈过度充气状态。缓解期多无异常。故选 ABCD。

116. 解析：支气管哮喘发作患者出现氧疗后发绀不改善或加重、神志改变、呼吸困难加重而啰音减轻或消失、奇脉等表现时，提示病情严重或有并发症发生。故选 ABCD。

121. 解析：支气管哮喘发作时，气道阻力增加是因为支气管黏膜水肿、充血，支气管平滑肌收缩，迷走神经张力亢进等。故选 ADE。

127. 解析：哮喘发病关系密切的因素有：神经因素、气道反应性增高、变态反应、气道炎症。故选 ABDE。

132. 解析：患者发作性伴有哮鸣音的呼气性呼吸困难或发作性咳嗽、胸闷。严重时被迫采取坐位或呈端坐呼吸，干咳或咳大量白色泡沫痰，甚至出现发绀等，此时应考虑支气管哮喘。故选 A。

133. 解析：气道阻塞具有可逆性的检查结果是，吸入沙丁胺醇后 FEV₁ 增加率 >12%。故选 C。

139. 解析：患者发作性伴有哮鸣音的呼气性呼吸困难或发作性咳嗽、胸闷。严重时被迫采取坐位或呈端坐呼吸，干咳或咳大量白色泡沫痰，甚至出现发绀等，此时应考虑支气管哮喘。故选 D。

140. 解析：苯巴比妥禁用于对本品过敏、严重肝肾功能不全、支气管哮喘、呼吸抑制及卟啉病患者。故选 E。

151. 解析：患者反复发作阵发性干咳 2 年，寒冷天气发作更频，今天发作时频频干咳，呼气时可闻干啰音，肺功能 FEV₁/FVC 降低，IgE 水平增高，应考虑为支气管哮喘。故选 D。

152. 解析：支气管哮喘诊断的金标准是支气管舒张试验。故选 D。

153. 解析：支气管哮喘反复发作首选的治疗为沙丁胺醇或倍氯米松气雾吸入。故选 B。

168. 解析：患者哮喘严重持续发作,常伴有哮鸣音的呼气性呼吸困难或发作性咳嗽、胸闷。严重时被迫采取坐位或呈端坐呼吸,干咳或咳大量白色泡沫痰,甚至出现发绀等症状。故选 E。

169. 解析：动脉血气分析结果显示 PaO_2 降低,$PaCO_2$ 正常或升高,表明患者缺氧,病情较为严重。故选 C。

173. 解析：内源性哮喘是因呼吸道受到细菌或病毒的侵袭,气道黏膜被破坏而导致气道反应性增高,引起哮喘的发作。故选 E。

174. 解析：患者呼吸困难,口唇轻度发绀,提示有缺氧的表现,此时应行动脉血气分析。故选 B。

175. 解析：此患者为内源性哮喘患者,肺功能测定时,最可能出现的是阻塞性通气障碍。限制性通气功能障碍常见于肺间质纤维化、胸廓畸形、胸腔积液、胸膜增厚。故选 B。

190. 解析：茶碱缓释片适用于支气管哮喘、喘息性支气管炎、阻塞性肺气肿等缓解喘息症状；也可用于心源性肺水肿引起的哮喘。不适用于哮喘持续状态或急性支气管痉挛发作的患者。故选 D。

192. 解析：$β_2$ 受体激动剂可引起骨骼肌震颤、低血钾、心律紊乱等不良反应。故选 ABCD。

193. 解析：酮替芬(噻哌酮)对外源性、内源性和混合性哮喘均有预防发作效果,儿童哮喘的疗效优于成年人哮喘。故选 B。

194. 解析：哮喘治疗中激素和 β 受体激动剂首选给药途径是吸入给药。故选 C。

195. 解析：采用吸入疗法治疗哮喘病具有用药剂量少、见效快、使用方便和副作用少等优点,所以已成为防治哮喘病的主要给药方式,尤其是糖皮质激素和速效 $β_2$ 受体激动剂吸入疗法被推荐为缓解哮喘急性发作的首选给药方式。故选 ABCD。

196. 解析：糖皮质激素药物具有广泛的药理作用,其平喘机制可能为：抑制 T 淋巴细胞活化、阻止炎性细胞的趋化和激活稳定白细胞溶酶体膜、使外周血 EOS 数量减少和活性下降、抑制白三烯和前列腺素的生成、减少渗出、增加气管平滑肌对 $β_2$ 受体激动剂的反应性等方面的作用。故选 B。

197. 解析：患者希望通过参加慢跑增强体质,应鼓励患者参加,但运动前可吸入 $β_2$ 受体激动剂。故选 E。

198. 解析：患者已妊娠 2~3 个月,应采取措施是继续妊娠,可用氨茶碱、丙酸倍氯米松等预防发作或控制症状。故选 A。

第20章　慢性阻塞性肺疾病

一、单选题：以下每道考题有 5 备选答案,请选择 1 个最佳答案

1. 诊断慢性阻塞性肺疾病的必备条件是
   A. 气短和呼吸困难　　　　　　　　B. 一氧化碳弥散量下降
   C. 不完全可逆的气流受限　　　　　D. 一氧化碳弥散量与肺泡通气量比值下降
   E. 肺活量的降低

2. 慢性阻塞性肺疾病的英文缩写是
   A. ILD　　　　　　　　　　　　　B. SARS

C. ARDS D. COPD

E. FTE

3. 男性,57 岁,反复咳嗽、咳痰 15 年伴活动后气短 2 年,诊断为慢性喘息性支气管炎及阻塞性肺气肿,因病情加重伴呼吸困难、发绀收入院,在未吸氧时做动脉血气分析,下面结果与其病情相符的是

   A. PaO_2 正常,$PaCO_2$ 降低 B. PaO_2 正常,$PaCO_2$ 升高

   C. PaO_2 升高,$PaCO_2$ 正常 D. PaO_2 升高,$PaCO_2$ 降低

   E. PaO_2 降低,$PaCO_2$ 升高

4. 男性,60 岁。因慢性阻塞性肺病并发重度呼吸衰竭予气管插管机械通气抢救,病情一度改善,但瞬间病情突然恶化,躁动,发绀加重。呼吸监测表明气道阻力轻度增高,而肺顺应性明显降低,其最可能的原因是

   A. 呼吸道分泌物引流不畅 B. 并发肺气压伤

   C. 肺水肿 D. 肺栓塞

   E. 急性左心衰竭

5. 慢性阻塞性肺气肿的体征,下列不正确的是

   A. 肺肝浊音界下移 B. 心音遥远

   C. 呼吸音减低 D. 胸膜摩擦音

   E. 桶状胸

6. 肺气肿由于病变导致肺毛细血管大量减少,可出现

   A. 生理无效腔气量增大 B. 气道狭窄

   C. 肺组织弹性减小 D. 最大通气量降低

   E. 残气量增加

7. 慢性阻塞性肺部疾病进展时,实验室检查最早表现不正常的是

   A. 肺泡-动脉氧差 B. X 线胸片

   C. 呼气峰流速 D. 第一秒用力呼气量

   E. 残气量占肺总量的比值

8. 关于阻塞性肺气肿,哪一项描述是正确的

   A. 经积极治疗可以痊愈 B. 仅限于肺泡弹性减退与膨胀

   C. 其病理改变不完全可逆 D. α 抗胰蛋白酶增加易发生肺气肿

   E. 肺功能改变主要是肺活量减少

9. 慢性阻塞性肺疾病的主要特征是

   A. 大气道阻塞 B. 气流受限

   C. 双肺哮鸣音 D. 桶状胸

   E. 胸片示肺野透亮度增加

10. 下列哪项不符合 A 型肺气肿表现

    A. 体型多消瘦 B. 发绀不明显

    C. 桶状胸明显 D. 病程晚期出现右心衰竭

    E. 多见于年轻人

11. 诊断阻塞性肺气肿,最有价值的是

    A. PaO_2 低于正常

B. 残气量/肺总量 >40%

C. 第一秒用力呼气量占用力肺活量 <60%

D. 最大通气量低于预计值的 80%

E. 潮气量低于预计值的 80%

12. 慢性阻塞性肺疾病(COPD)患者低氧血症鼻导管吸氧治疗时,吸入氧浓度的计算公式为

    A. 吸入氧浓度(%) = 21 + 4 × 氧流量(L/分)

    B. 吸入氧浓度(%) = 20 + 4 × 氧流量(L/分)

    C. 吸入氧浓度(%) = 21 + 5 × 氧流量(L/分)

    D. 吸入氧浓度(%) = 20 + 5 × 氧流量(L/分)

    E. 吸入氧浓度(%) = 22 + 4 × 氧流量(L/分)

13. 关于慢性阻塞性肺疾病(COPD)的严重程度分级正确的是

    A. Ⅳ级 $FEV_1/FVC < 70\%$,$FEV_1 < 30\%$ 预计值或 $30\% \leqslant FEV_1 < 50\%$ 预计值,伴有慢性呼吸衰竭

    B. Ⅲ级 $FEV_1/FVC < 70\%$,$30\% \leqslant FEV_1 \leqslant 50\%$ 预计值

    C. Ⅱ级 $FEV_1/FVC < 70\%$,$50\% \leqslant FEV_1 \leqslant 80\%$ 预计值

    D. Ⅰ级 $FEV_1/FVC < 70\%$,$FEV_1 > 80\%$ 预计值

    E. 0 级 $FEV_1/FVC < 70\%$,有罹患 COPD 的危险因素

14. 预防慢性阻塞性肺疾病(COPD)应首先强调

    A. 戒烟   B. 预防感冒

    C. 避免受凉   D. 加强锻炼

    E. 改善环境卫生

15. 男性,65 岁,呼吸困难伴胸闷,胸片结果如图,最可能的诊断为

    A. 气胸   B. 肺结核

    C. 慢性阻塞性肺疾病   D. 肺部感染

    E. 支气管扩张

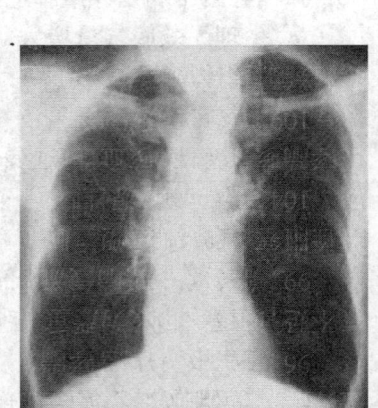

16. 有关肺气肿的发生机制下列哪项是错误的

    A. 慢性炎症致中性粒细胞和巨噬细胞的释放弹性酶抑制因子增多,形成肺气肿

    B. 弹性酶和抑制因素发生失衡可引起肺气肿

    C. α_1 抗胰蛋白酶缺乏性肺气肿是由于先天性遗传缺乏 αAT 所致

    D. 国内先天性 αAT 缺乏者鲜见

    E. 弹性酶分解弹力纤维造成肺气肿病变

17. 男性,55 岁。咳嗽、咳痰 2 年余,以白黏痰为主,1 周来加重并咳黄脓痰。体检:双肺可闻及少许散在细湿啰音;X 线胸片示双肺纹理明显增多、增粗、紊乱;血 WBC $14.1 \times 10^9/L$,N 0.79,该患者最合适的诊断是

    A. 慢性阻塞性肺疾病急性发作   B. 肺癌

    C. 肺气肿   D. 硅沉着病

    E. 肺脓肿

18. 对肺的血液循环描述不正确的是

A. 支气管循环属体循环

B. 肺由双重血循环供血

C. 肺动脉中血液为静脉血

D. 肺循环与支气管循环之间通过吻合支相互交通

E. 肺循环具有高压、高阻特点

19. 男性，60岁，慢性咳嗽、咳痰15年，咳痰伴气喘2年，近半年来心慌、双下肢水肿，心电图 $P_{I,II,III}$ 高尖 >0.25 mV，V_1、V_2 QRS呈 QS 形，电轴右偏，可能的诊断是

A. 慢性阻塞性肺疾病、陈旧性心肌梗死、心功能不全

B. 慢性阻塞性肺疾病合并肺心病、心功能不全

C. 肺结核合并肺心病、心功能不全

D. 支气管扩张合并肺心病、心功能不全

E. 支气管扩张、陈旧性心肌梗死、心功能不全

20. 阻塞性肺气肿的病理按累及肺小叶的部位分类，下述何者正确

A. 小叶中央型是呼吸性细支气管狭窄引起肺泡管-肺泡囊扩张

B. 以全小叶型多见

C. 全小叶型是囊状扩张的呼吸性细支气管位于二级小叶中央区

D. 两型同时存在一个肺内称混合型肺气肿

E. 小叶中央型的特点是气肿囊腔较小，遍布于肺小叶内

21. 女性，63岁，有慢性阻塞性肺疾病史20余年，突然气促、呼吸困难加重半天入院。胸片提示右侧肺压缩40%。予插管引流5日后患者自觉症状无明显好转，水封瓶液面仍随呼吸波动。进一步考虑的治疗是

A. 继续水封瓶引流   B. 胸腔镜下手术

C. 剖胸手术   D. 加用负压吸引装置

E. 胸膜固定术

22. 关于气肿型慢性阻塞性肺气肿的症状，下列哪项不正确

A. 多见于老年人   B. 气促不明显

C. 咳嗽轻，痰为黏液性，量少   D. 明显瘦弱

E. 呼吸音减低，湿啰音稀少

23. 老年女性，反复咳嗽、咳痰10年，近3个月来经抗感染等治疗病情好转，但仍有轻微咳嗽，查体：双下肺背部可闻少量细湿啰音。该病诊断应为

A. 慢性阻塞性肺疾病急性发作期   B. 慢性阻塞性肺疾病临床缓解期

C. 支气管扩张   D. 阻塞性肺疾病慢性迁延期

E. 慢性肺胀肿

24. 吸烟与慢性阻塞性肺疾病有密切关系。吸入烟雾后导致的病理改变，下列何者错误

A. 副交感神经兴奋性增加，使支气管收缩

B. 呼吸道黏膜上皮细胞纤毛运动受抑制

C. 支气管黏膜充血、水肿，黏液积聚

D. 支气管杯状细胞减少，黏液分泌减少

E. 支气管黏膜易引起鳞状上皮化生

25. 慢性阻塞性肺气肿患者肺功能检查下列何项不符

A. 最大通气量占预计值的70% B. 最大呼气中段流速正常或增高
C. 第一秒时间肺活量50% D. 肺活量占预计值70%
E. 残气量占肺总量的45%

26. 有关慢性阻塞性肺疾病的病理生理,下列哪项不正确
    A. 早期上皮细胞的纤毛发生粘连、倒伏、脱失,上皮细胞空泡变性、坏死、增生,鳞状上皮化生
    B. 黏膜下层平滑肌束可断裂、萎缩
    C. 电镜观察可见Ⅰ型肺泡上皮细胞肿胀变厚,Ⅱ型肺泡上皮细胞增生
    D. 病变晚期,黏膜萎缩,管周纤维组织增生,管腔僵硬或塌陷
    E. 肺功能检查第一秒用力呼气量、最大通气量降低导致限制性通气障碍

27. 关于慢性阻塞性肺疾病的临床表现,不正确的是
    A. 咳嗽、咳痰伴有喘息 B. 咳嗽呈长期、反复、逐渐加重
    C. 疾病早期可无异常体征 D. 疾病晚期可有肺实变体征
    E. 肺部可出现干、湿啰音

28. 下列哪种疾病最容易并发阻塞性肺气肿
    A. 慢性支气管炎 B. 支气管哮喘
    C. 肺结核 D. 慢性肺脓肿
    E. 广泛性支气管扩张

29. 慢性阻塞性肺疾病动脉血气分析(不吸氧):pH 7.38,$PaCO_2$ 45 mmHg,PaO_2 70 mmHg。其低氧血症最可能的原因是由于
    A. 通气/血流比值失调 B. 弥散障碍
    C. 通气量不足 D. 静动脉血分流
    E. 以上都不是

30. COPD 患者为减轻肺动脉高压、改善生命质量,首选下列哪一项治疗
    A. 长期家庭氧疗 B. 应用阿米脱林,提高 PaO_2
    C. 应用降肺动脉压药物 D. 应用间歇正压通气
    E. 应用膈肌起搏器

31. 男性,53岁。反复咳嗽并有吸烟史10年,冬春季咳嗽加重。查体:双肺呼吸音稍减低,右下肺可闻少量湿啰音。胸片示肺纹理增多。肺功能检查残气量占肺总量的25%,一秒率55%。最可能的诊断是
    A. 肺间质纤维化 B. 慢性阻塞性肺疾病并肺部感染
    C. 阻塞性肺气肿 D. 肺不张
    E. 肺泡细胞癌

32. 慢性阻塞性肺气肿患者肺功能检查中,以下哪一项指标最能说明有阻塞及其程度
    A. 第一秒用力呼气量占用力肺活量百分比(FEV_1/FVC)
    B. 肺活量占预计值百分比
    C. 最大通气量占预计值百分比
    D. 残气量占肺总量百分比(RV/TLC)
    E. 动脉血气分析

33. 女性,43岁。慢性阻塞性肺疾病病史3年。受凉后咳嗽加剧,痰黏难咳,伴胸闷。体检

两肺散在哮鸣音。下列处方中哪项是不妥当的

  A. 沙丁胺醇(舒喘灵)气雾剂吸入或片剂口服

  B. 氯化铵棕色合剂口服

  C. 氨茶碱口服

  D. 皮质激素吸入

  E. 可待因片口服

34. 男性,阻塞性肺病史20余年,神志不清5小时。体检:发绀,呼吸浅促,心率120次/分,心律齐,肺部可闻及干、湿啰音。血压75/45 mmHg。血pH 7.18,此时哪项治疗措施不适宜

  A. 机械通气治疗   B. 纠正低血压

  C. 持续低浓度吸氧   D. 呼吸兴奋剂

  E. 黄嘌呤类药物

35. 女性,58岁。患有慢性阻塞性肺疾病15年,加重1周入院。入院时神志清楚,动脉血气分析示 $PaCO_2$ 50 mmHg,PaO_2 45 mmHg。吸入40%浓度氧后,患者呼之不应,查动脉血气分析示 $PaCO_2$ 90 mmHg,PaO_2 75 mmHg。患者出现意识障碍的原因是

  A. 感染加重   B. 气道阻力增加

  C. 呼吸中枢受到抑制   D. 脑血管意外

  E. 感染中毒性脑病

36. 男性,68岁。反复咳嗽、咳痰10年,每年发作至少3个月。体检:双肺可闻及散在细湿啰音,深吸气末可闻及少许干啰音,该患者最可能的诊断是

  A. 支气管哮喘   B. 慢性阻塞性肺疾病

  C. 急性支气管炎   D. 肺结核

  E. 支气管扩张

37. 一例60岁男性患者因咳喘多年、症状加重3日入院。动脉血气分析(呼吸空气):PaO_2 8 kPa(60 mmHg),$PaCO_2$ 6.2 kPa(55 mmHg)。其低氧血症的发生机制中下列哪条不是主要的

  A. 弥散量降低   B. 通气分布不均和通气/血流比值失调

  C. 静-动脉血分流   D. 肺泡通气量降低

  E. 呼吸功和氧耗量增加

38. 对肺气肿诊断有较大意义的选项是

  A. 一氧化碳弥散量   B. 最大呼气流量曲线

  C. 闭合气量   D. 最大呼气流速-容积曲线

  E. 以上都不是

39. 慢性阻塞性肺疾病急性加重的原因多为

  A. 细菌或病毒感染   B. 吸烟

  C. 劳累   D. 气候因素

  E. 创伤与手术

40. COPD病理生理改变标志是

  A. 吸气气流受限   B. 气体交换异常

  C. 弥散功能障碍   D. 肺过度充气

E. 呼气气流受限

41. 慢性阻塞性肺气肿,发生缺氧的主要机制是
    A. 肺活量减少
    B. 无效腔增加
    C. 膈肌运动幅度降低
    D. V/Q 比值失调
    E. 肺总量减少

42. 慢性阻塞性肺气肿,最常见的病理类型
    A. 小叶型
    B. 小叶中央型
    C. 旁间隔型
    D. 混合型
    E. 间质型

43. COPD 包括
    A. 慢性支气管炎,肺气肿,肺不张
    B. 慢性支气管炎,支气管哮喘,肺脓肿
    C. 慢性支气管炎,肺气肿,肺脓肿
    D. 具有气流阻塞特征的所有慢性肺疾病
    E. 以上都不是

44. 哪项肺功能检查对阻塞性肺气肿诊断最有价值
    A. 闭合气量
    B. 肺活量
    C. 动脉血 $PaCO_2$
    D. 残气量及残气量/肺总量(%)
    E. 最大通气量

45. 符合阻塞性肺气肿的是
    A. 其病理改变是不可逆的
    B. 仅限于肺泡弹性减退与膨胀
    C. 经积极治疗可以痊愈
    D. 抗胰蛋白酶增加易发生肺气肿
    E. 肺功能改变主要是肺活量减少

46. 对慢性阻塞性肺气肿非发绀型患者的描述,哪项不正确
    A. 以慢性支气管炎为主
    B. 多见于老年人
    C. 呼吸困难明显
    D. 血气分析正常或改变不明显
    E. X 线片示心影小

47. 60 岁的男性患者出现呼吸困难,肺功能检查提示残气量为正常的 130%,总容量为正常的 120%,该患者可能存在
    A. 支气管扩张
    B. 肺不张
    C. 肺纤维化
    D. 肺气肿
    E. 肺源性心脏病

48. 阻塞性肺气肿时肺功能测定,下列哪项是错误的
    A. 最大通气量低于预计值 80%
    B. 残气量占肺总量的比值 >40%
    C. 第一秒肺活量低于 60%
    D. 气体分布不均,肺泡氮浓度 >2.5%
    E. 通气和换气障碍继续发展先出现二氧化碳潴留,然后出现缺氧

49. 60 岁患者主诉呼吸困难,体征呈桶状胸,胸部 X 线见肺野亮度增加、肋间增宽、横隔下降,肺功能测验:残气量占肺总量的 45%,最大通气量占预计值 50%,一秒率 55%,最可能是
    A. 代偿性肺气肿
    B. 老年性肺气肿
    C. 阻塞性肺气肿
    D. 肺不张
    E. 肺泡细胞癌

50. 阻塞性肺气肿患者,为改善肺功能进行呼吸功能锻炼,其要点是
    A. 加强胸式呼吸＋用鼻吸气,经口用力快速呼吸
    B. 加强腹式呼吸＋用鼻吸气,经口缓慢呼吸
    C. 加强腹式呼吸＋用鼻吸气,经口用力快速呼吸
    D. 加强胸式呼吸＋用鼻吸气,经鼻用力快速呼吸
    E. 同时加强胸式及腹式呼吸

51. 下列疾病属于慢性阻塞性肺疾病的范畴的是
    A. 支气管哮喘,舒张试验阳性　　　B. 没有气流受限的慢性支气管炎、肺气肿
    C. 伴有气流受限的囊性纤维化　　　D. 伴有气流受限的慢性支气管炎、肺气肿
    E. 伴有气流受限的弥漫性泛细支气管炎

52. 以下均是阻塞性肺气肿的诊断依据除了
    A. 两肺叩诊呈过清音,心浊音界缩小或不易叩出
    B. 在原有咳嗽、咳痰等症状的基础上出现了逐渐加重的呼吸困难
    C. 有阻塞性通气功能障碍
    D. 口唇发绀
    E. X线胸片示两肺透亮度增加,横膈低平

53. 阻塞性肺气肿时首先发生
    A. 缺氧　　　　　　　　　　　　　B. 二氧化碳潴留
    C. 缺氧和二氧化碳潴留　　　　　　D. 呼吸性酸中毒
    E. 呼吸性酸中毒及代谢性碱中毒

54. 阻塞性肺气肿的病理分型
    A. 小叶中央型、全小叶型、周围型　　B. 弥漫型、局限型、混合型
    C. 间质型、代偿型、局灶型　　　　　D. 小叶中央型、全小叶型、混合型
    E. 小叶中央型、全小叶型、旁间隔型

55. 小叶中央型肺气肿的病理改变的特点
    A. 呼吸性细支气管扩张,外周正常　　B. 终末细支气管以下结构全部正常
    C. 肺泡管、肺泡囊、肺泡全部扩张　　D. 肺小叶和肺泡囊扩张
    E. 呼吸性细支气管破坏,肺泡破裂

56. 慢性阻塞性肺疾病所致的气流受限一般是
    A. 经消炎治疗可缓解　　　　　　　B. 经吸氧治疗可缓解
    C. 不经治疗可自然缓解　　　　　　D. 气流受限不可逆
    E. 气流受限具有可逆性

57. 全小叶阻塞性肺气肿的病理特点是
    A. 扩张部位在 1、2、3 级呼吸性细支气管及远端气腔
    B. 扩张部位在所有呼吸性细支气管及远端气腔
    C. 扩张部位在肺泡管、肺泡囊、肺泡
    D. 扩张部位在肺泡囊、肺泡
    E. 扩张部位仅限于肺泡

58. 男性,50 岁,肺气肿病史 6 年,1 小时前突然呼吸困难加重,右侧胸痛,大汗,发绀,诊断首先考虑

A. 干性胸膜炎 　　　　　　　　B. 急性心肌梗死
C. 自发性气胸 　　　　　　　　D. 细菌性肺炎
E. 急性肺栓塞

59. 男性,65岁。咳嗽、咳痰反复发作20余年,近年来伴气促。要明确有无肺气肿,体检时下列哪一项体征最有帮助
    A. 肋间隙增宽
    B. 叩诊过清音
    C. 桶状胸,过清音,肺下界降低,移动度变小
    D. 心脏相对浊音界缩小
    E. 肺部干、湿啰音

60. 诊断纵隔气肿的主要依据是
    A. 有气胸病史
    B. 胸部有皮下捻发感
    C. 心尖部可闻及与心搏同步的气泡破裂音
    D. 有胸骨后疼痛、呼吸困难、发绀等症状
    E. X线在纵隔旁可见透光带

61. 男性,68岁。确诊慢性阻塞性肺病已10年。3日前因感冒、咳喘症状加重前来就诊。动脉血气分析(不吸氧):pH 7.38,$PaCO_2$ 6 kPa(45 mmHg),PaO_2 9.4 kPa(70 mmHg)。其低氧血症最可能的原因是由于
    A. 通气/血流比值失调 　　　　B. 弥散障碍
    C. 通气量不足 　　　　　　　　D. 静动脉血分流
    E. 以上都不是

62. 男性,65岁。慢性发作性咳嗽、咳痰20余年,近年来动则气急。患者要求明确有无肺气肿。体检时下列哪项体征最有帮助
    A. 肋间隙增宽 　　　　　　　　B. 辅助肌参与呼吸运动
    C. 桶状胸和肺下界降低、移动度变小 　　D. 心脏相对浊音界缩小
    E. 叩诊过清音

63. 男性,60岁,吸烟史40年,登楼梯气急5年,对诊断肺气肿最有意义指标是
    A. 动脉血氧分压下降 　　　　　B. 心电图呈低电压
    C. 最大通气量<预计值80% 　　D. 残气量/肺总量>40%
    E. 流速-容量曲线减低

64. 慢性支气管炎、肺气肿的主要症状,下列叙述哪项是错误的
    A. 咳嗽 　　　　　　　　　　　B. 咳白色黏痰
    C. 活动后气短 　　　　　　　　D. 喘息
    E. 反复咯血

二、多选题:以下每道考题有5个备选答案,每题至少有2个正确答案

65. COPD分期中FEV_1特点为
    A. 中度:50%≤FEV_1<80%预计值 　　B. 轻度:FEV_1≥80%预计值
    C. 重度:30%≤FEV_1<50%预计值 　　D. 极重度:FEV_1<30%预计值

E. 无变化
66. 慢性阻塞性肺气肿引起呼吸衰竭的因素包括下列哪几项
    A. 常由于呼吸道感染或不适当使用镇静剂所诱发
    B. 通气/血流比值失调
    C. 弥散功能障碍
    D. 肺泡通气不足
    E. 肺动静脉分流
67. 慢性阻塞性肺气肿可发现哪组体征
    A. 桶状胸,肋间隙增宽,呼吸运动减弱
    B. 触诊语颤减弱或消失
    C. 叩诊呈过清音,心浊音界缩小,肺下界下移
    D. 肺泡呼吸音减弱,呼气延长
    E. 触觉语颤增强
68. 阻塞性肺气肿后期的病理及病理生理改变是
    A. 肺组织血管床大量减少
    B. 主支气管阻塞
    C. 导致生理无效腔气量增大
    D. 引起肺内动静脉分流
    E. 肺泡与毛细血管间的气体弥散面积减少
69. 慢性阻塞性肺气肿常见的并发症是
    A. 肺心病
    B. 肺癌
    C. 自发性气胸
    D. 咯血
    E. 肺不张
70. 可引起 COPD 急性加重的因素有
    A. 吸烟
    B. 冷空气刺激
    C. 细菌感染
    D. 病毒感染
    E. 衣原体感染
71. 肺气肿患者肺功能检查常提示有
    A. 阻塞性通气功能障碍
    B. 限制性通气功能障碍
    C. 弥散功能降低
    D. 气道阻力升高
    E. 支气管激发试验阳性
72. COPD 的危险人群是
    A. 长期重度吸烟
    B. 儿童时期的下呼吸道感染
    C. 伴有湿疹
    D. 老年男性
    E. 有肺结核史
73. 慢性阻塞性肺气肿的肺功能检查结果,应是
    A. 肺总量增加
    B. 时间肺活量减低
    C. 残气量/肺总量比值增加
    D. 最大通气量减少
    E. 深吸气量增加
74. 肺气肿发生的机制,目前认为包括下列哪些
    A. 弹性酶活性受到抑制
    B. α_1 抗胰蛋白酶缺乏

C. 慢性炎症使支气管管腔狭窄
D. 中性粒细胞和巨噬细胞释放蛋白分解酶增多
E. 肺泡壁毛细血管受压，肺组织营养障碍

75. 以下关于糖皮质激素在 COPD 治疗中的描述，哪些是正确的
    A. 首选规则吸入皮质激素
    B. 吸入皮质激素适用于对糖皮质激素治疗有效并有症状且经肺功能检查证实的 COPD 患者
    C. 吸入皮质激素适用于 FEV_1 占预计值 <50% 且症状反复加重需要抗生素
    D. 吸入皮质激素适用于口服糖皮质激素治疗的患者
    E. 避免长期应用全身激素治疗

76. 可改善 COPD 患者症状的是
    A. 吸入支气管扩张药物   B. 戒烟
    C. 长期家庭氧疗   D. 流感疫苗注射
    E. 康复锻炼

77. 与慢性阻塞性肺疾病发病相关的因素有
    A. 吸烟   B. 蛋白酶-抗蛋白酶失衡
    C. 空气污染   D. 感染
    E. 职业性粉尘和化学物质

78. 慢性阻塞性肺疾病的发病机制包括
    A. 吸入有害气体和颗粒
    B. 吸烟
    C. 肺不同部位有巨噬细胞、T 淋巴细胞、中性粒细胞增加
    D. 肺部蛋白酶和抗蛋白酶失衡
    E. 白三烯 B4、白介素-8、肿瘤坏死因子参与

79. 阻塞性肺气肿临床分型为
    A. 红喘型   B. 紫肿型
    C. 旁间隔型   D. 混合型
    E. 代偿型

80. 慢性阻塞性肺疾病的并发症有
    A. 自发性气胸   B. 慢性肺源性心脏病
    C. 慢性呼吸衰竭   D. 肺性脑病
    E. 支气管肺炎

81. 慢性阻塞性肺疾病常见的临床表现有
    A. 气短和呼吸困难   B. 喘息和胸闷
    C. 慢性咳嗽   D. 发热
    E. 咳痰

82. 有关慢性阻塞性肺疾病的定义正确的说法是
    A. 是一种具有气流受限特征的肺部疾病   B. 气流受限不完全可逆
    C. 患病率和病死率高   D. 病因不十分明确
    E. 病程呈进行性发展

83. Ⅳ级(极重度)慢性阻塞性肺疾病的标准是
    A. 或 FEV_1 <50%预计值伴慢性呼吸衰竭
    B. FEV_1 <50%
    C. FEV_1 <30%预计值
    D. 或无慢性咳嗽、咳痰症状
    E. FEV_1/FVC <70%

84. 慢性阻塞性肺疾病的主要病理改变有
    A. 支气管黏膜上皮细胞变性坏死,溃疡形成
    B. 纤毛倒伏、变短、不齐,粘连,部分脱落
    C. 缓解期黏膜上皮修复、增生、鳞状上皮化生和肉芽肿形成
    D. 杯状细胞数目增多肥大,分泌亢进,腔内分泌物潴留
    E. 基底膜变厚坏死,支气管腺体增生肥大

85. 下列哪些选项是阻塞性肺气肿气肿型的特点
    A. 多发生于老年人
    B. 发绀
    C. 咳嗽较轻
    D. 痰量大、黏液脓性
    E. 桶状胸明显

86. 与慢性阻塞性肺疾病密切相关的疾病有
    A. 急性粟粒性肺结核
    B. 肺气肿
    C. 支气管扩张
    D. 慢性支气管炎
    E. 支气管哮喘

87. 阻塞性肺气肿可出现下列哪些病理生理改变
    A. 最大通气量和时间肺活量减低
    B. 残气占肺总量的百分比增加
    C. 生理无效腔气量增大
    D. 肺内动静脉分流
    E. 动态及静态肺顺应性降低

88. 下列关于抗胆碱能药物在治疗COPD中作用的描述,哪些是正确的
    A. M_1受体位于副交感神经节,阻断这些受体可以缓解支气管痉挛作用
    B. M_2受体能抑制乙酰胆碱的释放,阻断 M_2 受体可增加乙酰胆碱释放,使支气管扩张效应减弱
    C. M_1/M_3选择性拮抗剂为新的支气管扩张剂,用于COPD治疗,并不增加乙酰胆碱释放
    D. 非选择性的抗胆碱能制剂同时阻断 M_1 和 M_2 受体
    E. 应用选择性的毒蕈碱拮抗剂比非选择性的药物(异丙托溴铵)更有优越性

89. 慢性支气管炎发展成阻塞性肺气肿的演变过程可归纳为
    A. 肺泡壁弹性减弱或破坏
    B. 肺内通气/血流比值失调
    C. 细支气管管腔不完全阻塞
    D. 肺泡壁毛细血管受压,血液供应减少
    E. 肺泡内气体积聚

三、共用题干题:以下每道考题有2~6个提问,每个提问有5个备选答案,请选择1个最佳答案

(90~94题共用题干)
男性,77岁,反复咳嗽、咳痰伴喘息20余年。近6年来活动后气短,并间断有少尿、双下

肢水肿。一周前"感冒"后气短、咳嗽加重,痰多不易咳出,伴发热,体温达38℃。2日来家人发现其精神萎靡急送医院。查体:嗜睡,唤之可睁眼,并能做简单回答,呼吸频率25次/分,血压160/95 mmHg,心率115次/分,口唇发绀,颈静脉怒张,双肺可闻及散在干、湿啰音。吸氧前采动脉血气分析示 pH 7.29,$PaCO_2$ 80 mmHg,PaO_2 46 mmHg。

90. 对患者氧疗的选择为

　　A. 面罩吸氧　　　　　　　　　　B. 低流量持续吸氧

　　C. 间断吸入高浓度氧　　　　　　D. 高压氧舱

　　E. 氧浓度以将 PaO_2 提高至 60 mmHg 以上为宜

91. 对患者最主要的治疗措施为

　　A. 降血压,营养脑细胞　　　　　B. 控制心率,防治心律失常

　　C. 强心利尿,减轻心脏负荷　　　D. 控制感染,改善通气

　　E. 止咳化痰

92. 该患者应首选以下哪种抗生素

　　A. 头孢硫脒　　　　　　　　　　B. 美洛西林-舒巴坦

　　C. 头孢呋辛　　　　　　　　　　D. 环丙沙星

　　E. 头孢哌酮-舒巴坦

93. 经过上述治疗,患者病情仍在加重,昏迷,PaO_2 升至 60 mmHg,$PaCO_2$ 升至 95 mmHg,下一步的处理应为

　　A. 大量激素冲击　　　　　　　　B. 应用呼吸兴奋剂

　　C. 应用脱水剂,减轻脑水肿　　　D. 无创呼吸机辅助通气

　　E. 气管插管机械通气

94. 3小时后患者神志转清,$PaCO_2$ 由 95 mmHg 降至 40 mmHg,需要对呼吸机哪项参数进行调整

　　A. FiO_2(吸入氧浓度)　　　　　　B. PEEP(呼气末正压)

　　C. VT(潮气量)及f(呼吸频率)　　D. PS(压力支持)

　　E. Flow(吸气流量)及Trigger(触发敏感度)

(95~97题共用题干)

男性,54岁,咳嗽、咳痰反复发作20余年,喘息10余年,活动后气短3年,间断下肢水肿半年,加重伴心慌、气短、呼吸困难2周。吸烟30余年。查体:口唇发绀,桶状胸,两肺呼吸音低,散在干啰音,两下肺可闻及湿啰音,肝肋下2 cm,双下肢凹陷性水肿。

95. 诊断应为

　　A. 支气管哮喘,慢性肺源性心脏病失代偿期

　　B. COPD,慢性肺源性心脏病失代偿期

　　C. 支气管扩张,慢性肺源性心脏病失代偿期

　　D. COPD

　　E. 支气管扩张,慢性肺源性心脏病代偿期

96. 查体提示心功能不全的体征为

　　A. 双下肢凹陷性水肿　　　　　　B. 两肺散在干、湿啰音

　　C. 剑突下心音强于心尖部　　　　D. 心率124次/分,律不齐

　　E. 叩诊心界缩小

97. 对于肺源性心脏病诊断无直接帮助的检查是
    A. 胸正位片   B. 心电图
    C. 超声心动图   D. 肺动脉压测定
    E. 血气分析

(98~100题共用题干)

男性,70岁。既往咳嗽、咳痰30年,活动后气短10年,最近1年出现双下肢水肿。肺功能显示阻塞性通气障碍,FEV_1占预计值的50%。

98. 该患者发生阻塞性肺气肿多为
    A. 小叶中央型   B. 全小叶型
    C. 混合型   D. 旁间隔型
    E. 以上均不是

99. 该患者形成肺动脉高压的最主要因素为
    A. 肺部毛细血管床减少   B. 血液黏度增加
    C. 血容量增多   D. 肺部毛细血管微栓子形成
    E. 缺氧及二氧化碳潴留引起的肺小动脉痉挛

100. 下列哪项肺功能检查对阻塞性肺气肿的诊断最有价值
     A. 潮气量   B. 肺活量
     C. 动脉血氧分压   D. 残气量及残气量/肺总量(%)
     E. 每分钟静息通气量

(101~103题共用题干)

男性,59岁。吸烟30年,每日20支,每遇秋冬咳嗽15年,到呼吸科门诊咨询是否有COPD。

101. 早期慢性支气管炎肺部X线表现是
     A. 两肺纹理增粗、紊乱   B. 肺透亮度增加
     C. 膈肌下降   D. 胸廓扩张、肋间隙增宽
     E. 无特殊征象

102. 慢性阻塞性肺病进展中最先发生异常的实验室检查为
     A. 肺泡-动脉氧分压差   B. 胸部X线片
     C. 最大呼气流速   D. FEV_1
     E. 用力肺活量时的最大呼气中期流量(MEF 25%~75%)

103. 对早期阻塞性肺气肿的诊断有较大帮助的是
     A. 长期咳痰喘史
     B. 桶状胸或过清音
     C. 胸部X线示肺透明度增加
     D. 肺功能检查示阻塞性通气功能障碍、残气量增加
     E. 心电图示低电压

(104~107题共用题干)

男性,48岁,慢性咳嗽史10年,咳少量黏痰,活动后气急4年,体检:唇无发绀,桶状胸,两肺呼吸音弱,无干、湿啰音。胸片示肺透亮度增加,肺纹理稀少,心影狭长。临床诊断为肺气肿。

104. 该患者临床分型应考虑

A. 小叶中央型 B. 全小叶型
C. 支气管炎型(紫肿型) D. 肺气肿型(红喘型)
E. 混合型

105. 若血气分析示：PaO_2 42 mmHg, $PaCO_2$ 83 mmHg, pH 7.2, 可能的诊断
    A. Ⅰ型呼吸衰竭 B. Ⅱ型呼吸衰竭
    C. 代谢性碱中毒 D. 代谢性酸中毒
    E. 呼吸性碱中毒

106. 该患者实验室检查一般不出现
    A. 残气量增加 B. FEV 减低
    C. 红细胞比积 <45% D. 静息时 PaO_2 显著降低
    E. $PaCO_2$ 晚期升高

107. 询问家族史,其父、兄均有肺气肿,该患者发病最可能与哪些因素有关
    A. 吸烟 B. 大气污染
    C. 粉尘吸入 D. 自主神经功能紊乱
    E. α 抗胰蛋白酶缺乏

(108~109 题共用题干)

65 岁老年人,有慢性咳嗽、咳痰病史 20 年,X 线检查显示肺透亮度增加,肺纹理增粗,膈肌降低,肋间隙增宽。肺功能 $FEV_1/FVC <70\%$, $30\% \leq FEV_1 <50\%$ 预计值。

108. 以上检查结果常见于下列哪种疾病
    A. 肺间质纤维化 B. 自发性气胸
    C. 阻塞性肺疾病 D. 支气管哮喘缓解期
    E. 先天性肺囊肿

109. 如果确立诊断,判断该病例的严重程度应属于
    A. 0级　　B. Ⅰ级　　C. Ⅱ级　　D. Ⅲ级　　E. Ⅳ级

(110~111 题共用题干)

男性,72 岁。吸烟 40 余年,反复咳嗽、咳痰 30 年,活动后气短 13 年,出现双下肢水肿 5 年,超声心动图显示右心室肥厚、右心室流出道增宽。

110. 该患者出现肺源性心脏病最可能的病因是
    A. 重症肺结核 B. 支气管扩张
    C. 原发性肺动脉高压 D. 慢性阻塞性肺疾病
    E. 支气管哮喘

111. 引起该患者反复急性加重最常见的诱因是
    A. 营养不良 B. 过度疲劳
    C. 急性呼吸道感染 D. 空气污染
    E. 哮喘发作

(112~114 题共用题干)

男性,48 岁。反复咳嗽、咳痰 5 年,曾数次就诊,诊断为慢性支气管炎,随病情进展渐出现喘息,平卧位喘息明显,且症状渐加重,查体平卧位右上肺可闻及明显喘鸣音,坐位喘鸣音消失。X 线胸片示右上肺可见片状密度增高阴影。血气分析：PaO_2 52 mmHg。有吸烟史 10 年,每日吸烟 20 支。

112. 首先考虑的诊断是(提示：患者肺功能 FEV_1/FVC 65%，FEV_1 58%，可逆试验阳性)
    A. COPD   B. 支气管哮喘
    C. 正气道梗阻性病变   D. 右侧支气管阻塞性病变
    E. 右上肺炎

113. 最可能的诊断是(提示：患者行支气管镜检查示右上叶后段支气管开口息肉样新生物，灰黄色，带蒂，易活动，活检未成功)
    A. 肺错构瘤   B. 肺平滑肌瘤
    C. 肺脂肪瘤   D. 肺内肉芽肿
    E. 肺癌

114. 该患者治疗方法首选
    A. 支气管镜下切除   B. 右上肺叶切除
    C. 右上叶后段局部切除   D. 单纯手术摘除肿瘤
    E. 先行支气管镜介入切除，若不成功，行右上叶后段局部切除

(115~117题共用题干)

男性，60岁，吸烟史36年，渐进性活动性气急5年，偶有咳嗽、咳痰。查体：口唇无发绀，桶状胸，两肺呼吸音低，未闻及啰音，胸片两肺透亮度增加，肺纹理稀少，心影狭长。临床诊断为阻塞性肺气肿

115. 该患者临床分型应考虑
    A. 小叶中央型   B. 全小叶型
    C. 气肿型   D. 支气管炎型
    E. 混合型

116. 首选的防治措施是
    A. 应用抗生素   B. 应用支气管扩张剂
    C. 应用止咳平喘药物   D. 呼吸功能锻炼
    E. 戒烟

117. 家族史中其父亲也有肺气肿，该患者发病因素最可能是下列哪种
    A. 自主神经功能紊乱   B. 大气污染
    C. 吸烟   D. 反复感染
    E. α_1抗胰蛋白酶缺乏

(118~119题共用题干)

肺功能示：第一秒用力呼气量占用力肺活量比值<60%，最大通气量低于预计值的80%；残气容积增加，残气容积占肺总量的百分比>40%。

118. 临床上以哪种表现最可能
    A. 咳嗽、咳痰、时有气喘   B. 心悸、胸闷
    C. 咳嗽、咳泡沫血痰   D. 逐渐加重的呼吸困难
    E. 呼吸困难伴腹胀

119. 最可能的诊断是
    A. 慢性阻塞性肺气肿   B. 支气管哮喘
    C. 肺间质纤维化   D. 大叶性肺炎
    E. 急性支气管炎